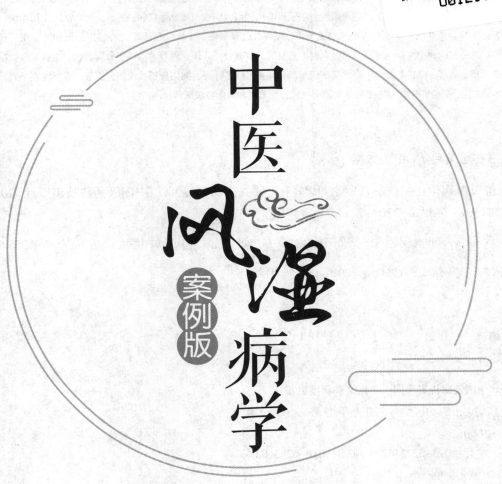

中医风湿病学

案例版

主 编 汪 悦 周学平 钱 先

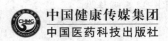

中国健康传媒集团
中国医药科技出版社

内容提要

　　本书遵循中西医理论体系，从临床实用出发，较全面地介绍了常见风湿病的中医诊疗方法，突出诊治过程的辨证分析。全书分为上、下两篇，上篇总论系统介绍了风湿病的病因病机、常见症状和证候、治则治法、常用疗法、护理与调摄等；下篇各论详细介绍了包含类风湿关节炎、系统性红斑狼疮、干燥综合征等21种临床常见的风湿病，有针对性地介绍了每种疾病的中医诊治思路，通过案例形式呈现，辨证分析具体，内容生动，每种疾病包含案例、其他疗法、预防调护、要点概括、临证备要等方面，其中病案部分涵盖了病案详述、案例分析、疾病分析等。本书内容全面，重点突出，体例新颖，适合中医院校本专科学生、研究生、规培生和临床各级医师使用。

图书在版编目（CIP）数据

中医风湿病学：案例版/汪悦，周学平，钱先主编.—北京：中国医药科技出版社，2020.12
ISBN 978-7-5214-2204-7

Ⅰ.①中… Ⅱ.①汪… ②周… ③钱… Ⅲ.①风湿病—中医治疗法 Ⅳ.①R255.6

中国版本图书馆CIP数据核字（2020）第256904号

美术编辑　陈君杞
版式设计　友全图文

出版　**中国健康传媒集团**｜中国医药科技出版社
地址　北京市海淀区文慧园北路甲22号
邮编　100082
电话　发行：010-62227427　邮购：010-62236938
网址　www.cmstp.com
规格　787×1092mm $\frac{1}{16}$
印张　15
字数　325千字
版次　2020年12月第1版
印次　2020年12月第1次印刷
印刷　三河市腾飞印务有限公司
经销　全国各地新华书店
书号　ISBN 978-7-5214-2204-7
定价　45.00元

获取新书信息、投稿、
为图书纠错，请扫码
联系我们。

编 委 会

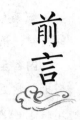

前言

风湿病是风湿性疾病的简称，泛指影响骨、关节及其周围软组织，如肌肉、滑囊、肌腱、筋膜、韧带、神经等的一组疾病。风湿病的范围很广，包括风湿性关节炎、类风湿关节炎、系统性红斑狼疮、痛风、骨关节炎等80余种疾病，是临床很常见的一类疾病。其病因复杂，病理表现多样，病情缠绵难愈，其中有些风湿病常常能致残，使人丧失劳动力，严重者可危害人体健康。目前对风湿病的治疗尚缺乏特效药，以往一些抗风湿病的药物，如非甾体抗炎药、肾上腺皮质类固醇等只能缓解症状，免疫抑制剂虽有一定的控制病情发展的作用，但也常因其毒副作用或价格昂贵限制其的使用。

中医学对风湿病很早就有认识，《黄帝内经》称其为痹证，并有行痹、痛痹、着痹之分，还根据病情的轻重分为五体痹和五脏痹。张仲景的《伤寒论》《金匮要略》中已有"风湿"一词的记载，泛指外感风湿之邪所致的疾病。后世医家有"历节风""痛风"等名称，现代医家又提出"尪痹""顽痹"等。2000多年以来，中医对风湿病的治疗积累了丰富的经验。近20年以来，随着西医学的发展、多学科的相互渗透，中西医专家相互学习、取长补短，对风湿性疾病进行了深入研究，取得了可喜的成果。

案例式教学起源于哈佛大学的情景案例教学课，之后迅速成为一种全球公认的行之有效的教学方式。案例式教学可以促进隐性知识与显性知识的不断转化，通过具体的情境，将隐性知识外显，或将显性知识内化。近年来，案例式教学已广泛应用于现代医学教育的多种学科中。

目前风湿病专业知识的普及程度远远不足，中医诊治风湿病的知识更为缺乏，风湿病的误诊、误治时有发生，临床疗效不尽人意。医学院校一般都将风湿病内容归于内科学之中，而中医院校则将其主要包含在痹证等章节中，系统介绍风湿病的中医认识、病因病机和辨证论治的教材甚少，而以案例为引导的中医风湿病教材更为少见，为此，我们编写了这本《中医风湿病学（案例版）》，供中医院校医学专业学生使用，也可供各医院风湿科临床医生临证参考。

本书以现有的《中医风湿病学》教材为立足点，按照本科课程标准的具体要求，突破传统编写模式，以病案为中心阐述病症，目的是建立辨证思维，构筑理论与实践之间的桥梁，培养医学生的临证能力。其编写特点主要体现在以下3个方面。

内容全面实用：教材分为上、下两篇，上篇为总论部分，系统介绍了风湿病的病因病机、常见症状和证候、治则治法、常用疗法、护理与调摄等；下篇为各论部分，详细介绍了包含类风湿关节炎、系统性红斑狼疮、干燥综合征等21种临床常见的风湿病，并讲述了每种疾病的中医诊治思路，辨证分析具体，内容生动，环环相扣，层层深入，既剖析了辨证思维过程，又与西医学相联系，有助于达到循序渐进、举一反三的教学效果。

增设病案案例：在不改变现有教学体制的情况下，教材中增加标准化案例，案例为真实的具有可操作性的实例，均来源于工作实践，同时，每个案例描述后根据具体情况，提出了相关的问题，启发学生思维。本书既保留了本学科课程标准规定的全部理论知识内容，又结合理论知识对案例进行相应地分析和总结，帮助学生理解和学习。

编写作者权威：本书主编为全国知名的中医风湿病专家，国家或省级中医风湿病专业委员会主任委员或副主任委员，国家中医药管理局重点学科"中医痹病学"学科、江苏省风湿病学科带头人；副主编、编委均为南京中医药大学、江苏省中医院中青年专家，长期从事风湿病的临床、科研、教学工作，临证经验丰富，教学水平精湛。

本书内容丰富、层次清晰、重点突出、实用性强，是一部面向临床医务人员及医学生的实用性较强的专业读物。本书在编写过程中得到了诸多中医风湿病专家的指教，同时南京中医药大学附属医院金实名医工作室对本书的编写出版给予了很大的支持，在此我们表示衷心感谢。

由于编者水平所限，书中疏漏之处在所难免，敬祈读者给予指正！

编　者
2020 年 8 月

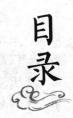

目录

上篇　总论

第一章　风湿病概述 …………………………………………… 2

第二章　风湿病病因病机 ……………………………………… 6

第三章　风湿病常见症状和证候 …………………………… 8

第四章　风湿病治则治法 …………………………………… 12

第五章　风湿病常用疗法 …………………………………… 16

第六章　风湿病护理与调摄 ………………………………… 24

下篇　各论

第七章　类风湿关节炎 ……………………………………… 34

第八章　成人斯蒂尔病 ……………………………………… 44

第九章　系统性红斑狼疮 …………………………………… 55

第十章　系统性硬化病 ……………………………………… 65

第十一章　皮肌炎 …………………………………………… 77

第十二章　干燥综合征 ……………………………………… 87

第十三章　风湿热 …………………………………………… 97

第十四章　白塞综合征 …………………………………… 105

第十五章　多发性大动脉炎 ……………………………… 114

第十六章　结节性红斑 …………………………………… 124

第十七章　强直性脊柱炎 ………………………………… 132

第十八章　银屑病关节炎 ………………………………… 141

第十九章　骨关节炎 ……………………………………… 150

第二十章　痛风 …………………………………………… 159

第二十一章　骨质疏松症 ………………………………… 167

第二十二章　肋软骨炎……………………………………………………177

第二十三章　雷诺综合征……………………………………………………185

第二十四章　纤维肌痛综合征………………………………………………195

第二十五章　风湿性多肌痛…………………………………………………203

第二十六章　反应性关节炎…………………………………………………211

第二十七章　回纹型风湿症…………………………………………………221

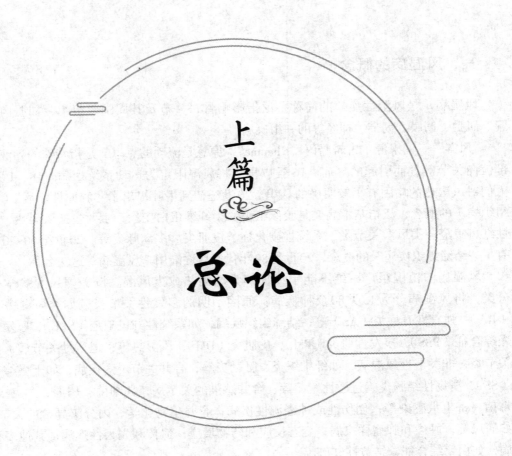

上篇

总论

第一章 风湿病概述

一、风湿病的概念

风湿病，是风湿性疾病的简称，泛指影响骨、关节及其周围软组织，如肌肉、滑囊、肌腱、筋膜、韧带、神经等的一组疾病。

"风湿"一词来源于古希腊语"Rheuma"，原意是流动的意思，是指特殊的黏液从头部流向关节等处而引起的疼痛。16至17世纪将风湿限定为运动系统疾病。18、19世纪人们对风湿热的病因有了较明确的认识。20世纪初到中叶提出了"胶原性疾病"（结缔组织病）的概念，泛指基本病变是胶原组织的类纤维蛋白变性，主要包括风湿热、系统性红斑狼疮、类风湿关节炎、系统性硬化症、皮肌炎、多动脉炎等。20世纪60~70年代有了"结缔组织疾病"的概念，20世纪80年代以后逐渐用"风湿病"这一名称。

风湿病的范围很广，绝不能单纯理解为风湿热或类风湿。按美国风湿病学会的分类，将风湿病分为13类80余种疾病：原因不明的多发性关节炎，如类风湿关节炎（RA）、强直性脊柱炎（AS）等；结缔组织疾病，如系统性红斑狼疮（SLE）、原发性干燥综合征（PSS）、多发性肌炎（PM）、皮肌炎（DM）、风湿热等；退行性关节病，如骨关节炎；非关节性风湿病，如纤维织炎、腱鞘炎等；合并关节炎的疾病，如干燥综合征（SS）、溃疡性结肠炎、过敏性紫癜等；合并感染的关节病，如细菌、病毒、立克次体、霉菌、寄生虫感染等；创伤性或神经源性疾病；合并生物化学、内分泌异常的关节痛，如痛风等；肿瘤和肿瘤样疾病；变态反应和药物反应；遗传和先天性疾病；其他多种疾病，如白塞综合征、结节性红斑等。

风湿病的临床表现以关节、肌肉疼痛为主，属于中医学"痹证"范畴，主要因风、寒、湿、热等外邪痹阻于经络所致。张仲景的《伤寒论》《金匮要略》中已有"风湿"一词的记载，泛指外感风湿之邪所致的疾病，与现代"风湿病"是两个不同的概念。

二、中医学对风湿病的认识

风湿病，属于中医学"痹证"范畴。"痹"的病名，最早见于《内经》。《素问》设有"痹论"专篇，并根据病邪的偏胜进行分类。《素问·痹论》指出："风寒湿三气杂至，合而为痹，其风气胜者为行痹，寒气胜者为痛痹，湿气胜者为着痹也。"其还根据风、寒、湿邪伤人的季节与所伤部位之异，将痹证分为皮痹、肌痹、脉痹、筋痹、骨痹五体痹。病邪深入，内传于五脏，又可导致心痹、肺痹、脾痹、肝痹和肾痹五脏痹，如"脉不通，烦则心下鼓，暴上气而喘，嗌干善噫，厥气上则恐"为心痹，"善胀，尻以代踵，脊以代头"为肾痹等。《灵枢》也有关于"痹"的论述，《灵枢·刺节真邪》云："虚邪之中人也……搏于皮肤之间，其气外发，腠理开，毫毛摇，气往来行，则为痒，留而不去，则痹。"《灵枢·周痹》曰："周痹者，在于血脉之中，随脉以上，随脉以下，不能左右，各当其所。"汉代张仲景在《金匮要略·痉湿暍病脉证》中论述了湿痹的证候："太阳病，关节疼痛而烦，脉沉而缓，此名湿痹。"《金匮要略·中风历节病脉证并治》更另立"历节"病名，指出其以"历节痛，不可屈伸""其痛如掣""诸肢节疼痛，身体尪羸，脚肿如脱"为主症。

　　隋朝巢元方所著的《诸病源候论》一书，在《素问·痹论》的基础上，把痹证分为"风湿痹""风痹""风不仁""风冷""风四肢拘挛不得屈伸"等证候。《诸病源候论》云："风湿痹病之状，或皮肤顽厚，或肌肉酸痛。风寒湿三气杂至，合而成痹，其风湿气多，而寒气少者，为风湿痹也；由血气虚则受风湿，而成此病。久不瘥，入于经络，搏于阳经，亦变令身体手足不随。"该书对历节病的论述也颇为详细，其曰："历节风之状，短气自汗出，历节疼痛不可忍，屈伸不得是也……风历关节，与血气相搏交击，故疼痛；血气虚则汗也；风冷搏于筋，则不可屈伸。"唐代孙思邈的《千金要方》云："夫历节风着人，久不治者，令人骨节蹉跌……古今以来，无问贵贱，往往苦之，此是风之毒害者也。"这是对本病晚期病邪深入骨骱，使骨节变形的较明确记载。唐代王焘的《外台秘要》在痹证、历节病之外，另立白虎病之名，其曰："白虎病者，大都是风寒暑湿之毒，因虚所致，将摄失理，受此风邪，经脉结滞，血气不行，畜于骨节之间，或在四肢，肉色不变，其疾昼轻而夜发，发则彻髓，病如虎之啮，故名白虎之病也。"宋代《圣惠方》《圣济总录》等书，也都既论痹证、历节病，又论白虎病，且多汇集前人之说，唯诸痹中明确地在风、寒、湿痹之外另立热痹一门。金元时期李东垣、朱丹溪则弃痹证、历节病、白虎病之名，而另立痛风一名。明清医家鉴于病名越来越纷繁，故多主张统一痹证、历节病、白虎病、痛风的病名。如明代孙一奎的《医旨绪余》对李东垣、朱丹溪舍痹证而言痛风提出批评，认为这是"因名迷实，为害已久"；清代张路玉的《张氏医通》亦指出，"痛风一证，《灵枢》谓之贼风，《素问》谓之痹，《金匮》名曰历节，后世更名白虎历节"，而其病因病机基本相同，"多由风寒湿气乘虚袭于经络，气血凝滞所致"。清代吴谦的《医宗金鉴》以虚实归纳诸痹，"痹虚者，谓气血虚之人病诸痹也"，"痹实者，谓气血实之人病诸痹也"。清代吴鞠通的《温病条辨》亦谓痹证"大抵不外寒热两端，虚实异治"而已。

　　对于痹证的病因，《内经》认为以风、寒、湿邪为主。《素问·痹论》指出："所谓痹者，各以其时重感于风寒湿者也。"同时，其还认为痹证的产生与饮食、生活环境有关，所谓"饮食居处，为其病本"。《金匮要略·中风历节病脉证并治》提出："寸口脉沉而弱，沉即主骨，弱即主筋，沉即为肾，弱即为肝。汗出入水中，如水伤心，历节黄汗出，故曰历节。"其认为痹证的病位在肝、肾，病因是汗出入水中，风、寒、湿合而为邪，伤及血脉，水湿浸淫筋骨关节，遂有历节黄汗出等症。对于其病机，张仲景又指出："荣气不通，卫不独行；荣卫俱微，三焦无所御，四属断绝，身体羸瘦。独足肿大，黄汗出，胫冷。假令发热，便为历节也。"金代张子和的《儒门事亲》提出"痹证以湿热为源，风寒为兼，三气合而为痹"的观点。元代朱丹溪的《格致余论》说："彼痛风也者，大率因血受热，已自沸腾，其后或涉冷水，或立湿地，或扇取凉，或卧当风，寒凉外搏，热血得汗浊凝涩，所以作痛。夜则痛甚，行于阴也。"金代李东垣的《兰室秘藏》则认为痛风的病因主要是血虚，而朱丹溪认为其有血虚、血热、风、湿、痰、瘀之异。《丹溪心法》曰："肥人肢节痛，多是风湿与痰饮流注经络而痛，瘦人肢节痛，是血虚。"朱丹溪已充分注意到患者的体质问题。明清医家对于痹证之属热、属虚者，颇多发挥。论痹证属虚者，清代喻嘉言的《医门法律》认为小儿鹤膝风，"非必为风寒湿所痹，多因先天所禀肾气衰薄，阴寒凝聚于腰膝而不解"。清代冯兆张的《冯氏锦囊》亦认为鹤膝风多属肾虚，以肾主骨，肾气衰弱，邪气乘之而得。清代程钟龄的《医学心悟》则谓痹证由"三阴本亏，恶邪袭于经络"所致。论痹证属热者，明代张景岳《景岳全书》认为痹证虽以风、寒、湿合痹为大则，但须分阴证、阳证，阳证即为热痹，"有寒者宜从温热，有火者宜从清凉"，他认为痹证确是"寒证多而热证少"。而清代温热学家对此有颇多非议，吴鞠通的《温病条辨》认为痹证"因于寒者固多，痹之兼乎热者亦复不少"，"误用辛温，其害立见"。清代叶天士的《临证指南医案》对于热痹的病机有精辟的论述："从来痹证，每以风寒湿三气杂感主治，召恙之不同，由于暑暍外加之湿热，水谷内蕴之湿热；外来之邪，着于经络，内受之郡，着于腑络。"其明确指出湿热痹与风、寒、湿痹病因各异。《顾松园医镜》则认为热痹不仅可由感受湿热之邪而引起，风寒湿痹"邪郁病久，风变为火，寒变为热，湿变为痰，亦为热痹"。

对于痹证的治疗，汉代张仲景的《伤寒论》太阳篇论述了太阳风湿的辨证与治疗。如"伤寒八九日，风湿相搏，身体疼烦，不能自转侧，不呕不渴，脉浮虚而涩者，桂枝附子汤主之；若大便坚，小便自利者，去桂加白术汤主之"，"风湿相搏，骨节烦疼掣痛，不得屈伸，近之则痛剧，汗出短气，小便不利，恶风不欲去衣，或身微肿者，甘草附子汤主之"等。桂枝附子汤证为表阳虚而风邪偏胜，风湿相持在表；去桂加白术汤证为表阳虚而湿盛于里；甘草附子汤证为表里阳气皆虚，风、寒、湿邪痹于关节、筋脉。《金匮要略·痉湿暍病脉证》指出："湿痹之候，小便不利，大便反快，但当利其小便。"其还提出用发汗的方法治疗，"盖发其汗，汗大出者，但风气去，湿气在，是故不愈也。若治风湿者，发其汗，但微微似欲出汗者，风湿俱去也"。张仲景治疗痹证的许多处方，如乌头汤、防己黄芪汤、麻杏薏甘汤、桂枝芍药知母汤、乌头汤等，至今仍为临床常用方剂。同时，《千金要方》《外台秘要》搜集了大批验方，如独活寄生汤、犀角汤等，亦为临床所常用；其治疗方法也更加丰富，如灸法、酒药、膏摩等；并提出了用生升麻、犀角、羚羊、麦冬、石膏、大黄之类甘寒或苦寒药治疗热痹的方法。宋代医家治疗痹证的药物，比前人更多地使用了动物药，特别是虫类药物，如蜈蚣、乌蛇、白花蛇、全蝎、地龙之类，代表方如《太平圣惠方》的原蚕蛾散、《普济本事方》的密香圆等，都是颇有特色的经验方药。金代刘河间的《宣明论方》根据《素问·痹论》"风、寒、湿三气偏胜"之说，分别拟定了防风汤、茯苓汤、茯苓川芎汤等方，热痹则用升麻汤。金代张子和的《儒门事亲》认为，本病早期应及时用汗、下、吐三法攻痹。元代朱丹溪在治疗上拟痛风通用方，又分上、下肢选择用药，对后世影响很大。明代王肯堂的《证治准绳》论治痹的原则时说："三气合而为痹，则皮肤顽厚，或肌肉酸痛，此为邪中周身，搏于血脉，积年不已，则成瘾疹、风疮，搔之不痛，头发脱落。宜疏风凉血之剂。"明代龚廷贤的《云林神彀》主张"中湿一身痛，风湿邪在表，风药能胜湿，医者当分晓"，即以风药胜湿之治。明代李中梓的《医宗必读》云："治外者，散邪为急，治藏者，养正为先。治行痹者，散风为主，御寒利湿仍不可废，大抵参以补血之剂，盖治风先治血，血行风自灭也。治痛痹者，散寒为主，疏风燥湿，仍不可缺，大抵参以补火之剂，非大辛大温，不能释其凝寒之害也。治着痹者，利湿为主，祛风散寒，亦不可缺，大抵参以补脾补气之剂。盖土强可以胜湿，而气足自无顽麻也。"李中梓在采用祛风、除湿、散寒的常规治法外，提倡行痹参以补血，痛痹参以补火，着痹参以补脾补气之法。张景岳认为，除了寒热之痹治有温凉之异外，血虚血燥者"非养血养气不可"。清代叶天士对于痹久不愈者，有"久病入络"之说，倡用活血化瘀及虫类药物，搜剔宣通络脉。他还提出了"新邪宜速散，宿邪宜缓攻"和虚人久痹宜养肝肾气血的治痹大法，对后世影响亦很大。清代李用粹的《证治汇补》治不同痹证，药物加味较有特色："风胜加白芷；湿胜加苍术、南星；寒胜加独活、肉桂；上体加桂枝、威灵仙；下体加牛膝、防己、萆薢、木通。"清代吴鞠通的《温病条辨》载有宣痹汤方以清利湿热，宣通经络。清代王清任的《医林改错》重视活血化瘀的方法，用身痛逐瘀汤加减治疗痹证。

综上所述，中医历代文献中有关风湿病的论述极为丰富，历代医家以《内经》为纲领，在临证实践中不断加以丰富和发展，使理法方药更加完备。

第二章 风湿病病因病机

中医对风湿病病因病机的认识，在《内经》中已有论述。《素问·痹论》中"风寒湿三气杂至，合而为痹""所谓痹者，各以其时重感于风寒湿之气"代表了古代医家对风湿病外因的认识，同时《灵枢·百病始生》中提出"风雨寒热，不得虚，邪不能独伤人"，指出正气不足是发病的内在因素，为发病之本，而风、寒、湿邪是发病的常见外因，为疾病之标。因此，将风湿病的中医病因病机概括如下。

一、病因

1.感受风、寒、湿邪

久居潮湿之地、严寒冻伤、贪凉露宿、睡卧当风、暴雨浇淋、水中作业或汗出入水等，外邪注于肌腠经络，滞留于关节筋骨，导致气血痹阻而发为风寒湿痹。由于感受风、寒、湿邪各有所偏盛，而有行痹、痛痹、着痹之别。若素体阳气偏盛，内有蓄热，复感风、寒、湿邪，可从阳化热；或风、寒、湿痹经久不愈，亦可蕴而化热。

2.感受风、湿、热邪

久居炎热潮湿之地，外感风、湿、热邪，袭于肌腠，壅于经络，痹阻气血经脉，滞留于关节筋骨发为风湿热痹。

3.饮食药物失当

恣食甘肥厚腻或海腥发物，或饮食不节，饮食偏嗜，或过量饮酒，损伤脾胃，脾失健运，湿热痰浊内生，痹阻经脉气血而成痹证。

4.跌扑损伤，老年久病

外伤跌扑，损及肢体筋脉，气血运行失畅，痹阻经脉气血；或老年久病，气血亏虚，肝肾不足，肢体筋脉关节失养，均可引发痹证。

5. 劳逸不当

劳倦过度，耗伤正气，机体防御功能低下，或劳后汗出当风，或汗后用冷水淋浴，外邪乘虚入侵，可导致痹证的发生。

6. 体质亏虚

素体虚弱，平时缺少体育锻炼，或病后、产后气血不足，腠理空疏，卫外不固，外邪乘虚而入，从而导致痹证。正如宋代严用和的《济生方》所云："皆因体虚，腠理空疏，受风寒湿气而成痹也。"如因阳气不足，卫外不固，则风、寒、湿邪易于侵袭，表现为风寒湿痹；若阳气偏盛，阴血不足，内有郁热者，热与风湿相搏，或寒郁化热，则表现为风湿热痹。

二、病机

风湿病的病机主要为外邪痹阻肢体、经络，气血运行失畅。风、寒、湿、热外邪侵袭肢节、肌肉、经络之间，以致气血运行失畅，而为痹证。由于感邪性质有偏胜，故症状表现亦不一，如风邪偏胜者为行痹，因风为阳邪，善行而数变，其性善窜上行，故疼痛游走不定，痛位偏上；若寒邪偏胜则为痛痹，因寒主收引，其性凝滞，经脉气血凝涩不畅，故疼痛剧烈而有定处，经脉拘急挛缩，感寒则甚，得温则减；湿邪偏胜则为着痹，因湿为阴邪，重着黏滞，其性下趋，故见肿胀、重着、酸楚疼痛，病位多偏于下；热邪偏胜则为热痹，因经络蓄热，故关节红肿灼热，痛不可近。

痹证病初以邪实为主，因病变初起是感受风、寒、湿或风、湿、热邪，病程短，发病快，来势急，正气未伤，故以邪实为主。病若不解，寒热之间每易转化。如阴虚阳盛之体感受风、寒、湿邪，寒从热化或邪郁化热，则可转为湿热痹阻证，甚至热毒痹阻；而湿热痹阻证经治热去湿留，或阳虚阴盛之体，热从寒化可转为风湿痹阻或寒湿痹阻证；若病邪偏寒，而机体阳气偏盛，或病邪偏热，而机体阴气偏盛，则易产生寒热错杂证。

本病病久邪留伤正可致虚实夹杂。风、寒、湿、热之邪，经久不去，势必伤正。因于风、寒、湿者，易伤人之阳气，阳虚则寒湿之邪稽留关节，迁延不愈，且因正虚而反复感邪，日久则损伤气血，表现气血不足之候。因于风、湿、热邪者，热从火化，则易伤阴耗液，表现为肝肾亏虚之候。此时，邪未尽而正气已伤，体虚邪实而呈虚实夹杂之候。

另外，由于风、寒、湿、热之邪阻痹经络关节，影响气血津液的运行，可导致痰、瘀的形成；也可因肝肾亏虚，气血不足，使气血津液运行无力，痰阻成瘀。痰瘀互结者，可表现为关节肿大、强直变形、功能障碍，病情更为缠绵难治。

本病日久，病邪可由表入里，经病及脏。病初因邪痹肌表、经络之间，故表现为以肢体百节疼痛为主的五体痹，如腰背偻曲不能伸直或关节变形的骨痹。若病邪留恋或反复感邪，久病不愈，积年累月，或受邪较重，病邪由表及里，由经入脏，即可形成顽固而难愈的五脏痹，如表现为心悸、气喘的心痹，肢软、肌瘦无力的脾痹等。

第三章 风湿病常见症状和证候

一、风湿病常见症状

1.疼痛

疼痛是患者一种自觉痛苦的症状，在风湿病中最为常见。风湿病的疼痛主要表现为肢体关节、肌肉、皮肤的疼痛，可见于风湿性关节炎、类风湿关节炎、强直性脊柱炎、骨关节炎、皮肌炎、银屑病关节炎、痛风性关节炎等。

（1）风湿性关节炎：关节疼痛常无定处，伴有皮肤环形红斑、皮下结节、心肌炎、抗链球菌溶血素"O"（抗"O"）增高等。

（2）类风湿关节炎：关节疼痛伴有肿胀，多发于四肢关节，尤以手关节为多见，手指近端关节肿胀呈梭形，晨僵，关节活动受限，晚期关节僵直、畸形，类风湿因子阳性，关节X线改变。

（3）强直性脊柱炎：病初多为腰骶疼痛或下肢关节疼痛，腰部活动受限，继之由腰椎向上发展至整个脊柱疼痛，活动受限甚至强直，HLA-B27阳性，骶髂关节及脊柱X线改变。

（4）痛风性关节炎：急性痛风性关节炎常于夜间突然疼痛，伴有关节红肿、发热，以足拇趾跖趾关节、趾间关节为多见，踝、膝及其他关节也可见，疼痛一般持续数日至10余日，发作间隙如常人，耳轮或关节周围可见痛风石。血尿酸增高，受损关节X线改变。

（5）骨关节炎：多见于40岁以上的中老年人，多以颈椎、腰椎以及膝关节疼痛为主，且疼痛劳累后加重。颈椎病见颈椎酸痛，伴颈部僵硬不适、肩痛、手臂麻木、头晕目眩。腰椎骨质增生伴椎间盘脱出者可见坐骨神经痛。膝关节骨性关节炎伴滑囊炎者可见膝关节肿胀。X线检查可见骨质增生及关节间隙变窄的改变。

（6）银屑病关节炎：关节疼痛、红肿，晚期关节畸形，伴银屑病皮肤改变。

（7）皮肌炎：主要表现为四肢近端如肩带、骨盆带肌肉疼痛、无力，抬肩及下蹲后站立困难，面部、肘膝关节、掌指关节和指间关节伸面出现紫红色丘疹、斑，躯干亦可出现皮疹，上眼睑出现紫红色斑。尿肌酸、血清肌酸磷酸激酶升高，肌电图改变。

疼痛的病因虽有感受外邪、血瘀痰阻、阳虚内寒等不同，但其病机总与经络痹阻、气血不畅有关。

（1）寒性疼痛：关节、肌肉冷痛，疼痛剧烈，局部自觉寒冷，触之冷而不温，遇寒痛增，遇热痛减，舌质淡，苔白，脉沉弦紧。

（2）热性疼痛：关节、肌肉、皮肤疼痛，局部红热，或自觉局部发热，或触之觉热，舌质红或绛，脉滑数。

（3）血瘀疼痛：关节、肌肉、皮肤疼痛，疼痛如刺，痛处不移，夜间痛甚，局部皮色紫暗，肌肤甲错，舌质暗、有瘀斑瘀点，脉细涩。

（4）痰湿疼痛：关节、肌肉、皮肤疼痛而兼肿胀，痛处固定，缠绵难愈，肢节屈伸不利，可触及皮下结节，舌质淡，舌体胖，舌苔白厚或白腻，脉滑。

（5）阳虚疼痛：关节冷痛，痛处喜暖恶寒，身体畏寒，肢冷不温，舌淡，苔白，脉沉无力。

2.肿胀

风湿病关节肿胀是指关节周围浮肿而胀的一种症状。肿胀之处膨隆，高出正常皮肤，皮肤皱纹变浅或消失，或有光泽，按之濡软或有凹陷。关节肿胀以四肢关节为多，上肢多见于肘、腕、掌指及指间关节，下肢多见于膝、踝、跖趾、趾间关节等处。肿胀可见于一个关节或多个关节。风湿性关节炎、类风湿关节炎、强直性脊柱炎、银屑病关节炎、骨关节炎等风湿病常见关节肿胀。

（1）类风湿关节炎：多呈对称性关节肿胀，以手指指间关节、掌指、腕、肘、膝、踝关节等处多见，手指近端指间关节肿胀可呈梭形，晚期可出现关节僵直或畸形。

（2）骨关节炎：膝关节骨关节炎合并积液时关节肿胀，伴有疼痛、活动后加重；手关节骨关节炎以远端指间关节肿胀为多见。X线检查可见骨质增生及关节间隙变窄等改变。

（3）痛风：常于夜间关节突然红肿疼痛，疼痛剧烈，痛不可触，肿胀消失后肤色转暗，可起皮屑，或见耳轮结石，多发生于足拇指跖趾关节或趾间关节，X线检查可见穿凿样损害或痛风石。

肿胀形成的原因很多，但主要与风、寒、湿邪侵袭，痰瘀阻滞，气虚失运等有关，病机不外正虚邪侵、经络阻滞。

（1）风湿肿胀：多见于风湿病初起，关节肿胀部位不固定，此起彼伏，可伴恶风、汗出，舌苔白，脉滑。

（2）寒湿肿胀：关节肿胀而冷痛，自觉肿胀之处冷而不温，触之凉，遇寒加重，遇热减轻，舌质淡胖，苔白厚，脉弦滑或紧。

（3）湿热肿胀：关节肿胀疼痛，局部灼热，或肤色发红，舌质红，苔黄腻，脉滑数。

（4）痰瘀肿胀：关节肿胀日久，固走不移，按之如泥或硬如橡皮，肤色紫暗，皮下结节，疼痛如刺，夜间痛甚，舌质紫暗、有瘀点瘀斑，脉滑或细涩。

（5）气虚肿胀：关节肿胀，按之凹陷，劳累后加重，倦怠乏力，舌淡苔白，脉沉细无力。

3.关节屈伸不利

关节屈伸不利是指四肢关节、脊柱等活动受限或困难的一种症状，可发生于一个关节或多个关节。不同疾病其症状的轻重及预后不同，轻者可完全恢复如常，重者可发展为关节僵直、畸形而致残。本症在尪痹、痛风、骨痹、皮痹等多种疾病过程中均可出现。其病机主要为风、寒、湿、热、痰、瘀痹阻，肝肾、气血亏虚所致，可见于类风湿关节炎、强直性脊柱炎、骨关节炎、痛风、银屑病关节炎等风湿病。

（1）寒湿痹阻：关节屈伸不利，伴有冷痛肿胀，遇寒加重，遇热减轻，舌质淡，苔白，脉弦滑。

（2）湿热痹阻：关节屈伸不利，伴有关节红肿胀热痛，舌质红，苔黄腻，脉滑数。

（3）痰瘀痹阻：关节屈伸不利，疼痛肿胀日久，肤色暗紫，皮下结节，舌质紫暗、有瘀点瘀斑，脉滑或细涩。

（4）气血不足：关节屈伸不利，四肢无力，肢体酸痛，面色无华，毛发稀疏，爪甲不荣，妇女月经量少，舌质淡，脉细无力。

（5）肝肾亏虚：关节屈伸不利，神疲乏力，腰膝酸软，头晕耳鸣，舌质淡或红而少苔，脉沉无力或细数。

4.麻木

麻木是指患者肌肤感觉异常或知觉障碍的一种症状。麻是指自觉肌肉内如虫蚁行，按之不止，木是指皮肤不知痒痛，掐按无知觉，一般通称为麻木，实为两种症状。风湿病麻木多见于四肢、手足，多由气血不足，寒湿、痰瘀痹阻所致，总病机由气血不能荣养肌肤所致，可见于颈痹、脉痹、皮痹等。在西医风湿病中，麻木可见于多发性神经炎、颈椎病、坐骨神经痛等。

（1）寒湿痹阻：四肢肌肤麻木，肢冷不温，遇寒加重，遇热或活动后暂时减轻，或伴肢体冷痛，舌质淡，苔白润，脉弦或滑。

（2）痰瘀痹阻：四肢肌肤麻木日久，皮肤不荣甚或甲错，舌质紫暗，或有瘀斑瘀点，苔腻，脉细。

（3）气血不足：四肢肌肤麻木，静息则减，面色无华，倦怠乏力，舌质淡，脉细无力。

5.皮肤硬化

皮肤硬化是指皮肤变硬，不能捏起，皮肤皱纹变浅或消失的一种症状。轻者可于四肢见点片状硬化，重者四肢、躯干、面部呈弥漫性硬化，皮肤坚硬，表面有蜡样光泽，不能捏起，面无表情，张口不利等。本症主要与感受外邪、痰瘀痹阻、气血不足、脾肾阳虚有关，常见于硬皮病。

（1）湿热痹阻：皮肤变硬，肤色略红或紫红，触之微热，舌质红，苔黄腻，脉滑数有力。

（2）痰瘀痹阻：皮肤坚硬如革，不能捏起，肤色暗滞，妇女月经不调，舌质暗、有瘀斑瘀点，苔厚，脉滑或细涩。

（3）气血不足：皮肤紧硬，肤色淡黄，局部毛发脱落、稀疏，皮肤萎缩而变薄，肌肉消瘦，唇舌色淡，脉沉细无力。

（4）脾肾阳虚：皮肤紧硬，皮薄如纸，肌肉消瘦，肤冷肢寒，面色㿠白，舌质淡，苔白，脉沉无力。

6.皮肤红斑

皮肤红斑是指皮肤出现红色圆形、椭圆形或不规则形态斑样改变的一种症状。红斑大小不一，一般直径在1.0~3.0cm之间。红斑形态有多种，如环形红斑、结节性红斑、蝶形红斑、盘状红斑、多形红斑。皮肤红斑多发生于四肢、胸部及面部，主要见于风湿热、系统性红斑狼疮、皮肌炎等疾病，多因风热外侵、热邪入营、血热瘀滞所致。

（1）风热外侵：多呈环形红斑，皮肤红斑持续时间短，或时隐时现，消失后不留痕迹，伴发热、咽痛，舌质红，苔黄，脉数。

（2）热邪入营：皮肤红斑，或呈蝶形红斑、多形性红斑，身热较重或夜甚，舌质红绛，脉数。

（3）血热瘀滞：皮肤红斑，多见结节性红斑，红斑按之硬，有压痛，边缘清楚，消退后皮肤颜色转暗，常反复发作，可多年不愈，舌质红，脉数。

7.皮下结节

皮下结节是在患者皮下出现小的硬结，多发生在关节隆突部位，如上肢肘关节鹰嘴突、腕部、下肢的踝部及手背、足弓等部位。其大小不一，小者仅有小米粒样大小，大者如大枣样大，多由湿热或寒湿痹阻、痰瘀互结所致，可见于风湿性关节炎、类风湿关节炎、痛风性关节炎等疾病。

（1）湿热痹阻：皮下结节，或伴关节疼痛、肿胀而热，舌质红，苔黄腻，脉滑数。

（2）寒湿痹阻：皮下结节，关节冷痛、肿胀，遇寒加重，遇热减轻，舌淡，苔白，脉弦紧。

（3）痰瘀互结：皮下结节日久，关节疼痛肿胀，甚则关节僵直、畸形，或见皮肤色暗无泽，舌质暗，苔厚，脉滑或细涩。

8.晨僵

晨僵是患者早晨醒来后自觉关节僵硬、屈伸不利的一种症状。晨僵持续的时间有长有短，短者关节活动数分钟后即可缓解，重者需要午后方能缓解，可见于类风湿关节炎和骨关节炎。

（1）类风湿关节炎：初起即可出现晨僵，晨僵时间较长，且晨僵持续时间长短与病情轻重有关。

（2）骨关节炎：晨僵，常伴关节酸楚不适，晨僵时间较短，一般不超过半小时。

晨僵的发生往往与寒湿、湿热或痰瘀痹阻，气血运行不畅有关。

（1）寒湿痹阻：晨僵，伴关节冷痛肿胀，遇寒加重，得热减轻，舌质淡，苔白，脉弦滑。

（2）湿热痹阻：晨僵，伴关节红肿热痛，舌质红，苔黄腻，脉滑数。

（3）痰瘀痹阻：晨僵，伴关节疼痛，入夜加重，肿痛日久，或见关节周围皮肤色暗，舌质暗，或有瘀斑瘀点，脉细涩。

第四章　风湿病治则治法

治则是治疗疾病必须遵守的法则。它是在整体观念和辨证论治理论指导下，根据四诊望、闻、问、切所获得的客观资料，通过对疾病的综合分析，提出对临床立法、处方、用药具有普遍指导意义的治疗原则。治法是针对某一具体病证或某一类型的病证所采取的具体治疗方法，是治疗原则的具体化。两者既有严格的区分，又有着密切的内在联系。

一、风湿病治则

1.早治防变

早治防变是指在疾病发生的初期阶段，应力求做到早期诊断、早期治疗，防止疾病深入传变或危变。

风湿病的早期治疗极为重要，能阻止病情转入晚期，成为顽痹。在风湿病的初期阶段，其病位尚浅，病情较轻，病邪损伤正气的程度不甚，而正气抗邪、抗损害和康复能力较强，故疾病容易治疗，也可恢复健康。早期治疗既可控制病邪蔓延，又可避免正气过耗。若因循失治，则病邪深侵入脏，往往造成正气衰败，病情难以逆转。

2.标本缓急

标本缓急包括治病求本、急则治标、缓则治本的原则，是指通过分析病证的主次先后、轻重缓急，以确定治疗的步骤。"本"是病变的主要矛盾和矛盾的主要方面，起主导的决定作用；"标"是病变的次要矛盾和矛盾的次要方面，处于次要的从属地位。临证必须寻求疾病的根本所在，并进行针对性治疗，此即治病求本之意。但在病证急重时，标病甚急，如不及时解决，可危及生命或影响疾病的治疗，此时则应采取急则治其标，先治其标病，后治本病。若标本并重，则应标本兼顾，相辅相成。在病证缓和时，一般是先治其本，或标本兼治。

3.扶正祛邪

扶正是扶助机体的正气，增强体质，提高机体抗邪、抗病能力的一种治疗原则，适用于正气不足为病的虚证。益气、养血、滋阴、温阳，以及脏腑补法等，均是扶正指导下确立的治疗方法。其具体方法除内服汤药外，还包括针灸、推拿、气功、食养、精神调摄、体育锻炼等。祛邪是祛除邪气，排除或削弱病邪侵袭和损害的一种治疗原则，主要适用于实证。其治疗方法有发汗、涌吐、攻下、清热、利湿、消导、祛痰、活血化瘀等。扶正与祛邪是作用相反的两种方法，但目的均为使机体恢复健康，故二者相辅相成，相互为用。扶正使正气增强，有助于机体抗御和祛除病邪；祛邪能够排除病邪的侵害和干扰，使邪去正安，有利于保存和恢复正气。根据机体内正邪两方消长盛衰的情况，扶正祛邪法有扶正、祛邪、扶正与祛邪并用、先祛邪后扶正、先扶正后祛邪之不同。

4. 宣散疏通

宣散疏通，即是宣散邪气，疏通经络，为风湿病的常用治则。风湿病的基本病机是气血闭阻不通，不通则痛。通过宣散，使邪气祛除，营卫复常，经络通畅，病证方能渐愈。临证必须根据"不通"的病因病机，选用不同的宣通治法。如行痹者宜辛散祛风、活络宣通，痛痹者宜辛温散寒通络，着痹者宜燥湿通利，热痹者宜清热通络，气虚者宜益气通络，血虚者宜养血通络，阴虚者宜滋阴通络，阳虚者宜温阳通络，痰瘀相兼者宜化痰祛瘀通络等。其具体运用还必须结合病邪痹阻部位、深浅及病程的长短等情况，如初病邪阻肌表经络，病位浅者，宜祛邪宣通为主；久病邪气侵入筋骨，病位深者，宜搜风通络。若配以引经药、理气活血药、温经通络药，则效更佳。

5. 杂合以治

杂合以治，即采用不同的治疗方法，进行综合治疗。《素问·异法方宜论》曰："圣人杂合以治，各得其所宜……得病之情，知治之大体也。"《类经·论治论》注释文亦曰："杂合五方之治，而随机应变，则各得其宜矣。"由于风湿病致病因素多样，病变部位深浅不一，病理属性复杂，采用"杂合以治"的原则，对提高其疗效具有重要作用。风湿病不论急性、慢性，在内服药物的同时，要适当配合外治疗法，内外结合。慢性患者病位局限于少数关节时，尤当结合外治，如煎剂熏洗、药物外敷、针灸、推拿按摩等多种疗法综合应用。

6. 三因制宜

三因制宜包括因人、因时、因地制宜，意即治疗疾病要根据人体的不同体质、不同季节、不同地区的特点制定适宜的治疗方法。

因人制宜是根据患者年龄、性别、体质、生活习惯等个体差异，具体分析，区别对待。如小儿脏腑娇嫩，病情变化较快，治疗忌用峻剂，且药量宜轻；老年人气血亏虚，患病多虚或者虚实夹杂，邪实须攻时祛邪峻猛药宜慎用；妇女有经、带、胎、产等情况，适逢月经期、妊娠期、产褥期，对于峻下、活血化瘀、辛热攻伐、滑利走窜之品，应当禁用或慎用。患者体质有强弱、偏寒偏热的差异，治疗用药也应有所区别。对偏于阳盛或阴虚者，慎用辛温燥热之剂；偏于阳虚或阴盛者，慎用寒凉伤阳之药。

因时制宜是根据不同季节气候的特点来考虑治疗用药。四季气候的变化，对人体的生理功能、病理变化均能产生相应的影响，治疗用药应适应四季气候的特点。一般而言，春夏气候由温渐热，阳气升发，人体腠理疏松开泄，不宜过用温药；秋冬气候由凉变寒，人体腠理致密，阳气敛藏于内，可根据病情适当加大温热、宣通之品用量，以增强祛风、散寒、利湿、通络的作用，慎用寒凉之品。诚如《素问·六元正纪大论》所说："用寒远寒，用凉远凉，用温远温，用热远热。"

因地制宜是根据不同地区的地理环境特点来考虑治疗用药。因不同地区的自然环境如气候、水土以及生活习惯等，对人体有不同的影响，治疗用药应有所差异。如我国西北地区地势高而气候寒冷，南方地区地势低而气候温热潮湿，故西北地区罹患风寒痹者较多，治疗时慎用寒凉药；南方地区罹患湿热痹者较多，治疗时慎用温热药。

二、风湿病常用治法

1. 祛风化湿法

本法是用具有疏散风邪、化湿作用的方药，治疗风湿之邪阻滞引起的风湿痹阻证的方法。其代表方剂有防风汤、蠲痹汤等，常用药物有羌活、独活、防风、防己、秦艽、海风藤等。

2. 散寒除湿法

本法是用具有辛温散寒、温经除湿作用的方药，治疗寒湿之邪阻滞引起的寒湿痹阻证的方法。其代表方剂有麻黄加术汤、乌头汤等，常用药物有麻黄、桂枝、白术、茯苓、乌头、羌活、独活、威灵仙等。

3. 清热祛湿法

本法是用具有清热化湿作用的方药，治疗湿热之邪流注关节经络、阻滞气血的湿热痹阻证的方法。其代表方剂有宣痹汤、四妙丸等，常用药物有防己、晚蚕沙、黄柏、苍术、薏苡仁、秦艽、土茯苓、萆薢等。

4. 凉血化瘀法

本法是用清热凉血化瘀作用的方药，治疗邪热深入营血，瘀热交结，阻滞关节、经络的瘀热痹阻证的方法。其代表方剂有犀角地黄汤、清瘟败毒饮等，常用药物有水牛角、生地黄、牡丹皮、赤芍、制大黄、山栀、紫草等。

5. 寒热并用法

本法是用寒温辛苦之方药，治疗风、寒、湿邪虽已化热但寒尚未祛的寒热错杂证的方法。其代表方剂有桂枝芍药知母汤等；常用药物有桂枝、白芍、知母、麻黄、附子、防风、白术等。

6. 活血祛瘀法

本法是用具有活血祛瘀作用的方药行血、散瘀、通络、消肿、定痛，以治疗风湿病兼有血瘀的一种方法。其代表方剂有活络效灵丹、桃红四物汤等，常用药物有桃仁、红花、乳香、没药、香附、地龙、当归、赤芍、五灵脂等。

7. 化痰散结法

本法是用具有祛痰或消痰作用的方药，治疗因痰湿流注四肢经络、关节，而出现结节、囊肿及瘰块的方法。凡风湿日久出现上述症状时均可应用此法。其代表方剂有二陈汤、双合汤、导痰汤等，常用药物有半夏、茯苓、陈皮、制南星、白芥子、浙贝母、制白附子、生牡蛎、僵蚕、皂角刺等。

8. 通经活络法

本法是用具有通经活络作用的方药，针对痹证"不通则痛"的共性特点所采用的一种治疗方法，不论哪种风湿病均应辅以此法。其常用药物有豨莶草、络石藤、海风藤、忍冬藤、青风藤、鸡血藤、桑枝、海桐皮、伸筋草、透骨草、寻骨风、松节、木瓜、穿山甲等。此外，还可以根据不同部位选用引经药，如上肢用羌活、川芎、桂枝、桑枝、片姜黄；下肢用牛膝、木瓜、独活、萆薢；颈项用葛根、片姜黄；腰脊用桑寄生、川续断、杜仲、狗脊；全身用防风、威灵仙、鸡血藤、忍冬藤等。

9. 搜风剔络法

本法是用虫蚁搜剔之品，治疗风湿病日久，病邪壅滞经络、关节，气血为邪所阻，痰瘀互结，凝滞不通所致病证的方法。其常用药物有全蝎、蜈蚣、地龙、地鳖虫、露蜂房、僵蚕、蕲蛇、乌梢蛇、白花蛇等。

10. 缓急止痛法

本法是用缓急止痛的方药，治疗风湿病关节、肌肉疼痛较剧，筋脉拘急等病证的方法。此法为风湿病急则治标的权变之法。凡痛势较剧者，可用此法。其代表方剂有芍药甘草汤等，常用药物有白芍、甘草、大枣、延胡索等。

11. 益气养血法

本法是用具有益气养血作用的方药，治疗风湿病日久，正虚邪恋，气血两虚证的方法。其代表方剂有黄芪桂枝五物汤、八珍汤等，常用药物有党参、黄芪、当归、白芍、熟地黄、鸡血藤、龙眼肉、枸杞子、红枣等。

12. 滋肾养肝法

本法是用具有滋肾阴、养肝阴、补肝血作用的方药，治疗风湿久病，肝肾阴血不足；或长期过用温燥，损伤肝肾之阴，使筋骨失于濡养的肝肾阴虚证候的方法。其代表方剂有六味地黄汤等，常用药物有熟地黄、牡丹皮、当归、白芍、山萸肉、桑寄生、枸杞子、杜仲、怀牛膝等。

13. 温阳补肾法

本法是用具有温补肾阳、强壮筋骨作用的方药，治疗风湿病肾阳亏虚证，起到益肾壮督蠲痹作用的方法，也适用于久病不愈"骨变筋缩"之顽痹。其代表方剂有金匮肾气丸、右归丸、益肾蠲痹丸等，常用药物有附子、肉桂、骨碎补、淫羊藿、狗脊、续断、桑寄生、肉苁蓉等。

14. 益气固表法

本法是用具有补气固表作用的方药，治疗气虚卫弱、肌表不固的方法。其适用于患者多具有不同程度的恶寒怕冷或自汗恶风，并每因天气变化而加剧者，代表方剂有玉屏风散，常用药物有生黄芪、防风、白术、党参、太子参、茯苓等。

第五章 风湿病常用疗法

一、药物疗法

药物疗法是最常用的一类治疗手段，它是在中医药理论指导下，应用中草药独特的性味、功能、配伍形式、制剂类型，以治疗疾病和保健长寿的一种方法。中药在中医具有独特的概念，孙思邈在《千金翼方》中引天竺大医耆婆之论曰："天下物类皆灵药，万物之中无一物而非药者，斯乃大医也。"不仅如此，该疗法所涉及的范围甚广，有用药物从口而取效的，也有从体表取其性味而收功的，方法多样，而且运用于治疗和预防养生等各个方面。从中药剂型上看，古代主要有汤药、丸药、散药、膏药、丹药、药酒、药露、药霜、药锭、药片及药茶等；现代则在古代剂型的基础上，出现了注射用药法、糖浆药法、胶囊药法、膜剂药法、冲剂药法等。从服药方法来看，有口服法、喷雾法、注射法等。本章内容主要以介绍内服药物为主的药物治疗方法。

1.汤剂疗法

汤剂疗法优点较明显，"汤者，荡也"，其用药后吸收快，发挥疗效迅速。且汤剂以水为溶媒，刺激性较小，用药可以随时加减变化，用药灵活，可以根据病情的变化准确用药，以更好地发挥疗效。

2.丸剂疗法

丸剂是将中药研成细末，用赋形剂拌和（如蜜、水、糊、药汁、蜂蜡等）制成大小不等的圆球形中药剂型，常见的有蜜丸、水丸、糊丸、药汁丸等。"丸者，缓也"，其作用持久而和缓，尤其适用于慢性病及病后调理。不仅如此，丸剂还能容纳固体、半固体以及黏稠的液体性药物，散剂对中药材的利用率比汤药要高，是临床上重要的药物治疗方法之一。

3.散剂疗法

散剂是将中药药材粉碎、碾磨、过筛，并均匀混合后，用于治疗疾病的一种粉末状制剂。"散者，散也"，散剂在中药制剂中属于吸收快，显效速者。该剂型药量易控制，可根据病情随时调整用药量，便于灵活用药。且其药材利用率高，一般用量仅为汤剂的1/5或1/10，一些不溶于水的药物，难以调成溶液，不宜制成丸剂、片剂的药物，均可制成散剂。

4.膏剂疗法

膏剂，依其常温下的形态，可分为固体、半固体、半流体三种制品；依其性质，可分为膏滋、药膏、膏药三种。膏滋是指药物用水煎煮，去滓，再浓缩，加蜂蜜或糖制成稠厚半流体状制品，主要供内服，又称煎膏。而膏药和药膏主要是用于外治的软膏制品，不属于内服药的范围。膏滋因其含有蜂蜜、冰糖或白糖等半流体，故味美可口，长于滋补，老少均乐于接受。另外由于其药物含量有限，故一般适用于需缓治取效的疾病。

5.丹剂疗法

丹剂指药料经升华、熔合或浓缩等法制成的药剂。丹剂可配制成丸剂、散剂或锭剂。需要注意的是，有些称为"丹"者，如大活络丹为丸剂，紫雪丹为散剂，玉枢丹是锭剂，化癖丹是液体制剂，这些药物虽名为"丹"，但并不属于丹剂的范畴。丹剂始于古代的炼丹术，具有名贵且灵验的特点。经现代研究分析了解丹剂成分后，可用研磨等方法直接制丹。

6.酒剂疗法

酒剂疗法又称药酒疗法，是指以酒作为溶媒，浸泡中药材，浸出有效成分而得到澄明液体的制剂，一般作为内服药物。该制剂服用方便，既能治病，又能防病保健，对虚寒、虚弱及老年患者尤为适宜。

7.片剂疗法

片剂疗法是把一种或多种中药材经加工提炼后，与适当的赋形剂混合，压制成含有一定剂量的圆形药片，通过口服、含化、外用等方法给药，以治疗疾病的方法。此法一般剂量较为准确，片剂内药物含量的差异较小，疗效较为稳定，且服用、制作方便，临床应用极为广泛。另外，因其为干燥固定形体，环境对药物的影响作用也较小。

8.冲剂疗法

冲剂疗法是指中药材加工后与适量的辅料混合制成的颗粒状或块状，服用时用水冲泡即可的一种制剂。它是在糖浆剂基础上发展起来的新剂型，既保持了汤剂和糖浆剂的特色，但并不是所有的汤剂都可以制成冲剂，对于有先下后下之别，或另冲另烊之异的制法不稳定的复合处方，则不宜用冲剂；过大剂量入方的处方，亦不适合冲剂。

9.注射疗法

注射疗法包括肌肉注射、静脉注射和穴位注射。肌肉注射是将无菌药液注入肌肉内使其迅速引起全身作用，以达到治疗目的的方法。静脉注射是将无菌药液注射于静脉中的一种方法。而穴位注射是在中医经络学说的理论指导下，将药液注入一定穴位中，从而达到治疗目的的一种方法。

二、外治疗法

中医外治法是指与内服药物治疗相对而言的一种治法。针灸、推拿、伤科外科手术及熏、熨、敷、贴等方法，均属于中医的外治法。而自针灸、推拿等专科形成后，现代的外治概念主要是指选用药物、手法或配合适当的器械，作用于体表或九窍等处，治疗疾病的方法。这类方法有敷、罨、熨、熏蒸、吸入、热烘、浸浴、发泡、膏摩、点眼、搐鼻、漱涤、扑粉、导、塞、薄贴等。目前主要以敷、熨、贴、洗等方法较为常见。

外治法较其他中医治疗方法有如下的特点：首先，外治法疗效迅速且适应证广。外治法方法多样，手法、器械、药物并用，施治部位也广，故具有较广的适应范围，据文献记载和临床调查，其对内、外、妇、儿各科的大部分病证均可起到辅助治疗作用，在不少疾病的病证初期，本法堪称首选的主要治疗方法。另外，外治法可以迅速而有效地消除许多临床症状，如中暑昏倒用卧龙丹搐鼻取嚏，尿潴留用搐鼻、敷脐及指摩利尿穴等方法可促使排尿，高热头痛可用生石膏、栀仁和薄荷研末敷额能止痛降热等，疗效迅捷。其对一些慢性病证亦有较好的疗效，如百会穴敷蓖麻膏治疗脱肛与子宫脱垂，神阙穴敷五倍子治疗盗汗、自汗等，都是被广泛运用且行之有效的方法。其次，外治法安全稳妥而无副作用。由于其治疗作用于体表，无效时去留方便，故不会造成难以弥补的损失。正如《理瀹骈文》所说："外治法治而不效，亦不致造成坏症，犹可另易他药以收效，未若内服不当则有贻误病机之弊。"最后，外治法操作简便且取材容易，多作用于人体经穴或特定部位，如点眼、搐鼻、塞耳、敷囟门、敷眉心、敷脐、敷手足心、浸阴囊、塞肛门、塞阴道等，都是易于辨认的部位，操作方法亦较简便，易于推广应用。至于取材，外治法用药多为药店常用药或易取之药，充分体现了其便利的特点。

1.薄贴法

薄贴法就是用膏药外贴穴位或病变部位以治疗疾病的方法。膏药一般包括膏和药，因其富有黏性，敷贴患处能固定患部位置，从而使之得到充分的休息，可使溃疡疮面避免外来刺激和细菌感染。膏药用前加渐软化的热量，还可对局部产生热疗的作用，可改善局部血液循环。其药物可达到消肿镇痛、提脓祛腐、生肌收口和遮风护肉之目的，用以治疗肿疡、溃疡等外科局部病证。此外，利用黄丹、油熬膏作赋形剂，可保持持久药效，并刺激局部皮肤、穴位，促使药物经皮肤由表入里，循经络内达脏腑，以调节人体气血阴阳，进而有利于治疗全身疾病。

2.敷贴法

敷贴法又称外敷法，是将药物研为细末，并与不同的液体调制成糊状制剂，敷贴于一定的穴位或患部，以治疗疾病的方法。本法除能使药力直达病所外，还可使药性通过皮毛腠理由表入里，循经络传至脏腑，以调节脏腑气血阴阳，扶正祛邪。因此，敷贴不仅善于治疗局部病变，而且还广泛地用于治疗全身疾病。

3.箍围消散法

箍围消散法，古称敷贴围药，是将药散与液体调制成的糊状贴敷于患部（随用随调），借助药散具有箍集围聚、收束疮毒的作用，从而使初起疡疮轻者可以消散，重者可以疮毒结聚，疮形缩小，炎症趋于局限，达到早日成脓、破溃效果的方法。由于此法能使外疡消散于无形，缩短疗程，因而应用广泛，现代有人用其治疗一些炎症包块、索状物，在外治法中占据重要地位。

4.熏洗法

熏洗法是用药物煎汤，趁热在患部熏蒸、淋洗和浸浴的方法。其借助热力和药力的综合作用，促进腠理疏通，气血流畅，改善局部营养和全身功能，达到消肿、止痛、止痒、祛风等目的。本法不但可以治疗外伤科、皮肤科及眼科病证，而且对一些内、外、妇、儿科疾病也有一定的疗效。

5.溻渍法

溻渍法是将四肢浸泡在药液中，以达到治疗目的的方法。元代齐德之的《外科精义》曰："溻渍法，疮疡初生经一、二日不退，即须用汤水淋射之。其在四肢者，溻渍之。"并指出其作用原理是："宣通行表，发散邪气，使疮内消也。盖汤有荡涤之功……此谓疏导腠理，通调血脉，使无凝滞也。"本法可借药液的荡涤之功，促进患处的气血流通，从而使疮口洁净，毒邪外祛。

6.热罨法

热罨法是用一定温度的热水袋或湿热布巾敷于病变部位，以治疗疾病的一种方法。其借助湿热之力，作用于局部皮毛、经穴，以疏通经络，调畅气血，解毒消肿，散结止痛，从而达到治疗的目的。

7.含漱法

含漱法，是将药物煎成药汁后，让患者用药汁漱涤口腔，防治口腔、咽喉疾病的方法。其借药汁与口腔、咽喉黏膜的直接接触，而发挥清热解毒、清疮去秽、去腐除脓、清洁口腔等作用。

8.敷脐法

敷脐法是选用适当药物，制成一定的剂型（粉、类推、膏）填敷脐中，以治疗疾病的方法。本法利用脐敏感度高，渗透力强，渗透性快，药物易于穿透、弥散而被吸收的解剖特点，以及神阙总理人体诸经百脉，联系五脏六腑、四肢百骸、五官九窍、皮肉筋膜的生理特点，合药力迅速渗透到各组织器官，以调节人体的气血阴阳，扶正祛邪，从而达到治疗的目的。

9.热熨法

热熨法是中医独特有效的外治方法之一，是采用药物和适当的辅料经过加热后，敷于患部或腧穴的一种治疗方法。其可借助温热之力，将药性由表达里，经过皮毛腠理，循经运行，内达脏腑，以疏通经络，温中散寒，畅通气机，镇痛消肿，调整脏腑阴阳，从而达到治疗疾病的目的。

10.中药离子透入法

中药离子透入法利用直流电将药物离子通过完整皮肤或黏膜导入人体以治疗疾病的方法。其根据直流电场内同性电荷相斥、异性电荷相吸的原理，在电极与皮肤之间放置药液浸湿的滤纸或纱布等，通以直流电，药物离子即在同名电极的排斥下，主要经皮肤汗腺导管的开口进入机体。

三、饮食疗法

所谓饮食疗法，是根据各类食物中所含的营养成分及性味、归经特点，同时针对患者的病证，选用一定的食物，采用独特的烹饪加工法，制成特殊的食品让患者服食，以达到保健疗疾的一种传统的治疗方法。《太平圣惠方》中即指出："若能用食平疴，适情遣疾者，可谓良工。"饮食疗法的种类按品种可分为饮、鲜汁、汤液、酒、醴、醪、蜜膏、粥、羹、糖果、蜜饯、菜肴、米面食品等。现代按其功效又可分为补益正气、防病疗疾、养心安神、补肾壮阳、生津止渴、减肥轻身、活血理血、健脾和胃、润肠通便、蠲痹止痛、抗癌防癌等多种类型。现将饮食疗法中常用的品种介绍如下。

1. 粥类

粥类是用较多量的水加入米或面，或在此基础上再加入其他食物或中药，煮至汤汁稠浓，水、米交融的一类半流质食品。其中以米为基础制成的粥又称稀饭，以面为基础制成的粥又称糊。粥的种类很多，如米粥、面粥、菜粥、果粥、肉粥等。其制作一般有煮粥和焖粥两种方法。煮粥是指先用旺火烧至滚开，再改用小火煮至粥汤稠浓。焖粥是指用旺火加热至滚沸后，即倒入有盖的容器内，盖紧锅盖，焖约2小时即成，具有香味较浓的特点。粥在传统营养学上占有重要地位。它与汤食一样，也具有制作简便、加减灵活、适应面广、易消化吸收的特点。常见的有黑芝麻粥、薏仁粥、胡桃仁粥等。

2. 米面类

米面类是以米面为原料制成的一类食品，包括包子、面条、饼、馄饨、水饺、糕、粉、汤圆、馒头等。面点类食品在日常饮食生活中占有重要地位，是人们不可缺少的食品，也是实现防病治病的重要手段或途径。米面食品的制作方法较多，包括蒸、煮、烙、煎、贴、炸等，可根据需要进行选择。常见的有鸡子饼、益脾饼、山药汤圆、藕粉糕等。其一般具有补气益脾或养血的作用。

3. 菜肴类

菜肴类是指用肉、蔬菜、水产、果品等原料，经过切配和烹调加工制作成的一类食品。其制作方法多样，如凉拌、蒸、焖、炒、卤、炖、烧、氽汤等。制作菜肴时一般都要加入适量的调味品，如姜、葱、蒜、辣椒、花椒、胡椒、盐、酱、醋、酒、糖等。作为食疗菜肴，还应针对不同的食疗目的，合理选择与搭配食物，使菜肴不仅色香味俱佳，而且具有治疗效果。一般肉类、鱼类、禽蛋类菜肴偏于补益，如莲子猪肚、参归山药猪腰、花生炖猪蹄等。

4. 糖果、蜜饯类

糖果类是以白糖、红糖、饴糖等为主要原料，经过水熬炼而成的固态或半固态，供含化或嚼食的食品。其作用也较广泛，如止咳梨膏糖可清热润肺止咳，薄荷糖、马勃糖可清热润燥利咽，桑椹糖、芝麻糖可补益肝肾等。蜜饯类是以新鲜水果或瓜菜经过蜂蜜、糖液煎煮后，再附加多量蜂蜜或砂糖而成。其配伍不同，作用也各异，但一般具有滋养和胃、润燥生津的作用。

5.汤羹类

汤羹类是以肉、蛋、奶、鱼等产品为主料，也有以植物原料为主料，加水烹煮或煨炖而成的一类菜式。一般羹比汤稠厚些。常见的有蛋羹、豆腐羹、当归生姜羊肉汤、鲤鱼赤小豆汤等。

6.饮料类

饮料类包括鲜汁、饮、露。三者在制作和使用上有一定的区别。鲜汁多由汁液丰厚的植物果实、茎、叶或根，经捣烂、压榨取得，一般现用现取，不宜存放，如西瓜汁、饴糖萝卜汁等；饮是以质地轻薄，或具有芳香挥发性成分的食物或药材为原料，经沸水冲泡、温浸而成的一种专供饮用液体，如五汁饮、姜茶饮、益寿饮等，其特点是不宜煎煮；露是用自然界的花、果植物或其他材料经蒸馏而得到的一种液体，如茉莉花露、金银花露等。

7.酒类

酒类一般是将食物或药物用白酒、黄酒冷浸或加热浸渍制成的澄明液体，也有用糯米等与其他食物或药物同煮，加酒曲经发酵制成，称为米酒。酒本身是药食两用之品，可散寒、活血、温胃、助药力，因加用食物或药物的不同，其作用更多样，如加枸杞可补肝肾，加虎骨、木瓜可强筋壮骨、追风除湿等。

8.蜜膏类

蜜膏类一般是由鲜果汁、鲜药汁或药物的水煎液经过煎熬浓缩，再加蜂蜜而成的稠膏，主要具有滋养润燥作用，如桑椹蜜膏可滋补肝肾，秋梨膏可润肺清肺、生津止咳等。

四、针灸疗法

针灸疗法，是运用针刺或艾灸等方法，通过腧穴，作用于经络、脏腑，以调和阴阳，扶正祛邪，疏通经络，行气活血，而达到防病治病目的的治疗方法。使此法前，应学会辨证。以主症为关节、肌肉疼痛、屈伸不利为例，如果肢体关节有走窜性疼痛，痛无定处，有时有寒热，舌苔黄腻，脉浮，则为行痹；如果有遍身或局部关节疼痛，痛有定处，得热稍缓，遇冷则剧，苔白脉，弦紧，则为痛痹；如果关节酸痛，肌肤麻木，痛有定处，遇到阴雨风冷天气可使其发作，苔白腻，脉濡缓，则为着痹；如果关节酸痛，局部热肿，痛不可近，关节活动障碍，可涉及单或多个关节，并兼有发热、口渴、苔黄燥、脉滑数等症状，则为热痹。

针灸治疗风湿病的主要治法为通痹止痛。主穴为阿是穴和局部经穴。配穴有以下几种：行痹可在主穴基础上加膈俞、血海穴，痛痹加肾俞、关元穴，着痹加足三里、商丘穴，热痹加大椎、曲池穴。另外，根据身体不同部位又有不同的配穴方法，如肩部疼痛可用肩髎、肩髃、肩臑穴，肘臂疼痛可用曲池、合谷、天井、外关、尺泽穴，腕部疼痛可用阳池、外关、阳溪、腕骨穴，背脊疼痛可用水沟、身柱、腰阳关穴，髀部疼痛可用环跳、居髎、悬钟穴，股部疼痛可用秩边、承扶、阳陵泉穴，膝部疼痛可用犊鼻、梁丘、阳陵泉、膝阳关穴，踝部疼痛可用申脉、照海、昆仑、丘墟穴。若可配合灸疗，尤其是温针灸效果会更好。

1. 针法

针法亦称刺法，是利用金属制成的针具通过一定的手法刺激人体腧穴的方法。

2. 灸法

灸法主要是用艾叶点燃后在人体皮肤上进行烧灼或熏烤的方法。

3. 三棱针刺法

三棱针是从古代九针中的"锋针"发展而来的，是一种柄粗而圆、针身呈三棱形、针尖锋利三边有刃的针具。三棱针刺血有通经活络、消肿散瘀、开窍泄热等作用，适用于络脉壅滞、血脉不通以及阴阳之气壅遏、邪气偏盛的实证、热证，如高热，神昏，咽喉肿痛，局部皮肤充血、肿胀等。

五、拔罐疗法

拔罐疗法是以罐为工具，利用燃烧排出罐内空气造成负压，使罐吸附于施术部位，造成瘀血现象的一种疗法。其主要作用为祛湿除痹，因为痹证为风湿或湿热等留滞在肢体关节所造成的疾病，故治疗时应去除其主要病邪，以达到康复。本法主要以火罐较为常见，主要是在阿是穴（病患疼痛处）拔罐，一般为后背和上肢处，再配以丰隆（祛湿利水）、足三里（扶正祛邪）等穴拔罐。但需要注意的是，糖尿病患者拔罐时间一定要短，以免皮肤破溃发生不良后果。

中医针灸、拔罐疗法对风湿病的治疗效果很好，能有效缓解风湿病患者的痛苦，尤其是对病程时间长、免疫力低下的患者有显著疗效。当然风湿病患者应避免受寒受湿、劳累，保持良好的心情。

六、推拿疗法

推拿疗法是以手法作用于人体的特定部位，以调节机体的生理、病理状况，达到治疗和保健的一种疗法。其具有疏通经络、滑利关节、调整脏腑气血功能、增强人体抗病能力等作用。本法是一项专门的技能，需要操作者用手和肢体的其他部位，按各种特定的技巧动作，在体表进行操作，用以诊疗与保健。推拿疗法据其用途的不同，可分为医疗推拿和保健推拿两大类；依据其应用对象不同，可分为成人推拿和小儿推拿；依据推拿者主客体情况，可分为推拿与自我推拿。不论哪类推拿，都具有操作方便、适应证广、疗效显著、施术安全、无明显副作用等特点，既能治疗许多疾病，又能保健强身、预防疾病、祛病延年。

七、运动疗法

运动疗法是指运用各种体育运动形式，通过练意、练息、练形，以调养患者的精气神，促使患者身心康复，达到治疗疾病目的的一种治疗方法。运动是健康长寿之本。早在我国后汉时期，名医华佗曾用"流水不腐，户枢不蠹"来告诫人们经常运动可防病养生。现代研究证明，运动是生命存在的特征，人体的每一个细胞无时无刻不在运动；科学而合理的运动能改善人体各个系统的功能，并能治疗多种疾病。由于运动疗法在实施过程中能充分调动患者自身的主观能动性，发挥内在的积极因素，通过机体局部或全身的运动方法，消除或缓解病理状态，恢复正常的生理功能，因而越来越受到患者和医务人员的青睐。

八、沐浴疗法

沐浴疗法是指让患者身体浸入水或特定的液体中，或置身于特定的自然环境中以治疗疾病的一种方法。由于沐浴疗法充分利用天然的理化因子作为医疗手段，故越来越被为人们所乐于接受。其在国内外十分盛行，且日益发挥着重要作用。

1.矿泉浴

矿泉浴是指应用一定温度压力和不同成分的矿泉水进行沐浴以治疗疾病的一种浴疗方法。由于它或含有一定量的矿物质，或含有某种气体，或兼而有之，所以沐浴时能从不同角度对人体产生作用，达到治疗与康复的目的。

2.日光浴

日光浴是指在阳光下沐浴，利用太阳光的照射，促进患者身心康复的一种浴疗方法。日光是由紫、蓝、青、绿、黄、橙、红七种可见光线和紫外线、红外线两种不可见光线构成。尽管不同光线对人体的作用不尽相同，如红光有兴奋作用，蓝光有抑制作用，红外线有加热作用，紫外线可促进钙、磷的吸收等，但从总体上看，日光可刺激神经末梢，调节神经系统的功能，促进血液循环，加速新陈代谢，提高心血管、呼吸等系统的功能，进而提高机体的抗病能力。此外，阳光还可振奋情绪，使人心情舒畅，消除抑郁。

3.药浴

药浴是指在浴水中加入药物的煎汤或浸液，或直接用中药蒸气沐浴全身或熏洗患病部位的治疗方法。药浴时，除水本身的理化作用（主要是温热作用）外，主要是药物对人体的影响。药物水溶液的有效成分，从呼吸道黏膜进入体内，可起到舒缓经络、活血化瘀、祛风散寒、清热解毒、祛湿止痒等功效。现代药理研究也证实，药物的气味进入人体后，能提高血液中某些免疫球蛋白的含量，从而达到防治疾病的目的。

第六章 风湿病护理与调摄

风湿病是一种比较顽固的慢性疾病，反复发作，缠绵难愈，患者的思想情绪也往往会随着病情的进退而转化，因此风湿病在治疗的同时，护理与调摄也不能忽视。常言"三分治疗，七分护理"，说明在正确治疗风湿病的同时，一定要有恰当的护理密切配合，从而帮助患者正确对待疾病，树立战胜疾病的信心。正确指导风湿病患者如何服药、如何锻炼等，有利于疾病康复，取得良好的疗效。

一、风湿病的护理

1.生活护理

生活护理包括起居、饮食等方面的护理。在疾病的影响下，风湿病患者在生活上有很多不方便，如肌肉、关节酸痛，或关节僵直、行走不便，常需要他人帮助。因此生活护理是风湿病护理的重要部分，必须做好以下几个方面。

（1）风湿病患者最怕风冷、潮湿，因此居住的房屋应向阳、通风、干燥，保持室内空气新鲜，床铺平整，被褥轻暖干燥，常常洗晒。尤其是强直性脊柱炎患者，最好睡木板床，床铺不能安放在风口处，防止睡中受凉。

（2）洗脸洗手用温水，晚上洗脚水以能浸至踝关节以上为好，时间以15分钟左右为宜，可促进下肢血液流畅。

（3）汗出较多者，需用干毛巾擦干。衣服、被褥被汗浸湿者，应及时更换，避免受凉、受湿。夜间盗汗者，除内服药之外，可在睡前用五倍子粉加水调匀敷于脐部。大便干结者，必须嘱咐多饮水，多吃水果、蔬菜，保持大便通畅。

（4）四肢功能基本丧失而长期卧床者，应注意经常更换体位，防止发生褥疮。

（5）指关节畸形或肘关节屈曲挛缩难伸者，不能刷牙、洗脸、持筷进食者，要及时照顾，或设计一些简便用具，如用小毛巾不需拧绞、用调羹代替筷子、用长柄牙刷等，使患者感到方便，而且因能自理生活而感到欣慰。

（6）两膝关节、踝关节变形、行走不便者，要注意防其跌扑，或设计合适的拐杖，使其能扶持便于室内活动；在厕所内适当地方装上把手，便于其下蹲后起立。护理人员应多理解患者生活不能自理的痛苦，设身处地、想方设法地予以帮助。

（7）系统性红斑狼疮等患者抵抗力较差，易引起皮肤受损，因此要做好皮肤护理，如用双氯苯双胍己烷清洗创口等。

（8）风湿病患者常有口腔溃疡，要注意口腔护理，可用硼酸水多次漱口。

（9）注意气候变化，天气剧变寒冷时，及时添加衣服。注意保暖，预防感冒。

（10）坚持锻炼身体，增强体质，提高抗病能力。

2. 情志护理

《内经》中有"恬淡虚无，真气从之，精神内守，病从安来""精神不进，志意不治，故病不可愈"的记载。这说明精神情志的调节在人类防病、治病、延年益寿中具有重要作用，也为情志护理奠定了理论基础，后世医家在《内经》的基础上又有了不同程度的补充。人是具有思想感情的，中医学认为喜、怒、忧、思、悲、恐、惊七情的活动是人们正常的精神活动，但人的思想感情往往会受周围环境变化和内身健康状况改变的影响，尤其是患病后由于肉体的痛苦带来精神上的苦恼，就会产生与常人不同的精神状态，如对疾病产生恐惧、对治疗产生焦虑等。若七情活动太过，则会在某些情况下反过来促使疾病进展、恶化。

由于风湿病的病程长，病情常反复，患者的思想活动、情志变化更为复杂。如疾病急性发作，或病情加重，行动不便，生活不能自理时，患者易感到悲观失望，甚至产生轻生的念头；有的患者对疾病缺乏正确的认识，会产生急于治愈、心情急躁、要求医疗效果过高的情绪等精神状态，都会严重影响治病的疗效，此时虽有"灵丹妙药"也难奏效。因此，对风湿病患者要做好情志护理，具体做法如下。

（1）指导和帮助患者正确对待疾病，减轻患者心理上的压力。对初诊或新入院的风湿病患者，先要观形察色，区别对待。先用语言疏导，通过与患者交谈，审其忧苦，解其郁结，使其情调志悦。如对病情正处于急性发作期一时不能得到控制、性情急躁、急于求愈的患者，必须加以宽慰，向其说明此病有反复性、周期性，如果及时治疗，可使病情逐步缓解，如与医护人员密切配合，做好各种治疗，逐步可康复，使其解除忧虑、耐心接受治疗。病情严重的患者往往情绪低沉，对治疗失去信心，医护人员应该根据其病情进行恰当地解释，使患者懂得治疗必须经过一定的过程，忧虑过多于病无益，让其了解当前治疗的要求与目的，听从医护人员的指导，积极主动地配合治疗。对病情尚轻或年轻的患者，表现满不在乎，亦不遵守医嘱，生活上不注意保暖，或卧床不起、不愿意适当锻炼的患者，医护人员必须将风湿病的顽固性、复杂性、长期性以及目前治疗上缺乏特殊疗法的情况告知，让其正确认识病情，遵循医嘱，与医护人员配合，从而尽快痊愈。

（2）争取亲属积极配合，促使达到预期疗效。风湿病患者长期受疾病折磨，如果有一个和谐美满的家庭，给予患者无微不至的关怀和周到的照顾，将会给患者带来心灵上的抚爱和对康复的希望，从而使其情绪稳定，减轻思想上的苦闷，有利于病情缓解。任何最好的治疗，如果没有亲属的积极配合与协助，是达不到预期疗效的。

疾病不仅生在患者身上的某个部位，而是在患者的整体之上，因此要以整体观念对待疾病。与患者长期相处在一起的亲人，不但要了解目前其肉体上的痛苦，还必须理解其目前整个身心的状况，善于了解患者的思想状态，及时向医护人员反映，医护人员争取有的放矢地进行解释安慰。

3.饮食护理

饮食是维持人体生命的重要因素，合理的饮食能增加营养。患病后如饮食调理恰当，能更好地为治疗创造有利条件，因此对风湿病患者的饮食护理也很重要。

（1）饮食要根据具体病情而有所选择。风湿病患者的饮食一般应选高蛋白、高热量、易消化的食物，少吃生冷、油腻之物。中医对风湿病患者的饮食调理还要根据其证候而调整，如患者舌苔厚腻、食欲不振，就要忌食油腻的膏粱厚味，可以吃些薏苡仁等以祛湿；如风寒湿痹、舌苔白而润者，可适当吃些温散的食物，如姜汤、姜皮茶等助其辛散；如消化不良、舌苔厚腻者，则必须给予质软、清淡、易消化的食物，如冬瓜汤等；如属风湿热痹、舌质红者，勿食热性的食物，如葱、韭等。

（2）饮食不可片面，正确对待药补、食补问题。瓜果、菜蔬、鱼、肉、鸡、鸭等均有营养，不可偏食。有些患者认为有病即虚，应该吃补药，或主张"药补不如食补"，这些说法均欠全面，要正确对待药补与食补问题。风湿病病程漫长，患者往往服药过多，脾胃功能不佳，因此对药补、食补问题更需注意。如牛奶、豆浆、蜂蜜等营养品，虽然都属食补佳品，但如果患者内有湿热，舌苔黏腻，食欲不振，食之反而脘腹胀满，甚至不思饮食。人参、银耳、阿胶、珍珠粉等补药，虽有补气、补血、养阴、安神等作用，但病未祛除，徒进补益，反而增加了脾胃负担。有些糖浆、冲剂，味多甜腻，服之反而壅气助淫，胃肠运化受阻。风湿病患者补益太过，反而损伤脾胃，使湿滞难化，适得其反。因此，补药必须在医生的指导下服用，食补也要根据患者的消化能力而定，食而不化反而可能会影响病情。

（3）注意饮食宜忌。每一种食物，都有它的营养特性，患者罹患疾病之后，由于病种和类型不同，对于饮食要有一定的选择，应考虑疾病和治疗与食物间是否有矛盾。一般矛盾有两个方面，一是食物与疾病性质间的矛盾，如病情属热则不可食辛辣刺激食物，病情属寒则不宜吃生冷清凉之物；二是食物的性质与治疗疾病的药物间的矛盾，如服人参类补益药，不要吃生萝卜，防止抵消药效；痛风病患者不宜多吃海鲜及动物内脏、啤酒等，以防病情加重。食物的性味与药物一样，亦有寒、热、温、凉之性及辛、甘、酸、苦、咸之味，因此食物之性味与病情相宜者，则对疾病有利；对病情相悖者，则增加痛苦。

风湿病患者一般在病情急性发作时不宜食辛热的食物；胃肠失健或脾胃虚寒、大便稀溏者不宜多食生冷瓜果；若患者在进食某种食物后病痛增加或有过敏反应者，则不宜再食；若食用膏粱厚味的食物后，感到胃中饱胀，则必须注意饮食宜清淡。

4.服药护理

服药是治疗疾病的重要手段，但服药并非药到张口，吞下即是，而是有许多具体的要求。风湿病患者病程长，服药的时间也相应较长，药物的种类、治疗方案也较多，服药的方法也不相同。因此指导患者如何服药以及服药后如何观察反应的护理就成为一个非常值得注意的问题。

（1）煎药、服药方法与服药时间：服用中药，除中成药之外，大多是用饮片煎服的。有些患者认为药必须多煎才能出味，煎得越浓越好，往往一服中药煎半小时以上，但其实这种认识并不全面。因为一服中药是由多种药物组成，有的药宜多煎，有的药须少煎，煎药方法不能同样对待，错误的煎药方法也可影响药效。正确的煎药方法是把干燥的药物浸泡于冷水中1~2小时（冬日时间长些，夏日短些）。煎药的时间必须视药物性质而定，如解表药一般不宜多煎，沸后2~3分钟即可；有些含挥发油的药物如薄荷、砂仁等，必须后下，即在其他药物煎沸后方可放入同煎1~2分钟；补药宜多浸多煎，但在猛火煎沸后，即改用文火为宜；金石、介类药物如磁石、鳖甲、牡蛎、石决明等，必须先煎。若不讲究煎药方法，不论何药一律多煎或不浸即煎，必然会影响药效。

在服药方法上，患者也要根据药物的性质而定，如有些药物必须日服3~4次，使药物在体内保持一定的浓度；有些药物必须顿服，使药力集中；有的药物服后见效，可不必再服；有些药物治疗慢性疾病，服后虽不能立即见效，但持续服用，则效果逐步产生；有些药必须空腹服用，使药物能迅速吸收，发挥药效较快；有些药物必须饭后服用，以免刺激胃部，可以减少副作用；有的药甚至在饮食一半时服下，可减少刺激胃部；有些安神药必须睡前服用，可使夜间安睡；有些润肠药物睡前服用，可使翌晨大便通畅。总之，服药方法要根据药物的特性而定。对风湿病患者来讲，一般服养血通络的药物必须持续服用一段时间，才能逐步生效；但如遇剧烈疼痛必须止痛者，则服后痛楚减轻后可以逐步停服。服用煎药，最好在饭后1~2小时服药，一可避免胃中不适，二可利于吸收。对于服用汤药的温度，一般认为温热性的药物以热服较好，补益药宜温服，清热解毒药宜稍凉服，火热证时可以冷服，若为假热真寒、假寒真热证患者，则须根据疾病本质，热药凉服或凉药温服，以防格拒。

（2）注意观察药后反应：服药之后要密切观察有否有反应，从反应的情况可以窥测药效是否达到，或是病情严重之先兆。一般对服用大辛大热之剂的患者，必须询问其有无口干、舌燥、大便干结、出血等症。服清热解毒药后，应注意有无胃中不适及便溏、腹泻等情况。目前治疗风湿病的中西药合用者甚多，故必须及时了解患者目前的服药情况，熟悉各种药物的副作用。如尽量选择塞来昔布等对胃肠道刺激小的新型抗炎止痛药；环磷酰胺、甲氨蝶呤等细胞毒性药物有抑制骨髓及肝损害等副作用，服用者要定期复查血常规及肝功能；不能滥用激素，以免出现库欣综合征、感染加重、骨质疏松、无菌性股骨头坏死等并发症；不能随意将激素减量或停服，易导致病情"反跳"；雷公藤多甙可以引起女性闭经、男性生殖能力下降、骨髓抑制等副作用。特别应注意的是，一些中药也有副作用，如马钱子、川乌、草乌摄入过量，或未经炮制，或煎煮时间不足，均可出现中毒现象。

由于风湿病的治疗迄今缺乏特效药物，因而新研究出的药物甚多，也有许多将中草药提纯制成的药片，如正清风痛宁可出现皮疹等过敏反应，白芍总甙可出现腹泻等。

（3）切勿杂药乱投：风湿病病情复杂，用药后往往不能迅速见效，而患者及家属求愈心切，容易杂药乱投，导致病未痊愈，反而又产生了药物反应，使疾病症状与药物反应错综复杂，交叉出现，给医生处方用药增添麻烦。有些药物起效需要一定时间，如果功效未见即停药，则对病情无益；有时数药同服，病未得愈，但胃病已难忍。因此，病程长、病情复杂的风湿病患者一定要有耐心服药的思想准备，而且护理人员应注意其在服用某一药物或增添某一药物一段时间后的反应，患者有责任向医生如实反映病情，并在医生指导下更换或增减药物，只有这样才能有利于病情好转。"药能治病，亦能致病"，护理人员非但要了解患者服药的品种，而且还要了解服药的数量，以及是否遵照医嘱实行，切勿出现杂药乱投，产生不良反应。

5.功能锻炼护理

风湿病患者必须进行功能锻炼，目的是通过活动关节，避免关节出现僵直挛缩，防止肌肉萎缩，恢复关节功能，即所谓"以动防残"。患者通过锻炼还能促进机体血液循环，改善局部营养状态，振奋精神，增强体质，促进早日康复。因此，如何指导风湿病患者适当休息和进行必要的锻炼也是风湿病护理工作中重要的一环。

让风湿病患者进行必要的休息，可使整个机体及病变关节在一段时间内得到充分的休养，减轻因活动引起的疼痛，但若让风湿病患者长期卧床休息，则对疾病利少弊多。另外，若只注意药物治疗，而忽略肢体活动锻炼，则往往因活动过少而使关节固定于某一位置，最终导致关节畸形、僵直、粘连，给生活、工作带来很大的不便。因此，在风湿病的治疗过程中，将休息与锻炼、静与动密切结合才有利于疾病的好转。但在指导风湿病患者进行功能锻炼时必须注意以下几点。

（1）发病时的功能锻炼与未发病时的体育锻炼要求不能一样：人是一个有机的整体，经常进行体育锻炼可使身体强壮，但是由于体质、年龄、性别不同，锻炼的要求与方法也不一样。机体一旦被疾病侵袭，尤其是风湿病患者，适当的锻炼是为了维持和恢复关节的功能。如风湿病患者在急性发作期全身症状明显或关节严重肿胀时，则应该卧床休息，严重者可休息一段时间，并要注意手足关节的功能位置，待病情缓解，即可做一些床上的功能锻炼，如关节屈伸运动、按摩肿痛关节等。病情稳定后，可开始下床活动，慢步行走，也可做一些简单的运动。关节肿痛消除后，功能锻炼应以恢复关节功能为主，按照病变关节的生理功能进行锻炼，开始时先从被动活动逐步转为主动活动，或两者结合进行，以主动活动为主，促进关节功能恢复，亦可借助一些简单的工具与器械，如手捏核桃、弹力健身圈锻炼手指功能，两手握转环练习旋转锻炼手腕功能，脚踏自行车锻炼膝关节功能，滚圆木、踏空缝纫机以锻炼踝关节功能；滑轮拉绳锻炼肩关节功能等。

（2）功能锻炼的场所、形式与时间应因人而异：风湿病患者功能锻炼的场合，也要因人、因病制宜，如不能起床者可在床上锻炼，能下床者可在室内进行锻炼，病情好转能行走者可在室外或公园里边活动边呼吸新鲜空气，且观赏花草可以增加锻炼兴趣。其锻炼的形式，可以一人独自锻炼，也可几个病情相仿的患者一起锻炼，彼此交流，增加乐趣。开始功能锻炼时可由护理人员领操，提出要求，熟练后可自己进行。有些病情较为严重者，则不能急于锻炼，待病情缓解后可先由护理人员协助做被动锻炼，待好转后再自行锻炼。对于锻炼的时间，有人主张清晨即起，甚至天未亮就出门做室外活动，但对风湿病患者来讲，因为天气冷暖、季节不同，不可一律要求。若严寒冬季太早外出，易受风寒，反而对病情不利。

总之，风湿病患者的功能锻炼，切勿操之过急、超过自己的耐受力，要量力而行。锻炼的活动量也要逐步增加，循序渐进，切勿一开始活动量过大，这样不仅起不到预期的作用，反而造成筋骨酸痛、体软乏力。患者必须动静结合，持之以恒锻炼，方能起效。

二、风湿病的调摄

调摄即是调理、摄养的意思，又称调养。中医历来主张治病重在养生，《灵枢·本神》载："故智者之养生，必须四时而适寒暑，和喜怒而安居处，节阴阳而调刚柔，如是，则僻邪不至，长生久视。"这说明预防疾病须顺应气候变化，调和情志，饮食起居有常。风湿病患者的调摄应注意以下几点。

1.保持精神愉快

风湿病的发生发展与人的精神状态密切相关，因此保持心情愉快是风湿病预防和康复的重要方面。患者要充分发挥主观能动性，树立战胜疾病的信心和决心，遇事要注意不可过于激动或者长期闷闷不乐、忧忧虑虑，要善于节制不良情绪，努力学习，积极工作，心胸开阔，愉快生活。正如《内经》中有"恬淡虚无，真气从之，精神内守，病从安来""精神不进，志意不治，故病不可愈"的记载。

2.坚持经常锻炼

风湿性关节炎、类风湿关节炎患者必须进行功能锻炼，目的是通过活动关节，避免出现僵直挛缩，防止肌肉萎缩，恢复关节功能，即所谓"以动防残"。通过锻炼，还能促进机体血液循环，改善局部营养状态，振奋精神，增强体质，促进早日康复，如每日早晨在公园或房室前后空旷、空气新鲜之处，打太极拳、舞太极剑、做广播操或练气功等。锻炼时必须注意，要根据自己的身体状况选择相应的锻炼方式，切勿操之过急、超过自己的耐受力，要量力而行，而且切勿一开始活动量太大、用力过猛，必须循序渐进，贵在坚持，必要时请医生或有关人员指导。寒冷季节早晨锻炼不可太早，以免再受风寒，对疾病不利。

3.注意防范风寒、潮湿

风湿病的发病原因与风、寒、湿有密切关系，因此在平时防范风寒、潮湿入侵非常重要，尤其是当身体虚弱时更应注意。当季节更换、天气突然寒冷时，应随时增加衣服以防受寒；夏季天气炎热、酷暑难当时，亦不可睡在当风之处，或露宿达旦，或睡中以风扇、空调直接吹拂，以防凉风侵入经脉影响筋骨。另外，尽量避免雨淋或长期在潮湿的环境下工作或居住等。风湿病患者的居室最好是向阳、通风、干燥的，天晴时宜打开窗户以通风祛湿，被褥也应经常在太阳下曝晒以去潮气。约有90%的风湿性关节炎、类风湿关节炎患者对气候变化敏感，表现在阴天、刮风、下雨，或受到寒冷、潮湿的刺激时，关节局部的肿胀和疼痛会加重，尤其是在冬春、秋冬交替及梅雨季节，往往使平时处于稳定期的患者突然出现症状加重。因此，要重视气候、季节对疾病的影响，做到以预防为主，注意避风、防寒、防湿、保暖以及环境因素对疾病的影响。

4.合理调配营养

患者患病之后，如饮食调理恰当，则能更好地为治疗创造有利条件。因此，风湿病患者的饮食护理很重要，其饮食要根据具体病情而有所选择。风湿病患者的饮食一般应多食高蛋白、高热量、易消化的食物，少吃辛辣刺激性食物以及生冷、油腻之物。骨质疏松患者应增加维生素D和钙质；贫血患者可以多食含铁食物；长期服用激素者，应多进食一些含钾、钙的食物。另外，饮食不可片面，要正确对待食补问题，如瓜果、蔬菜、鱼、肉、鸡均有营养，不可偏食。对于病后服药与饮食的关系，《素问·脏气法时论》主张"毒药攻邪，五谷为养，五果为助，五畜为益，五菜为充，气味合而服之，以补益精气"。由此可见，食补与药补要综合、正确对待，患者应根据自身情况及其消化能力而定，以食后胃中舒适、食而能化、对病情有利为原则，必要时请医生进行指导。

5.重视辨证配膳

中医学认为"医食同源"，食物也具有性味，部分食物同时也是药物，若用之得当，则可以防病治病。利用食物进行预防和治疗疾病的方法，称为食物疗法，又称饮食疗法、药膳疗法，简称"食疗"。《寿亲养老新书》中有"人若能知其食性调而用之，则倍胜于药出""善治药者不如善知食"的记载。清代王孟英说："疗药极简易，性最平和，味不恶劣，易办易服。"辨证论治是食疗的基本原则，"虚则补之，实则泻之""温者清之，凉者温之"等为治疗大法，配膳时要根据"证"的阴阳、虚实、寒热，分别给予不同的饮食配方。一般而言，风痹者宜用葱、姜等辛温发散之品；寒痹者宜用胡椒、干姜等温热之品，而禁食生冷；湿痹者宜用茯苓、薏苡仁等；热痹者一般是湿热之邪交织，药膳宜用黄豆芽、绿豆芽、丝瓜、冬瓜等，而不宜吃羊肉及辛辣刺激性食物。凡食疗之品，一般不采取炸、烤、爆等烹调方法，以免破坏其有效成分，或使其性质发生改变而失去治疗作用，而应采取蒸、煮、炖、煲汤等方法。烹饪的目的在于既使其味美可口，又使其保持药性。

饮食调养对风湿病患者非常重要。首先，风湿病患者应选用高蛋白、高维生素及容易消化的食物，经过合理的营养搭配及适当的烹调，尽可能提高患者食欲，使患者饮食中的营养及能量满足机体需要。其次，风湿病患者不宜服用对病情不利的食物和刺激性强的食物，如辣椒等，尤其是风湿病活动期及阴虚火旺型患者最好忌食。同时，糖类及脂肪也要少食，因为治疗风湿病常用糖皮质激素，导致糖代谢障碍，血糖增高，而脂类食物多黏腻，可使血脂胆固醇升高，造成心脑血管硬化，损害脾胃功能。风湿病患者的食盐用量也应比正常人少，因为盐摄入过多会造成钠盐潴留。另外，茶叶、咖啡、柑橘、奶制品也可能会使风湿病患者症状加重。不同类型的风湿病患者，其饮食宜忌也各不相同，如风热型和湿热型患者应该多选用寒凉的食物，如薏苡仁粥、绿豆、生梨、豆卷、菊花菜、芦根等，可以协助清除内热，而不应食用温热性的食物，如辣椒、芥末、生姜、桂皮、酒等，以防伤阴助火，加重症状；寒湿型患者应选用一些温热性的食物，如猪、牛、羊骨头汤，生姜、桂皮、木瓜、药酒等；肝肾两虚型患者可以多食一些补益食物，如甲鱼肉、鸡肉、鸭肉、鹅肉、猪肉、牛肉、羊骨髓、胡桃、桂圆、芝麻等。最后，关于风湿病患者的饮酒问题，也应根据病情辨证对待，风湿病活动期，尤其是痛风患者不宜饮酒；病情稳定或缓解期，尤其是寒湿重者，可适当饮酒。

6.早发现、早诊断、早治疗

当身体健康情况有变化或感到身体某一部分有异常症状出现时，应尽早就医，早检查、早诊断、早治疗是保护自身健康的要点。有些疾病若能早发现、早诊断、早治疗，则治愈率比拖延失治者要高出几倍，如风湿病等。如果出现关节、肌肉、筋骨等处酸、麻、肿、重、痛等症状时，应及早就医，进行检查、诊断，及早治疗。另外，值得注意的是，若患者得病后情绪紧张、惊慌，甚至乱投医、乱服药，既怕疾病严重，又怕因病残疾，终日惶惶然，则对病情不利；若患者不在医生指导下擅自配用药物，杂药乱投，则易导致病未痊愈，脾胃先伤，反而增加了病情的复杂性，给正确治疗带来了困难。

7.定期复查

风湿病患者应1~3个月内复查一次血常规、类风湿因子、血沉、抗"O"、免疫球蛋白、肝功能、肾功能等，半年到一年复查一次心电图及受累关节X线检查等。病情危重者，应随时复查有关项目。

总之，风湿病患者在护理方面既要注重功能锻炼，避免关节强直、功能障碍及肌肉萎缩，增强体质，又要注重生活调摄，提高机体抵抗力，循序渐进，并持之以恒。若再配合合理的治疗，风湿病患者的病情一定可以得到有效控制，减少发作，促进恢复并尽可能地提高其生活质量。

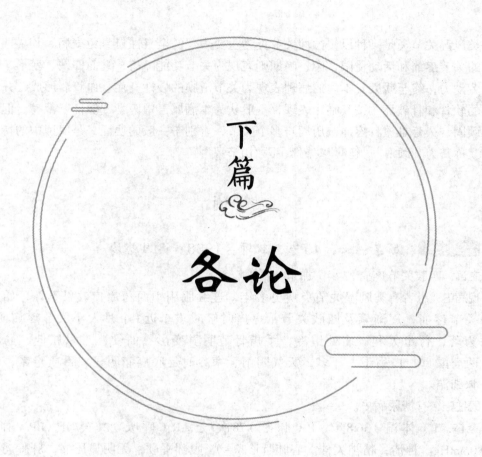

下篇

各论

第七章 类风湿关节炎

　　类风湿关节炎是一种以侵蚀性关节炎为主要表现的全身性自身免疫病。其早期有游走性的关节疼痛和活动受限，中、晚期则表现为关节功能障碍，继而僵硬、变形，甚至丧失劳动力，终至残废。本病的病理表现为关节滑膜的慢性炎症、血管翳形成，并出现关节的软骨和骨破坏。按其临床表现，一般认为本病属于中医学"痹证"范畴。但因其病情顽固、久延难愈且疼痛遍历周身多个关节，有别于一般的痹证，是痹证中的特殊类型，又称其为"顽痹""尪痹""鹤膝风""历节风"等。

案　例

案例一　顾某，女，46岁，教师，1988年8月就诊。

主诉：四肢关节疼痛12年，加重1个月。

现病史：患者有类风湿关节炎病史多年，连续服用中西药治疗效果不佳，始为手指小关节疼痛，逐渐累及四肢关节，疼痛时轻时重。近1个月大小关节疼痛明显，两膝为著，行走欠利，痛处怕冷，手指骨节明显变形、僵硬，难以屈伸，筋脉拘急，两肩酸重，口稍干，汗多，天气阴雨、寒冷时足底疼痛明显，舌质隐紫，苔薄腻，脉细濡。

既往史：有糖尿病史。

查体：T（体温）36.8℃，P（脉搏）78次/分，R（呼吸）21次/分，BP（血压）130/80mmHg。神清，精神欠佳。心肺听诊（－），腹部平软，无明显压痛，肝脾肋下未触及。手指近端指间关节、掌指关节、腕关节畸形。关节功能Ⅲ级。

辅助检查：类风湿因子（＋），血沉34mm/h，X线检查显示双手指关节间隙狭窄，双手掌指关节面破坏融合。

（一）案例分析

（1）患者以大小关节疼痛，手指骨节明显变形、僵硬，难以屈伸为主要症状。

（2）患者四肢关节疼痛，呈持续性和对称性，尤以手指小关节明显，并觉关节僵硬，查类风湿因子阳性、血沉升高，符合类风湿关节炎的诊断。

（3）主症分析：患者主要症状为大小关节疼痛，痛处怕冷，天气变化时疼痛明显，辨证当以痹证之风寒湿痹为主证。但因病久不愈，见手指骨节明显变形、僵硬，难以屈伸，故又兼痰瘀痹阻证。痹证虽以四肢关节、肌肉疼痛为主要临床特征，但其后期关节失用时可见肌肉瘦削，故临证需与痿证区别。其鉴别要点首先在于痛与不痛，痿证以手足软弱无力、患肢枯痿瘦削为特征，肢体关节一般不痛，且多发于下肢；而痹证则是由于疼痛甚或关节僵直不能活动，日久废而不用导致肌肉萎缩。其次要观察肢体的活动障碍，痿证是无力运动，痹证是因痛而影响活动。

（4）证型分析：患者四肢关节疼痛是因风、寒、湿邪留滞经络，痹阻气血，不通则痛。寒为阴邪，其性凝滞，湿性重浊而黏滞，得热则气血较为流畅，遇寒则气血更为凝涩，故觉痛处怕冷；阴雨天寒，寒湿偏重，则可使疼痛加重。风、寒、湿邪久痹，痰浊与瘀血互结，留阻经脉、关节、肌肉，深入筋骨，致骨变筋缩，则见关节僵硬变形，屈伸不利；久病伤正，肝肾精血亏虚，筋骨失养，则见筋脉拘急、腰脊酸痛、口干；气虚卫弱，肌表不固，则汗多。舌紫苔腻，脉细濡为风寒湿痰瘀互结、邪痹正虚之象。

（5）立法处方：本案患者以寒湿久痹，痰瘀互结，肝肾亏虚为主要病机，当治标顾本，温经散寒，宣痹通络，益肾补虚，方选乌头汤加减。

处方：制川乌6g，制草乌6g，细辛3g，防风10g，防己10g，炒苍术10g，熟地黄10g，生黄芪15g，制天南星5g，乌梢蛇10g，炮穿山甲10g，雷公藤10g，炙甘草3g。

方解：方用川乌、草乌、细辛温经散寒止痛；防风、防己、苍术祛风除湿；熟地黄、生黄芪补益肝肾，益气养血；制天南星、乌梢蛇、炮穿山甲祛风化痰，活血祛瘀，搜剔络道，通络止痛；雷公藤为治尪痹专药，祛风除湿，活血通络，消肿止痛；炙甘草调和诸药，以制辛热、温燥、毒烈之性。

（二）疾病分析

1.病因病机

类风湿关节炎起病多由素体虚弱，后天劳损，气血不充，外邪侵袭，风、寒、湿邪痹阻经络。早期虽以邪实为主，然标实的同时寓有本虚，先天禀赋不足、肾精亏虚是其发病之根，久痹则邪伤气血阴阳，病及脏腑和所属五体而致虚。肾为先天之本，藏精生髓，在体为骨，为作强之官；肝为罢极之本，藏血主筋，统司筋骨关节，且肝肾同源，精血互生。久痹病邪内舍肝肾，使关节失养而不用，筋骨失养而挛缩，而成痹证。

2.疾病症状

类风湿关节炎的主要临床表现为对称性、持续性关节肿胀和疼痛，常伴有晨僵，可累及全身多个关节。其中近端指间关节、掌指关节或腕关节是最早易受累的关节，也是具有特征性的受累关节；肘关节、颞颌关节、胸锁关节的受累具有诊断参考价值。中、晚期患者可出现手指"天鹅颈"及"纽扣花"样畸形，关节强直和掌指关节向尺侧偏斜。除关节症状外，还可出现皮下结节，称为类风湿结节；心、肺和神经系统等受累。本案患者病史长久，病情处于中、晚期。

3.辅助检查

（1）实验室检查：血沉（ESR）增快，C反应蛋白（CRP）和血清免疫球蛋白IgG、

IgM、IgA升高，多数患者血清中可出现类风湿因子（RF）、抗环瓜氨酸多肽（CCP）抗体、抗角质蛋白抗体（AKA）等自身抗体。

（2）影像学检查：早期X线检查表现为关节周围软组织肿胀，关节附近有轻度骨质疏松；继而有关节面软骨破坏，关节间隙变窄，关节面不规则，关节边缘有骨质破坏或囊状透亮区，骨质疏松明显；晚期可有关节半脱位或骨性强直。计算机断层摄影（CT）、磁共振成像（MRI）检查有益于类风湿关节炎的早期诊断。

4.转归

风、寒、湿邪久痹，气血运行不畅，津聚成痰，血凝成瘀，病邪深入筋骨，损伤肝肾，故见关节疼痛、僵硬变形、屈伸不利诸症。若积极治疗，用药得当，使气血得以畅行，痰瘀消散，正气渐复，则病情缓解；若风、寒、湿、痰、瘀互结，胶固难解，则肝肾精血亏虚，进而损及阳气，肝脾肾俱虚，病邪由表入里，经病及脏，即可形成顽固而难愈的"五脏痹"。

案例二 **冯某某，女，31岁，职员，2009年4月就诊。**

主诉：四肢关节疼痛3年，尤以手指、腕关节明显。

现病史：患者自述患类风湿关节炎3年，用中西药物治疗，病情未能缓解。近2个月双手腕关节疼痛，手指关节疼痛、肿胀，呈梭状改变，颈肩、双膝亦有疼痛，右足足跗、内踝关节肿痛，口干，手足冷感，舌质暗，苔黄中部薄腻，脉细弦滑。

既往史：无其他疾病史。

查体：T 36.5℃，P 80次/分，R 21次/分，BP 120/65mmHg。神清，精神不振。心肺听诊（－），腹部平软，无明显压痛，肝脾肋下未触及。手指关节梭形肿胀，关节中度压痛，关节功能、四肢肌力正常。

辅助检查：类风湿因子63U/ml，血沉40mm/h，C反应蛋白18mg/L，免疫球蛋白IgG18g/L，抗环瓜氨酸多肽抗体34 RU/ml。

（一）案例分析

（1）患者以双手腕关节、手指关节疼痛、肿胀为典型症状。

（2）患者病程3年，全身多个关节疼痛，类风湿因子和抗环瓜氨酸多肽抗体阳性、免疫球蛋白升高，符合类风湿关节炎的诊断。

（3）主症分析：患者病初因风、寒、湿邪侵袭肢节、肌肉、经络之间，以致气血运行失畅，而为痹证，症状表现为周身关节疼痛、肿胀，手足冷感；素体肾精不足，寒郁化热，耗伤肝肾阴血，症见口干、脉细；苔黄薄腻为湿热之象，舌质暗、脉弦滑为风湿痹阻络脉，血行不畅之征。

（4）证型分析：在痹证的病变过程中，寒热之间可兼夹、消长、转化。从患者体质而言，有阴阳偏盛、偏衰之别，感风、寒、湿邪者，可因素体阳盛而化热伤阴；感风、湿、热邪者，可因素体阳虚而向寒湿转化；或素体本无偏颇，病邪久羁，过用温燥，郁而化热；久用苦寒，损伤阳气，热从寒化；疾病后期则阳病及阴，阴病及阳。本案患者多因风、寒、湿邪日久不去,寒湿郁而化热,呈现寒热错杂之证。

（5）立法处方：据症分析,患者证属寒热错杂,治予温经散寒,清热除湿,通络止痛,方选桂枝芍药知母汤加减。

处方： 炙桂枝10g,赤芍10g,知母10g,秦艽10g,炒苍术6g,黄柏6g,青风藤15g,汉防己15g,威灵仙10g,制川乌5g,桑寄生15g,生地黄12g,晚蚕沙（包）10g,鬼箭羽15g。

方解： 桂枝芍药知母汤出自《金匮要略》,为治疗证寒热错杂之经典方剂。方用桂枝、秦艽、威灵仙祛风胜湿,温经通络；川乌温经散寒；苍术、防己、晚蚕沙除湿宣痹；知母、黄柏、青风藤清热化湿,祛风通络；生地黄、桑寄生养阴清热,强筋壮骨；赤芍、鬼箭羽凉血活血,化瘀通络。

（二）疾病分析

1.病因病机

本案患者多因素体禀赋不足,肾精亏虚,外感风寒湿邪,痹阻经络、关节,不通则痛；或因调治失当,反复感邪,致使病延不愈,逐渐加重。风寒湿痹,邪郁化热,则寒湿痹阻与经络蓄热相兼。由于风、寒、湿、热之邪阻痹经络、关节,气血运行不畅,可致血滞成瘀。风、寒、湿、热之邪经久不去,势必伤正,热从火化,则易伤阴耗液,表现为肝肾阴血亏虚。此时,邪未尽而正气已伤,体虚邪恋而呈虚实夹杂之候。虚实之间又常因果错杂,本虚易于感邪而致标实,反之标实又可加剧本虚,而使病情加重。

2.疾病症状

本案患者病程3年,以双手腕关节疼痛,手指关节疼痛、肿胀为主症,逐渐累及颈肩、双膝关节、踝关节、足跗亦有疼痛、肿痛。血沉、C反应蛋白、免疫球蛋白、类风湿因子、抗环瓜氨酸多肽抗体均有明显升高,病情处于活动期,未能得到控制。

3.辅助检查

类风湿关节炎的实验室检查除上述指标外,可做如下检测。

（1）血常规：有轻至中度贫血。活动期患者血小板增高。白细胞及分类多正常。

（2）免疫复合物和补体：70%的患者血清中出现各种类型的免疫复合物,尤其是活动期和RF阳性患者。在急性期和活动期,患者血清补体均有升高,仅在少数合并有血管炎者出现低补体血症。

（3）关节滑液：正常人关节腔内的滑液不超过3.5ml。关节有炎症时滑液增多,白细胞计数可达 $10.0 \times 10^9/L$。滑液内可检出类风湿因子、抗Ⅱ型胶原抗体及免疫复合物。

（4）类风湿结节的活检：典型的病理改变有助于本病的诊断。

4.转归

类风湿关节炎的早、中期患者,若治疗恰当,病邪渐去,正虚得复,则病情能够缓解；若病邪留恋,或反复感邪,久病不愈,积年累月,瘀血痰浊痹阻经络,耗伤气血阴阳,筋骨、肌肉失养,则肢软、肌瘦无力,关节变形,肢体痿废不用,病至晚期。

案例三 李某，女，30岁，工人，2010年5月就诊。

主诉： 关节疼痛2个月。

现病史： 患者产后4个月，关节疼痛2个月，始为手指、腕关节疼痛，肿胀不著，晨起手指稍有僵硬感，继则累及肩、膝、腰脊，走注疼痛，尤以手指、腕关节明显，感受风冷加重，面色少华，疲劳乏力，舌质淡红、边有齿印，苔薄腻，脉细。

既往史： 无其他疾病史。

查体： T 36.6℃，P 82次/分，R 21次/分，BP 110/60mmHg。神清，精神疲倦。心肺听诊（－），腹部平软，无明显压痛，肝脾肋下未触及。手指关节稍肿胀，关节轻度压痛，关节功能、四肢肌力正常。

辅助检查： 类风湿因子43U/ml，血沉30mm/h，C反应蛋白10mg/L，免疫球蛋白IgG17g/L，抗环瓜氨酸多肽抗体15 RU/ml。

（一）案例分析

（1）患者以手指关节、腕关节疼痛为主要症状。

（2）患者表现为四肢关节疼痛，尤以手指关节、腕关节明显，并有类风湿因子和抗环瓜氨酸多肽抗体阳性、免疫球蛋白升高，符合类风湿关节炎的诊断。

（3）主症分析：患者产后起病，病初表现为手指、腕关节疼痛，继则累及肩、膝、腰脊，走注疼痛，感受风冷加重。风寒湿邪痹阻经络，故四肢关节疼痛；病邪内外相应，则感受风冷加重；风邪偏胜，故关节疼痛走窜，痛无定处。本案当属产后痹，且有行痹的症状。

（4）证型分析：此案为气血虚痹病例，因产后百脉空虚，营血不足，卫表不固，风寒湿邪乘客，着而为痹，故全身多关节、肌肉疼痛；风邪善行数变，故疼痛部位游走不定；气虚卫外不固，风寒侵袭故怕风怕凉；气血亏虚，形体失养，则见面色少华，疲劳乏力；舌质淡红，边有齿印，苔薄腻，脉细为气血两虚之征。

（5）立法处方：本案证属血虚络空，卫表不固，风寒乘客为痹。治疗重在扶正达邪，攻补兼施，缓缓图治，若用猛剂，以期速效，则反伤正气，欲速而不达，故治拟益气养血，宣痹祛邪。方予黄芪桂枝五物汤加减。

处方： 生黄芪12g，炙桂枝5g，大白芍10g，独活5g，细辛3g，防风6g，当归10g，焦白术10g，秦艽10g，鸡血藤10g，续断10g，片姜黄10g，川芎10g，桑寄生各12g。

方解： 方用黄芪、白术益气健脾；白芍、当归养血活血；桂枝和营通络；川芎、姜黄、鸡血藤行气和血通络，此即"气血流畅，痹痛自已"之意；兼有风寒，加入细辛、防风、秦艽温经散寒、祛风通络；盖"女子以肝为先天"，肝肾同源，精血互生，用续断、桑寄生补肝肾、强筋骨。

（二）疾病分析

1.病因病机

中医学对妇人产后所患痹证多以产后身痛、产后关节痛、产后中风等相称。因其与一般痹证不同，为突出本病的发病特点，现定名为"产后痹"。宋代许叔微的《普济本事方》曰："产后气血不足，脏腑俱虚，日月未满而起早劳役，动伤脏腑，虚损未复，为风邪冷气初客于肌肤经络，则令人顽痹不仁，羸乏少气。"妇人妊娠孕育胎儿，加之产中失血，导致产后气血亏耗，脉络空虚，四肢百骸、肌肉筋脉失于濡养；或气血亏虚，卫阳不固，腠理不密，易感外邪，风寒入侵，正虚无力驱邪，外邪留滞，痹阻经络，筋脉失养，故全身多关节、肌肉疼痛。产后痹以正虚感邪，邪阻经络，肢体失养为基本病机，多为虚实夹杂之证，属本虚标实之候。

2.疾病症状

类风湿关节炎发病年龄以30~50岁为最常见，女性多发，约为男性的2~3倍。大部分患者起病缓，最初常有疲倦乏力、全身不适、发热、纳差等症状，继则出现1~2个关节疼痛和僵硬，进而累及其他关节，缓解与复发交替，逐渐加重。晨间关节僵硬是本病的重要特征之一，持续的时间亦常作为病情活动的指标。本案患者手指、腕关节疼痛明显，肩、膝、腰脊亦有疼痛，病程较短，处于疾病的早期。

3.辅助检查

对于类风湿关节炎的诊断及预后评估，还可做以下检测。

（1）多种自身抗体：近年来在类风湿关节炎血清中发现抗核周因子（APF）、RA33抗体、抗Sa抗体、抗修饰型瓜氨酸波形蛋白抗体等，对本病诊断均有一定意义。

（2）人白细胞抗原（HLA）–DR4和HLA–DR1：该基因在国内患者的携带率约为50%。患者的骨质破坏、类风湿结节及血管炎等表现与HLA–DR4及DR1密切相关。

4.转归

患者产后虽气血损伤，百脉空虚，但若素体强健，受邪轻浅，正能胜邪，则病情易于缓解；若产后气血虚衰，过早操劳，调护失宜，或贪凉饮冷，或投苦寒之药太过而伤阳，久病不愈，寒湿偏盛，阳气衰微，易转化为阳虚证，阳气衰微而失温煦之职，气血不能畅行，可导致血瘀痰凝而成尪痹。

其他疗法

（一）中成药

（1）尪痹颗粒：补肝肾，强筋骨，祛风湿，通经络。开水冲服，每次6g，每日3次。用于久痹体虚，关节疼痛，局部肿大、僵硬畸形，屈伸不利及类风湿关节炎见上述证候者。

（2）正清风痛宁片：祛风除湿，活血通络，消肿止痛。口服，每次1~4片，温开水分次送服，每日3次。用于寒湿痹病，症见肌肉酸痛，关节肿胀、疼痛、屈伸不利、僵硬，肢体麻木及类风湿关节炎见上述证候者。

（3）白芍总苷胶囊：养血敛阴、柔肝止痛。口服，每次2粒，每日2~3次，或遵医嘱。主治类风湿关节炎。

（二）外治法

（1）艾叶9g，透骨草30g，红花9g，花椒6g，水煎。用其热气熏洗患处，温洗，每日1~2次。具有温经散寒、活血通络之功，用于风寒湿痹证。

（2）川乌、草乌、松节、生天南星、生半夏各30g，研末，酒浸擦患处。具有温经散寒、化痰通络之功，用于风寒湿痹证兼有痰瘀痹阻者，关节冷痛明显、僵直变形。

（3）关节红肿热痛者，用仙人掌适量，或鲜紫花地丁适量，捣成泥状，涂敷患处，每日1次。具有清热、消肿之功，止痛效好，用于风湿热痹证。

（三）针灸疗法

针灸可根据病位选穴。一般风寒湿痹，宜针灸并施；风湿热痹宜针不宜灸，久痹正虚以灸为宜。

以关节窜痛、游走不定为主之行痹，取膈俞、血海穴；以关节酸痛重着为主之着痹，取足三里、商丘；以关节冷痛且剧、遇热痛减为主之痛痹，取肾俞、关元；以关节红肿且胀、热痛为主之热痹，取大椎、曲池。肩部加肩髎、肩髃等；肘部加曲池、合谷、外关、肩井、尺泽；腕部加阳池、外关、阳溪、腕骨；背部加水沟、身柱、腰阳关、夹脊；髀部加环跳、居髎、悬钟；股部加秩边、承扶、风市、阳陵泉；膝部加犊鼻、梁丘、阳陵泉、膝阳关；踝部加申脉、照海、昆仑、丘墟。

寒湿兼血瘀者，主穴用轻捻浅刺补法，背部督脉用刺络拔罐，配穴用提插捻转结合泻法、深刺；湿热兼血瘀者，主穴用先深后浅徐疾泻法，背部督脉用刺络拔罐，配穴用提插捻转结合泻法、深刺；气血亏虚兼血瘀者，主穴用轻捻浅刺加足三里补法，背部督脉用刺络，不用拔罐，配穴用提插捻转结合泻法、浅刺。每3天1次，10次为1个疗程。

（四）西医治疗

（1）非甾体抗炎药：主要通过抑制环氧化酶（COX）活性，减少前列腺素合成，而具有抗炎、镇痛、解热等作用，缓解RA的症状，是临床最常用药物之一，长期应用可导致严重胃肠道副作用。临床常用药物有布洛芬、萘普生、双氯芬酸等，选择性COX-2抑制剂有美洛昔康、塞来昔布、罗非昔布等。

（2）抗风湿药：具有抑制免疫反应作用，延缓或控制病情进展的作用。临床常用药物有甲氨蝶呤、氯喹、羟氯喹、柳氮磺吡啶、来氟米特等。

（3）糖皮质激素：具有强大的抗炎作用和一定的免疫抑制作用，可以迅速改善患者症状，但不良反应较严重，因而限制了其在本病治疗中的作用。临床常用药物有泼尼松、复方倍他米松注射液。

（4）生物制剂：可治疗类风湿关节炎的生物制剂主要包括肿瘤坏死因子（TNF）-a拮抗剂，白细胞介素（IL）-1、IL-6拮抗剂，抗CD20单抗及细胞共刺激信号抑制剂等。

（五）食疗

本病病程较长，患者体质往往偏虚，治疗药物又大多影响脾胃正常功能。因此，饮食应选清淡可口、富含营养而又易消化吸收的食物，少食生冷、滋腻之品。此外，有些食物尚有一定的辅助治疗作用，如寒邪偏盛者，可食用羊肉、生姜、茴香、辣椒、花椒等；热邪偏盛者，可常食荸荠、芹菜、马兰头、菊花脑、梨、苹果等；湿盛脾虚者，可选薏米、扁豆、山药、赤小豆、莲子等。

预防调护

（一）预防

（1）顺应四时气候变化，避免感受外邪（特别是寒冷潮湿）。气候寒凉时，应适时增添衣物；夏日炎热之际，应避免过度吹风贪凉；剧烈运动时，切勿汗出当风或冷水洗浴。居处应避免寒冷、潮湿。

（2）本病的发生常与素体虚弱或劳累过度有关，应注意调摄，避免过度疲劳，加强饮食营养，保持心情舒畅，坚持体育锻炼，以增强体质，防止本病的发生。

（二）护理

（1）注意防寒保暖，受病关节可使用手套、护膝及药物衣裤等防护工具，以加强局部保暖。寒冷时尽量不用冷水洗涤衣物。出汗过多时，须用毛巾擦汗，衣服汗湿后应及时更换。患病后要及时治疗，防止病邪从肌表侵入肢体、关节、经络而加重病情。

（2）本病在急性发作期应卧床休息，待疼痛肿胀缓解，才可进行适量活动，但要注意不可过于疲劳，应劳逸适度，以促进康复。

要点概括

（一）病因病机

本病多因先天禀赋不足、劳倦过度、病后产后，风、寒、湿、热诸邪乘虚而入致病。基本病机为肝肾亏虚，风湿痹阻，痰瘀互结。久痹病邪内舍肝肾，使关节失养而不用，筋骨失养而挛缩，故脏腑之虚重在肝肾，病位在筋骨。痰瘀是本病的主要病理因素，痰与瘀又可因果为患，痰瘀互结，胶固难化。风湿痹阻则是病情迁延反复的重要因素，且每因与寒或热相合而表现不同。内生之风、寒、湿、热留着，与外感之邪相合，可使症状持续加重，难以缓解，或急性发作。其病理性质为本虚标实，虚实夹杂。

（二）辨证要点

1.明辨寒热病性，识其错杂转化

类风湿关节炎往往病程长久，迁延不愈，病情复杂，然究其脉证，寒热而已，故临床治疗首辨寒热实乃临证之要。大凡热证多见于急性发作期，寒证多见于病情相对稳定期。从其病变过程来看，寒热之间尚有兼夹、消长、转化的关系，在病变的某一阶段，可呈现寒热错杂之证。

2.区别邪正虚实，分清兼夹主次

久痹不已，病情虚实夹杂，然据症细辨，其虚者无非阳气、阴血损伤，肝肾不足；实者乃风、寒、湿、热滞留不去，兼夹痰瘀。本病早期以邪盛标实为主；中、晚期表现为阴阳偏虚、寒热错杂、痰瘀并见；晚期则在阴阳俱虚之中，又可见虚中夹实、寒中裹热之候。

（三）证型分类

本病可分为风寒湿痹、风湿热痹、痰瘀痹阻、寒热错杂、正气虚痹（肝肾、气血亏虚）5个常见证型。然各证之间病因病机多错杂相关，且可变异转化、兼夹相见。风寒湿痹、风湿热痹多见于病之初起。体虚者亦可起病即见风寒湿痹证、风湿热痹证与气血虚痹证、肝肾虚痹证相兼。痹证日久不愈，则可见痰瘀痹阻和气血肝肾亏虚、邪实正虚相兼，也可因病邪随体质从化或郁化而呈现寒热错杂之证。

（四）治疗要点

1.寒热既应分治，也须相机合伍

风、寒、湿邪偏盛者，治宜祛风、散寒、除湿；内寒明显者，应温经、助阳、散寒。风湿热偏盛者，治宜祛风、清热、除湿；湿遏热伏者，当疏散宣化、分消三气。寒热错杂者，当温清并施；寒初化热者，应温中有清；寒湿已趋热化者，则宜清热之中兼有宣通。

2.久痹治本顾标，益肾补气养血

久痹正虚邪留，可见肝肾不足、气血亏虚证候，故当扶正祛邪、治本顾标，如外邪触发，又须标本兼顾。病延日久，筋痿骨弱废用，腰脊酸痛，脉细，治当培补肝肾、强壮筋骨。肝肾同源，补肾即可益肝，故扶正蠲痹尤重益肾。益肾当以温养精气、平补阴阳为基础。

临证备要

（一）结合病位、病证特点用药

若病在上肢、颈项，偏寒用片姜黄、桂枝、防风、葛根，偏热用桑枝、秦艽；病在下肢、腰背，偏寒用独活、鹿角霜、杜仲、续断，偏热用桑寄生、蚕沙、防己、牛膝；病在四肢、关节，偏寒用千年健、威灵仙、伸筋草、松节，偏热用豨莶草、路路通、海桐皮。

（二）选用相应的藤类药通络引经

藤类药善走经络，可使药物直达病所，以增强药效。如祛风通络用青风藤、海风藤、络石藤、丝瓜络；清热通络用忍冬藤；补虚和血通络用鸡血藤、石楠藤；祛湿通络用天仙藤。

（三）遣药重视温通辛散

痹证总因经络血脉不通，津血凝滞，而痰浊瘀血皆属阴类，故临证处方用药还应重视温通辛散，以增强药效，一般可用桂枝、细辛、麻黄，病情顽固者，则非大辛大热之乌头、附子难以取效。再者，风、湿、热邪相搏，湿遏热郁，配伍温通辛散之品可助疏散宣化，分消三气，如石膏分别与桂枝、麻黄、苍术配伍，即寓此意。

（四）谨慎掌握应用有毒药物

有毒药物的应用要"以知为度"，中病为宜，注意"衰其大半而止"。虫类药大多有毒或小毒，能破气耗血伤阴，故用量宜轻，一般不宜长期持续久服，若体虚较甚或过敏者，则应慎用。川乌、草乌为治寒痹之要药，但其大辛、大热、有毒，均应控制用量，可加甘草同煮以缓其毒性。雷公藤味苦、有大毒，为治尪痹专药，可从小剂量开始，从5g递增至15g，去皮，先煎1小时减毒，以复入辨证方中为好。

💡 思考题

（1）将类风湿关节炎称为"尪痹"，与一般痹证有何区别？

（2）不同病期的类风湿关节炎如何辨证论治？

（3）临床如何应用有毒药物治疗本病，有哪些注意事项，临床有毒药物应如何应用？

第八章　成人斯蒂尔病

成人斯蒂尔病（AOSD）是一种病因未明，以长期间歇性发热、一过性多形性皮疹、关节炎或关节痛、咽痛为主要临床表现，伴有周围血白细胞总数及粒细胞增高、肝功能受损等多系统受累的临床综合征。本病多发于成年人，女性偏多，过去称为"变异型亚败血症"，目前病因尚未完全明确，一般认为与免疫有关。有人认为本病可能是类风湿关节炎的一个临床阶段或是其一种临床变异型，但经长期观察，大多数患者不遗留关节强直、畸形等后遗症。本病中医学中无相应病名，根据临床表现可以将其归于"伤寒""温病""痹证"等范畴。

案　例

案例一　朱某，女，66岁，2006年7月26日初诊。

主诉：反复低热伴关节疼痛7年余。

现病史：患者患成人斯蒂尔病已7年余，长期服用激素，目前泼尼松用量每日6片，晨起仍有低热，体温37.3℃左右，伴恶寒，多汗，周身酸痛明显，腰痛，肘膝关节肿痛，口渴欲饮，小便不畅，大便每日3次左右，舌质紫暗，苔淡黄薄腻，脉细滑。

既往史：平素体健，无其他内科疾病病史。

查体：T 37.3℃，P 87次/分，R 23次/分，BP 120/75mmHg。神清，精神可。心肺听诊（-），腹部平软，无明显压痛，肝脾肋下未触及。双侧肘膝关节压痛、皮温高。四肢肌力、肌张力正常，病理反射未引出。

辅助检查：血常规：白细胞计数（WBC）13.31×10^9/L，中性粒细胞百分比77%；肝功能：谷丙转氨酶（ALT）51U/L，谷草转氨酶（AST）55U/L；血清铁蛋白（SF）1000μg/L；血沉（ESR）71mm/h；抗核抗体（ANA）< 1:100。

（一）案例分析

（1）患者以反复发热、关节肿痛为主要症状。

（2）患者患成人斯蒂尔病7年余，现仍有发热、关节肿痛等典型临床表现，查类风湿因子、抗核抗体阴性，血白细胞计数、铁蛋白升高，血沉明显增快，肝功能受损。根据其症状及相关检查结果，患者目前处于疾病活动期。

（3）主症分析：本案患者以反复发热、关节肿痛为主诉，伴有关节皮温升高，口干欲饮，当辨为痹证之湿热内蕴证。患者66岁，素体亏虚，汗出当风，坐卧湿地，或冒雨涉水后，使风、寒、湿邪侵入机体经络，留于关节，致经脉气血闭阻不通而成痹证。

（4）证型分析：患者年龄较大，阳气素亏，阴阳失调，易感风、寒、湿邪，正虚不能祛邪，邪留机体，蕴久化热，或外感湿热实邪，痹阻经络，见关节肿痛；正气与内蕴邪热持续交争，时强时弱，邪于表里之间不解，故反复低热；又因患者年老，脾虚失运，痰湿内生，阻滞经络，郁久湿热蕴结于内，弥漫上下，三焦气化不利，表现为周身酸痛，口渴欲饮，小便不畅；舌苔淡黄薄腻、脉细滑为湿热内蕴、邪痹正虚之象。

（5）立法处方：本案患者以风湿热痹，湿热内蕴，枢机不和为主要病机，治宜清热祛湿，和解枢机。

处方：柴胡10 g，法半夏10 g，太子参10 g，炒黄芩10 g，青蒿（后下）20 g，炙桂枝6 g，炒白芍10 g，知母6 g，芦根15 g，麦冬10 g，白薇15 g，萆草25 g，汉防己12 g，鸭跖草20 g，漏芦15 g，石楠藤20 g，肿节风20 g，青风藤15 g，络石藤15 g。每日1剂，水煎，分2次口服。

二诊　患者在上方基础上随症加减，连续服用2个月后来诊，病情明显缓解，泼尼松由6片减至4片。患者目前汗已不多，仍有低热、口干、周身酸楚乏力、胃脘胀痛，二便调，舌苔薄黄腻，舌质暗，隐紫，脉细滑。证属湿热内蕴，气虚阳浮，久病络瘀，治宜祛风除湿，益气除热，兼以祛瘀通络。

处方：柴胡9 g，炒黄芩10 g，生黄芪15 g，潞党参10 g，焦白术10 g，秦艽10 g，炙桂枝10 g，炒白芍10 g，知母10 g，麦冬10 g，白薇15 g，萆草20 g，汉防己12 g，鬼箭羽15 g，制香附10 g，肿节风20 g，石楠藤20 g，青风藤15 g，藿香梗10 g，苏梗10 g，炙甘草3 g。每日1剂，水煎，分2次口服。

三诊　患者4个月后再诊，体温基本正常，偶尔体温达37.1~37.2 ℃，泼尼松减为2.5片，夜晚心烦，不欲衣被，胃脘嘈杂疼痛、泛酸，腿酸无力，眼花，视物不清，二便少，舌苔黄薄腻，质暗紫，脉小滑数。守法续进，上方加青蒿（后下）15 g、法半夏10 g、黄连3 g、吴茱萸3 g、地骨皮12 g。1日1剂，水煎，分2次口服。

四诊　患者2007年6月1日来诊，经5个月治疗，患者低热未作，激素递减至停服1个月。仅周身肌肉、骨节偶有酸痛，左侧颜面时有跳动隐痛，纳食知味，脘腹时痛，大便每日2~3次，质稀，小便黄，舌苔黄薄腻，有裂纹，脉细滑。上方去知母、白薇、萆草、法半夏、地骨皮，改鬼箭羽20 g，加怀山药15 g、炙僵蚕10 g、老鹤草15 g、炒六神曲10 g，肿节风15 g，以善后调理。随访至今，激素未服，已如常人。

方解：患者久病体虚，湿热之邪蕴结于内，正虚祛邪无力，常与之相争，故病情反复难愈；又有湿热缠绵，弥漫上下，三焦气化不利，枢机不和。首方以柴胡桂枝汤、蒿芩清胆汤化裁，和解枢机，清热化湿；病久多虚多瘀，气虚无力，血行不畅，瘀滞经络，气虚阳浮于外，反复低热难愈，故加鬼箭羽、制香附等行气活血，祛瘀通络；黄芪、白术、党参等益气升阳，甘温除热。患者以正虚为本，湿热伏邪，兼久病络瘀为标。审证精详，层层递进，表里同治，虚实兼顾，气血并调。

（二）疾病分析

1.病因病机

本案患者年老，阳气本不足，阴阳失调，易感风、寒、湿邪，侵袭筋骨，郁久化热，湿热蕴结；同时素体阳虚，脾失健运，加之饮食不节，痰湿内生，蕴久化热，阻滞经络；正气与内蕴邪热交争，正气虽虚，尚有抗邪之力，邪气不得以入内，热蕴于表里之间，反复迁延不愈；病久热邪耗伤气血阴津，正气益虚，损伤脏腑、肌表、血脉、经络、关节等。本病发病初期以邪实为主，为风、湿、热、瘀；病及后期，伤及正气，为本虚标实之证。

2.疾病症状

临床上常见高热为本病首发症状，以弛张型高热为主，体温多达到39℃以上，骤升骤降，伴有畏寒，全身不适；关节肿痛是本病主要表现之一，多见于膝、腕关节，其次为踝、肩、肘关节，也可累及小关节，疼痛时一般活动受限，活动困难；皮疹呈多形性，多见于躯干和四肢，也可以出现于面部，皮疹会随体温的升降而出现或隐退。本案患者已有多年病史，病久脏腑气血亏虚，阳虚外浮，故反复低热，伴关节肿痛。同时，查血常规提示白细胞及中性粒细胞增高，血沉明显升高，类风湿因子及抗核抗体阴性，肝功能轻度受损。上述基本符合本病特征，目前处于疾病活动期。

3.辅助检查

本病突出表现为外周血白细胞计数增高，一般在（10~20）×10^9/L之间，也有报告高达$50×10^9$/L，呈类白血病反应。白细胞升高以中性粒细胞增高为主，中性粒细胞核左移而嗜酸性细胞不消失。在无胃肠道失血的情况下59%~92%出现持续性和进行性贫血，多为正细胞正色素性贫血，也可为小细胞低色素性贫血或大细胞正色素性贫血，个别患者表现为溶血性贫血，贫血常与疾病活动有关。半数以上患者血小板可高达$300×10^9$/L以上，病情稳定后恢复正常。血沉明显增快，多在100mm/h以上，CRP轻度或中度升高。血清ACT、AST、直接胆红素和间接胆红素均可升高，血清补体水平正常或升高，免疫球蛋白可以升高，可有低白蛋白、高球蛋白血症。在合并肌炎时，肌酸激酶和乳酸脱氢酶等升高。

4.转归

本病大多数患者预后尚可，部分呈自限性，若体质虚弱，易反复发作，迁延难愈。本案患者虽久病体虚，病程缠绵，但经积极治疗，正气复旺，身热退，湿热祛，痹痛得减，注意调摄，可减少发作频率，使疾病长期处于平稳状态。

案例二 李某，女，70岁，2004年9月26日初诊。

主诉：发热伴皮疹1月余。

现病史：患者自2004年8月24日受凉后出现发热，体温39℃以上，伴咽痛，查血常规异常、血沉增快。在当地医院诊为上呼吸道感染、急性支气管炎，门诊予抗生素治疗，疗效不佳。用双氯芬酸钠栓治疗可暂时退热，但数小时后又复升，体温多在

37.5~39.5℃之间，最高达40℃。8月28日患者颈、胸背及四肢皮肤出现红色皮疹，颈部淋巴结肿大。9月4日住院治疗，查血常规异常、血沉快，咽拭子培养示草绿色链球菌，血培养、骨髓培养无异常，淋巴穿刺呈炎性反应。继续抗感染治疗，先后予第三代头孢菌素、氨基糖苷、大环内酯、氟喹诺酮等药物，体温未恢复正常。9月20日复查咽拭培养见白色链球菌。此时诊断已排除恶性淋巴瘤、淋巴结核、传染性单核细胞增多症等疾病，考虑为成人斯蒂尔病，拟用激素治疗，患者拒绝，而至医院就诊。入院时见高热不解，颈、胸背及四肢皮肤出现红色皮疹，皮疹随体温的升降而出现或隐退，咽痛，无恶寒、汗出，口渴不欲饮，脘腹胀满，纳呆，肢困乏力，小便黄，大便秘结，舌淡红，苔黄腻，脉滑数。

既往史：平素体健，否认其他内科疾病史。

查体：T 39.2℃，P 98次/分、R 22次/分，BP 100/60mmHg。面色潮红，颈、胸背部及四肢皮肤可见鲜红色皮疹，颈部触及8个蚕豆大小淋巴结，表面光滑，可移动，无压痛。咽部充血，扁桃体正常，口腔黏膜表面可见少许白斑；双肺呼吸音粗，未闻及干湿啰音；心率98次/分，律齐，无杂音；肝脏轻度肿大，质软；四肢关节无红肿变形。

辅助检查：血常规：WBC 16.25×10^9/L，中性粒细胞百分比82%，RBC 3.2×10^{12}/L，Hb 89g/L；血沉109mm/h；肝功能：ALT 45g/L；RF（－）；ANA抗体谱（－）；血培养、骨髓培养未见异常。

（一）案例分析

（1）患者以发热、皮疹、咽痛为主要症状。

（2）患者病程中发热高达40℃，伴咽痛，鲜红色皮疹随温度波动出现或隐退，颈部多处淋巴结肿大，肝脏轻度肿大；WBC＞15×10^9/L，血沉增快，肝功能轻度受损，咽拭子培养示草绿色链球菌，血培养阴性，抗感染治疗后未见好转，基本排除相关感染性疾病；骨髓培养正常，类风湿因子及抗核抗体阴性，已排除恶性淋巴瘤、淋巴结核、传染性单核细胞增多症及相关免疫性疾病。上述基本符合成人斯蒂尔病的诊断。

（3）主症分析：本案患者以高热、咽痛为主诉，伴有鲜红色皮疹、淋巴结肿大、小便黄、大便秘结等表现，卫气营血辨证属湿温病之湿热蕴毒证。正值夏秋季节，最易感受湿热毒邪起病，或湿热邪伏，复感外邪，内外相合而发为本病。

（4）证型分析：初起湿热之邪由表入里，正气奋起抗邪，正邪相争，里热蒸迫，高热不解；湿与热相合，蕴于体内，酿为毒邪，伤及血脉经络，燔灼营血，外透则见多处鲜红色皮疹；湿热毒邪内蕴，伤津耗液，则口渴，内有湿而不欲饮；湿热邪毒，循经上犯咽喉，故咽痛；湿热下注，故小便色黄；湿邪阻滞，气机受困，见脘痞腹胀，肢体倦怠无力；热毒日久灼液成痰，痰热停聚脏腑经络，聚而成核，故淋巴结肿大；且其舌脉表现均为湿热蕴毒之象。

（5）立法处方：据症分析，本案患者为湿热蕴毒证，治宜清热解毒化湿，拟甘露消毒丹加减。

处方：滑石30g，茵陈20g，黄芩15g，石菖蒲10g，川贝母10g，木通10g，藿香15g，射干10g，连翘10g，薄荷10g，白蔻仁15g，甘草9g，芦根30g，竹叶10g，每日1剂，水煎，分3次温服。

二诊 患者服上2剂后体温开始下降，5剂后体温降至38℃，颈部淋巴结变小，咽痛减轻，口腔白斑消失，舌苔变薄。复查血常规示WBC 9.6×10^9/L，血沉56mm/h。继服上方5剂体温恢复正常，未诉咽痛，颈部淋巴结消失。复查血常规示WBC 7.4×10^9/L，血沉15mm/h。自诉口干，略有乏力，腹胀消失，纳食增加，二便正常，舌偏红，苔薄白，脉细。继守上方，去黄芩、茵陈、射干、连翘、川贝母，加麦冬、太子参、沙参各10g。继服5剂后诸症消失，痊愈出院。随访1年，未再复发。

方解： 患者符合成人斯蒂尔病表现，其高热不解，持续月余，湿邪与热邪交结难解，缠绵难愈，治疗当从清热化湿而解，清热与化湿并重，正如吴鞠通所谓："徒清热则湿不退，徒祛湿则热愈炽。"故选用黄芩、连翘、竹叶、薄荷清热透邪，使热邪从表而解；茵陈、滑石、木通利湿泄热，使湿邪从下焦而出；配伍射干、川贝母解毒利咽；白蔻仁、石菖蒲、藿香芳香化浊，使湿邪于中焦而化。后期久病耗气伤阴，出现口干、乏力、舌红、脉细等气阴两伤之象，故原方去黄芩、茵陈、射干、连翘、川贝母，加麦冬、太子参、沙参益气养阴。

（二）疾病分析

1.病因病机

本案患者年老体衰，素体脾胃之气不足，运化失司，内湿停聚，致湿邪内困，又正值夏秋季节，脾胃之机较为呆滞，感受湿热病邪，或湿热邪伏，复感于外，内外相感而发病。薛生白言："太阴内伤，湿饮停聚，客邪再至，内外相引，故病湿热。"湿为阴邪，其性重浊腻滞，与热相合，蕴蒸不化，胶着难解，迁延不愈。《金匮要略》云："毒，邪气蕴结不解之胃。"湿热内蕴，日久而成毒，毒邪继而伤及肌表、血脉、经络、关节，遂发为本病。

2.疾病症状

患者高热，体温高达40℃，伴有皮疹、淋巴结肿大、肝脏轻度肿大，查白细胞计数 16.25×10^9/L，中性粒细胞升高，血沉增快明显，肝功能受损，血培养、骨髓培养无异常，经抗感染治疗无效；目前已排除恶性淋巴瘤、淋巴结核、传染性单核细胞增多症及相关感染性疾病；抗核抗体及类风湿因子虽为阴性，但其他结缔组织疾病如血管炎、干燥综合征、SLE等仍未完全排除，依据不充分，需进一步完善相关辅助检查，以明确诊断；血清铁蛋白不仅有诊断意义，而且可判断病情的活动情况，需完善，评估病情。

3.辅助检查

（1）骨髓检查：常为感染性特点，粒系统增生活跃，核左移，胞质内有中毒颗粒及空泡变性；骨髓细菌培养阴性。

（2）X线检查：非特异性表现，早期受累关节可有软组织肿胀，随着病情发展，关节软骨破坏，关节间隙变窄，腕、颈椎、髋、膝关节均可受累，5%~33%患者迅速出现髋关节、膝关节的破坏。关节超声和MRI有助于早期诊断。

4.转归

本病病位初期在肌表、血脉、经络、关节，后期可病及脏腑，邪留阴分，致气阴两伤。湿热邪毒郁久，灼液成痰，痰聚于脏腑经络，成积成核，故有肝、脾、淋巴结肿大。本案患者虽有淋巴结及肝脏肿大，出现痰热瘀积之征，但经清热化湿散结治疗，肿块均已消失。后期其出现口干、乏力，为邪热伤及阴津，予益气养阴之品调摄，故基本病愈。

案例三　王某，男，68岁，2009年12月20日初诊。

主诉： 发热1周。

现病史： 1周前患者无明显诱因出现发热，体温38℃，晚饭后升高至39℃以上，伴恶寒、皮疹、咽痛、周身关节酸痛。现体温38.5℃，咽红，双扁桃体无肿大，心肺未见异常，血常规示WBC 15.4×10^9/L，中性粒细胞百分比87.5%，诊断为上呼吸道感染。予左氧氟沙星、清开灵颗粒等治疗，3日后复诊症状未减轻。查心电图、腹部B超、类风湿因子、抗"O"、血沉、肾功能均未见异常，继用前药，1周后高热仍未退，建议至上级医院进一步诊治。2009年12月1日患者于医院查血常规示WBC 12.4×10^9/L，中性粒细胞百分比84%，CRP 118mg/L，类风湿因子定量22KU/L，血沉23mm/h，腹部B超、胸部X线、癌胚抗原、抗核抗体、抗双链DNA抗体、咽拭子培养均为阴性，经风湿免疫科会诊后，诊断为成人斯蒂尔病。予氢化可的松200mg+5%葡萄糖注射液100ml静脉滴注，qd，7日后体温恢复正常，皮疹消退，改口服泼尼松20mg，bid，再7日后改为20mg，qd，体温无波动。出院后口服泼尼松10mg，qd，1周后停药。停药5日后体温升高，于37.5～38℃间波动，时有恶寒、乏力，遂至医院中医科就诊，舌尖红，苔薄白，脉弦数。

既往史： 平素体健，否认其他内科疾病史。

查体： T 37.7℃，咽红，双侧扁桃体无肿大，颈部淋巴结轻度肿大，心肺未见异常。

辅助检查： 血常规：WBC 12.4×10^9/L，中性粒细胞百分比84%，CRP 118mg/L；类风湿因子定量22KU/L；血沉23mm/h；骨髓细菌培养阴性。

（一）案例分析

（1）患者以反复高热、皮疹、咽痛、周身酸痛为主要症状。

（2）患者高热、皮疹、咽痛，颈部淋巴结轻度肿大；查白细胞升高（WBC＞15×10^9/L），中性粒细胞亦增高，CRP增高明显，心电图、胸部X线、腹部B超、类风湿因子、抗"O"、癌胚抗原、抗核抗体、抗双链DNA抗体、咽拭子培养及骨髓培养均为阴性，经抗感染治疗未见好转，可排除感染性疾病、结核、肿瘤等；予激素治疗后明显好转，体温恢复正常，皮疹消退。根据上述症状、体征及辅助检查，基本符合成人斯蒂尔病的诊断。

（3）主症分析：患者反复发热、咽痛，恶寒与发热并作，六经辨证，当属于少阳经证；风寒湿邪侵犯机体，伏藏于半表半里之间，聚之于少阳之经，着而不去，郁久化热，三焦不畅；邪盛而正不虚，正不能祛邪达表，邪亦不能遽于入里，正邪相争于表里之间，时轻时重，反复迁延，发为本病。

（4）证型分析：本案患者病位在半表半里之间，尚未入脏腑，表现为高热、咽痛及周身关节酸痛。正邪交争，邪盛而正气未虚，不能祛邪出表，故反复高热；少阳经过咽喉，热结于此，故咽痛；湿热内蕴，弥漫三焦，气机不利，故见周身关节酸痛；其舌脉表现为少阳郁热、枢机不利之象。

（5）立法处方：本案患者以邪留少阳半表半里之间，郁而化热为基本病机，治宜和解少阳，方予小柴胡汤加减。

处方：柴胡10g，党参6g，黄芩12g，甘草6g，大枣12g，半夏9g，生姜3片，防风10g，黄芪15g，白术10g，蝉蜕9g，玄参15g，共5剂，水煎服，每日1剂，分2次服。

二诊 2009年12月24日，患者体温恢复正常、无波动，乏力减轻，舌尖红，苔薄白，脉弦。原方减蝉蜕，加生地黄24g，继服5剂。

三诊 2009年12月29日，患者体温持续正常，无不适，舌脉如常。前方改为每日服1次，连服4日。此后随访1年未复发。

方解：本案患者因外感风、寒、湿邪，伏藏于少阳之经，正胜欲拒邪出于表，邪胜欲入里并于阴，正邪交争，故恶寒发热并作。《素问·阴阳离合论》云："太阳为开，阴阳为合，少阳为枢。"少阳枢机不利，湿热内蕴，三焦气化失司，气机失调，经络气血不畅，而见咽痛、周身关节酸痛。患者属少阳病，治以和解为宜，予小柴胡汤加减。《医方考》云："柴胡、黄芩能和解少阳经之邪，半夏、生姜能散少阳经之呕，人参、甘草能补中气之虚，补中所以防邪之入里也。"诸药合用使邪气得解，枢机得利，诸症自除。

（二）疾病分析

1.病因病机

本案患者年老，素体本虚，因风、寒、湿邪侵入机体，正气不足以驱邪外出，邪伏藏于少阳之经，少阳郁热，湿热相合，弥漫三焦，枢机不利，病情迁延反复，发为本病。

2.疾病症状

本案患者有典型的高热、咽痛症状，相关实验室检查均符合该病特点，心电图、胸部X线、腹部B超、类风湿因子、抗"O"、癌胚抗原、抗核抗体、抗双链DNA抗体、咽拭子培养及骨髓培养均为阴性，可排除感染、肿瘤及其他结缔组织疾病引起上述表现，符合本病诊断。本病的多系统损害和复杂性，可累及肝、肺、血液、心、胃肠、神经系统等，如果以某一系统损害为主时，则需与相应的疾病鉴别。

3.辅助检查

血清铁蛋白在疾病活动期明显升高可超过正常水平10倍以上，并与疾病活动相平行，可作为本病诊断的支持点和监测治疗效果。淋巴结活检多示浆细胞及多形核白细胞浸润及反应性增生，少数亦可示坏死性淋巴结炎。

4.转归

若治疗及时，少阳得以和解，注意调摄，可使发热减少；若失治误治，病久湿热不除，病变由半表半里，入脏腑筋膜，由浅及深，由实转虚；后期可内损脏腑，伤及气血，可并发其他病症。

其他疗法

（一）针刺疗法

针灸在本病治疗中有广泛应用，如病情寒热往来之时，以降热为主，大椎为手足三阳经及督脉之会，针之可泄阳热，曲池、外关、太冲等穴解表清热，风市配曲池有活血祛风止痒之效；高热急性期取手足阳明之经穴泄热，"荥主身热"，取荥穴内庭配合谷，有宣肺清热之功；病情趋于稳定时，取四神针、内关调神助眠，合谷、太冲调和阴阳，足三里、三阴交补益气血。

（二）单方验方

加味青蒿鳖甲汤：由青蒿、鳖甲、生地黄、知母、牡丹皮、白芷、细辛、羌活、川芎、秦艽、西河柳、连翘组成。口渴发热重者加用金银花、生石膏；皮疹多者加地骨皮、赤芍、白鲜皮；纳呆者加用神曲、砂仁；腹痛者加用玄胡、木香；咽痛较剧者加用马勃、射干；关节疼痛剧者加海桐皮。

（三）西医治疗

1.非甾体抗炎药

急性发热炎症期可首先单独使用，约1/4患者经合理使用非甾体抗炎药可控制症状，使病情缓解，通常这类患者预后良好。一般非甾体抗炎药需用较大剂量，病情缓解后应继续使用1~3个月，可逐渐减量。

2.糖皮质激素

对单用非甾体抗炎药无效或减量复发者，或有系统损害、病情较重者应使用糖皮质激素。常用泼尼松每日1~2mg/kg，待症状控制、病情稳定1个月以后可逐渐减量，然后以最小有效量维持。病情严重时可用甲基泼尼松龙冲击治疗，通常剂量为500~1000mg/次，缓慢静脉滴注，连用3天。必要时1~3周后可重复，间隔期和冲击后继续口服泼尼松。长期服用糖皮质激素者应注意感染、骨质疏松等并发症，及时补充抗骨质疏松相关药物。

3.免疫制剂及慢作用药物（DMARDs）

用糖皮质激素后仍不能控制发热或糖皮质激素减量即复发者，或关节炎表现明显者应尽早加用DMARDs。首选甲氨蝶呤，病情较轻者也可用羟氯喹。对较顽固病例可考虑使用硫唑嘌呤、环磷酰胺及环孢素。

4.生物制剂

生物制剂是难治、复发、重症和高度活动成人斯蒂尔病的治疗新途径。TNF-a拮抗剂主要有利于解决关节炎问题，而不是解决系统性炎症反应。IL-1受体拮抗剂对耐药和有生命威胁的成人斯蒂尔病有效。抗IL-6受体抗体对耐药成人斯蒂尔病的关节损伤尤其有效。抗CD20单克隆抗体对耐药的成人斯蒂尔病有效，并且有利于糖皮质激素减量。

预防调护

（一）预防

注意休息，居室安静，空气新鲜，温、湿度适宜，切忌汗出当风，多饮水。饮食宜清淡、易消化，进食高蛋白、高维生素、含钾和钙丰富、无刺激性食物，忌食油腻辛辣之品，可以西瓜汁、梨汁等或用鲜芦根煎水代茶饮，亦可食用甘润多汁的瓜果。若发病高热不退者，可用温水、薄荷水擦浴。

（二）护理

1.高热

卧床休息，保持空气新鲜，给予物理降温或药物降温，多饮水，防止虚脱；及时更换衣服，避免着凉；饮食上多食高蛋白、高碳水化合物及高维生素食物，以保持机体营养所需。

2.皮疹

皮疹常随高热而出现，热退消失，一般不痒，不留痕迹，手抓、摩擦等机械性刺激后皮疹可加重，由于衣服、被褥、搓抓等机械性刺激或热水浴，可使相应皮肤部位呈现弥漫性红斑并伴有轻度瘙痒现象；应穿宽松棉质内衣，低温水擦浴，勤换衣服，勿抓皮肤，防止感染；发热时避免使用酒精擦浴，减少对皮肤的刺激。

3.关节痛

置关节于功能位，疼痛缓解后可适当运动。针灸、中药熏蒸、中药敷贴以及各种理疗可改善关节的疼痛症状。

4.用药护理

了解药物的作用及副作用，积极配合治疗。

要点概括

（一）病因病机

本病多因寒湿内闭，阻滞经络，郁而化热，气血不畅而发病，属中医"痹证"范畴，故以关节疼痛、肿胀为主证。本病又症见壮热、烦躁、斑疹等，亦属中医"温病"范畴，认为机体内伏郁热，复感温热病邪而复发，病位在气营之间，营热外窜伤及肌表血脉及经络关节。《温热逢源》曰："邪热郁于血络，不得外达，其在于肺，肺主皮毛则为疹，其在于胃，胃主肌肉则为斑。"现代医家多从湿、热、毒、瘀、虚等方面探讨成人斯蒂尔病的病因病机。成人斯蒂尔病的成因有内外之分，内责之于先天禀赋不足，劳倦过度，脾胃失调，或久病体弱失于调理，致气血阴阳失衡，血虚阴伤，无以敛阳，或阳气亏虚，阳气外浮，或中气不足，阴火内生；外责之于风、寒、湿邪侵入，郁久化热，或感湿热毒邪，湿热互结，蕴久化毒，痹阻经络。该病迁延日久，痰热互结，致疾病顽固不愈，后期热毒入于营分，伤阴耗气，病及脏腑，变生他症。

（二）辨证要点

1.六经辨证

本病初起表现为恶寒发热，头身疼痛，脉浮紧或数，为太阳经病；反复发热，见间歇性发热恶寒或寒热往来，甚者高热，热不为汗衰，肌肤可见少量皮疹，头身酸痛、咽痛、口干微渴，胸闷呕恶，舌质红、苔白腻，脉滑数或弦数者，为少阳经病；无恶寒，迅速高热，或持续高热，伴有周身疼痛、皮肤多形性红斑，随热势加剧，热退缓解，或伴有瘰疬肿大，口渴，舌红，苔黄，脉数或滑数者，为阳明经病。

2.卫气营血辨证

症见发热或伴恶寒，汗出，头痛，全身酸痛，咽痛，瘰疬肿痛，口干微渴，关节肿痛，胸前颈背皮肤热起而红，热退而消，舌边尖红、苔薄白或薄黄，脉浮数者，为风热犯卫证；症见高热持续不退，汗多口渴，烦躁不安，关节剧痛，皮疹鲜红，舌红苔黄，或舌红绛少苔，脉滑数或洪数者，为气营两燔证；初起时症见恶寒，随即发热并作，或但热不寒，口渴欲饮水或不欲饮，汗出不畅，胸闷脘痞，日晡潮热，四肢沉重酸胀，关节灼痛，浮肿或关节积液，以下肢为重，全身困乏无力，咽干口苦，瘰疬不消，纳呆恶心，迁延不愈，斑疹隐现长期不除，小便黄赤，大便不爽，舌苔黄腻，脉滑数者，为湿温病之湿热蕴毒证。

3.阴阳辨证

本病恢复期，午后低热不退，五心烦热，两颧潮红，夜间盗汗，舌嫩红或兼紫斑，脉细数者，为阴虚内热；反复发热，热势不甚，形寒肢冷，气短懒言，神疲乏力，腰膝酸软，肌肤甲错，自汗多梦，舌淡，苔薄，脉沉细者，为气虚或阳虚发热。

4.寒热辨证

症见关节灼痛，浮肿或关节积液，四肢沉重酸胀，发热，多数关节疼痛与发热同进退，关节活动不利，日轻夜重，舌质红、苔白腻，脉滑者，为热痹；症见发热与关节疼痛并见，但关节无红肿，口不渴，大便清稀，舌质淡，苔白腻，脉沉或沉弦者，为风寒湿痹。

（三）证型分类

本病常见证型有初期之邪热犯肺、少阳郁热，中期之气营两燔、湿热蕴毒，后期之阴虚血瘀、阳虚发热。

（四）治疗要点

本病初期以邪实为主，当疏风散热、清热凉血、清热化湿、祛风通络、和解少阳等法清除余热湿毒；后期致气阴两伤、气虚阳浮，又当益气养阴、甘温除热；祛邪同时注重气阴双补，标本兼治。

临证备要

（一）辨证和辨病结合治疗

中医对热痹的防治有独特的优势，以泄热化湿为基本法则。初期邪热犯肺型，治以清肺泄热，宣卫透邪；少阳郁热型，治以和解少阳；中期湿热蕴毒型，治以清热利湿，祛风通络；气营两燔型，治以清气凉血，泻火解毒；热入血分型，治以清热凉血解毒；后期阴虚血瘀型，治以养阴清热，化瘀通络；阳虚发热型，治以益气助阳，甘温除热。

（二）分期论治

本病早期发热，伴皮疹、关节肌肉疼痛，热退后皮疹和关节肌肉疼痛缓解，故将其分为急性期和缓解期。急性期又分为邪热犯肺证、气营两燔证、湿热内蕴证三型分别论治，以柴胡、生地黄、玄参、麦冬、金银花、连翘、防风、牡丹皮、雷公藤等，清营透邪，凉血解毒利湿；缓解期以气阴两伤、气虚阳浮为主，以青蒿、鳖甲、生地黄、知母、牡丹皮、徐长卿、桑寄生、木瓜、甘草等，益气养阴，活血通络。

（三）中西医结合治疗

本病发病较急，中西医结合治疗是关键，西药尤其是糖皮质激素，对本病控制迅速，同时也常结合免疫抑制剂等治疗本病。非甾体类抗炎药、糖皮质激素和改善风湿病的药物（如甲氨蝶呤）虽然对成人斯蒂尔病的治疗有一定疗效，但临床使用时会出现许多毒副作用。若在服用激素及免疫抑制剂治疗的基础上，根据中医临床辨证论治，配合相应的中药汤剂加味以治疗本病，据相关文献报道，效果明显。如泼尼松、甲氨蝶呤加中医辨证论治，收效显著。

💡 思考题

（1）成人斯蒂尔病有哪些临床特点？

（2）临床上成人斯蒂尔病应注意与哪些疾病进行鉴别，如何鉴别？

（3）成人斯蒂尔病如何辨证论治？

第九章　系统性红斑狼疮

系统性红斑狼疮（SLE）是一种多器官、多系统受累的炎症性自身免疫性结缔组织病，其临床表现复杂多样，病因和发病机制尚未完全明确，目前广泛认为其发病与环境因素、遗传因素、免疫异常、病毒感染、药物及激素等因素有关。SLE好发于育龄女性，多见于15~45岁人群，女∶男为（7~9）∶1。近年来，SLE的发病率和致残率有上升趋势，美国多地区的流行病学调查报告结果显示，SLE的患病率为（14.6~122）/10万人，我国大样本一次性调查（>3万人）显示本病患病率达到70/10万人，在女性中高达113/10万人，因此SLE严重影响着人类尤其是青年女性的身心健康。

在中医文献中并无系统性红斑狼疮病名记载，依据其临床表现与多种中医病证相关，系统性红斑狼疮以病因命名可称为"日晒疮""肾脏风毒"；以皮肤症状命名可称为"红蝴蝶疮""流皮漏"；按病机命名可称为"阴阳毒""温毒发斑"。除上述常见的中医病名外，因肾脏损害而见浮肿者，属"水肿"范畴；有胸腔积液者，属"悬饮"；有肝损害者，属"胁痛""黄疸"；有神经系统表现者，属"癫狂""痫证"等；有狼疮性心肌炎、心包炎、心律失常者，属"心悸""胸痹"；病久体虚者，属"虚劳"。

案　例

案例一　李某，女，21岁，学生，2008年6月就诊。

主诉： 面部蝶形红斑1年，伴发热3天。

现病史： 患者一年前面部两颊处出现红斑，阳光照射后加重，一年来红斑逐渐扩大，经鼻梁融合呈蝶翼状。3天前日光曝晒后出现发热，躯体皮肤出现片状红斑皮损，口腔溃疡，伴肌肉酸痛，关节疼痛，口干，烦躁，便秘尿赤，舌质红绛苔黄，脉洪数。

既往史： 平素体健，否认其他内科疾病史。

查体： T 38.3℃，P 98次/分，R 23次/分，BP 130/80mmHg。神清，精神欠振。面部红斑边缘清楚、隆起微肿、色鲜红，上覆鳞屑，上臂、四肢大关节伸面亦见红斑皮损。唇、齿龈弥漫性潮红，可见糜烂面。心率98次/分，节律齐，未及各瓣膜区杂音，两肺呼吸音粗，未及干湿啰音。腹部平软，无明显压痛，肝脾肋下未触及。四肢肌力、肌张力正常，病理反射未引出。

辅助检查： 抗双链DNA（ds-DNA）抗体（+）；抗核抗体（ANA）1∶620；抗Sm抗体（+）；血沉（ESR）58mm/h；C反应蛋白（CRP）28mg/L。

（一）案例分析

（1）患者以面部红斑为首发症状。

（2）患者因日光照射诱发面部红斑加重，伴发热、肢体红斑、关节疼痛等全身症状，自身抗体水平增高，符合系统性红斑狼疮诊断。

（3）主症分析：本案以皮肤红斑为主症，遇日光加重，可辨为日晒疮。日晒疮首见于明代申拱辰《外科启玄》，其曰："三伏炎天，勤苦之人，劳于工作，不惜生命，受酷日晒曝，先疼后破，而成疮者。"其明确了其病因为烈日暴晒，这与西医学中放射线是诱发SLE的常见因素的结论相符合，SLE常因接触阳光而加剧，是环境中诱发恶化的重要因素之一，可增加病情恶化和病死率。根据患者面部出现的特有蝶形红斑，亦可辨为"红蝴蝶疮"，国家中医药管理局发布的《中医病证诊断疗效标准》解释其为"面部常发生状似蝴蝶形之红斑，并可伴有关节疼痛、脏腑损伤等全身病变的系统性疾病"，将红蝴蝶疮基本等同于红斑性狼疮。其全身症状表现亦类似于阴阳毒，《金匮要略》云："阳毒之为病，面赤斑斑如锦纹，咽喉痛，唾脓血……阴毒之为病，面目青，身痛如被杖，咽喉痛。"本案患者的皮肤红斑、口咽部症状、全身症状与其类似。

（4）证型分析：本案患者常因阳光照射而病情加重，阳热之邪酿为热毒，随经流传。热毒郁于肌肤，故见红斑、皮疹、脱发；邪热壅于关节，气血郁滞不畅，关节疼痛；毒热滞于肌肉，则肌肉酸痛，活动不利；热毒内盛，发热甚则壮热不退、面赤如妆；热盛伤津则口干烦躁；舌红绛苔黄、脉洪数均为热毒内炽之象。

（5）立法处方：本案患者属热毒炽盛证，治宜清热凉血，解毒化斑，方予犀角地黄汤加减。

处方：水牛角（先煎）30g，生地黄12g，牡丹皮10g，赤芍10g，金银花15g，玄参12g，生石膏（先煎）30g，知母10g，生甘草5g。

方解：SIE早期或活动期，多见阳热亢盛之象，主张清剿为先。方中以水牛角、生地黄之大寒清君火，赤芍、牡丹皮之微寒平相火，配合金银花清解热毒、生石膏泻火除烦，诸药相合解血毒以清营，凉血以泄络热，使斑黄阳毒皆净。因血热炽盛，易灼津耗液，损伤营阴，故配伍滋阴生津增液之玄参、知母壮水以滋化源。衄血明显者，可加银花炭10g、生地炭10g、侧柏叶10g；壮热不退者，可加黄连3g、黄柏10g、生大黄（后下）5g；抽搐者，可加羚羊角粉（另冲）1g、钩藤12g。

（二）疾病分析

1.病因病机

本案患者多见于SLE的急性活动期，因肝肾精血不足，素有内热，中于阳邪、药毒，冒受温热邪毒，或日光暴晒，热毒内侵，或饮食失节，过食辛辣，或药毒久蕴，或五志化火，诸邪留滞经络，伏而不去，蕴久热盛成毒。两热相搏，内外合邪，外阻于肌肤，内伤于脏腑，致瘀阻络伤，热毒炽盛而发。本病症见面部、躯体皮肤红斑皮损，发热，甚至高热或壮热不退，烦躁口渴，关节肌肉疼痛，或兼衄血、尿血，大便秘结，小便短赤，舌红或绛，苔黄腻或燥，脉洪数或细数，严重时可见神昏、谵语、抽搐。

2.疾病症状

系统性红斑狼疮临床表现复杂多样，其中80%～85%的患者出现皮肤病变，包括颊部呈典型分布的红斑、指掌部和甲周红斑、指端缺血、面部及躯干皮疹，其中以鼻梁和双颧颊部呈蝶形分布的红斑最具特征性。光过敏者约占58%，受日光或其他紫外线照射后出现皮疹，皮疹通常在暴露部位，亦可向非暴露区蔓延。口腔和鼻黏膜痛性溃疡常提示疾病处于活动期。活动期患者大多伴有全身症状，发热者约占92%以上，各种热型均可出现，肌肉关节疼痛也是本病的常见症状。

3.辅助检查

SLE患者血清中可查到多种自身抗体。

（1）ANA：见于几乎所有SLE患者，但特异性较低，难以作为SLE与其他结缔组织病的鉴别依据。

（2）抗ds-DNA抗体：是诊断SLE的标记性抗体之一，多见于活动期，抗体滴度与疾病活动性相关。

（3）抗Sm抗体：是诊断本病的标记性抗体之一，特异性99%，敏感性仅25%，可作为早期和不典型患者的诊断指标。

（4）CRP增高、ESR增快可提示狼疮活动。

4.转归

本病临床表现复杂，可致皮肤、肌肉、关节受累，若失于调治，可累及脏腑，且病情反复缠绵，如《医宗金鉴》云："阴阳毒无常也。"热毒熏灼血络，迫血妄行，则见皮肤瘀斑瘀点、便血、尿血；热毒侵肝，肝胆疏泄不利，可致黄疸、胁痛；热毒滞于肺络，肺失宣肃，则咳嗽气喘；热毒伐脾伤肾，可致面浮足肿、纳呆腹胀、腰膝酸软、小便短少；邪热内陷攻心或蒙蔽清窍，煽动肝风，则见心悸、气急、肢冷、脉细，或癫狂、抽搐、痫证。病久热伤气阴，可致气阴两虚，甚则阴阳两虚。

案例二 魏某，女，28岁，职员，2009年8月就诊。

主诉：反复发热，四肢关节疼痛8个月，加重5天。

现病史：患者8个月前无明显诱因出现四肢关节游走性疼痛，伴低热，外院诊断为"系统性红斑狼疮"，予泼尼松、羟氯喹等治疗，病情好转，泼尼松逐渐减量。5天前感受风寒出现发热、咽痛、关节疼痛加剧，经抗感染治疗后体温正常。刻下症见四肢关节疼痛，指、趾、腕关节明显，伴晨僵，肌肉酸痛，皮肤网状青斑，两颊潮红，五心烦热，心急烦躁，乏力，失眠盗汗，舌质红，少苔，脉细数。

既往史：两次妊娠早期自然流产史。

查体：T 36.7℃，P 85次/分，R 22次/分，BP 130/85mmHg。神清，精神萎靡，面色潮红，皮肤网状青斑。心肺听诊（－），腹部平软，无明显压痛，肝脾肋下未触及。四肢肌力、肌张力正常，关节无肿胀畸形，病理反射未引出。

辅助检查：抗ds-DNA抗体（＋）；ANA 1∶480；C_3 0.4g/L，C_4 0.08g/L；WBC 3.1×10^9/L，

Hb 76g/L，ESR 43mm/h；抗"O"（–）；类风湿因子（–）；抗心磷脂抗体（+）；X线检查显示四肢关节无异常。

（一）案例分析

（1）患者以"四肢关节疼痛8个月，加重5天"为主诉。

（2）患者四肢关节疼痛，实验室检查抗ds-DNA抗体阳性，ANA滴度高，抗心磷脂抗体阳性，白细胞减少，符合SLE诊断。

（3）主症分析：本案患者以关节疼痛、屈伸不利为主症，辨之当属"痹证"范畴。该患者关节疼痛为游走性，疼痛走窜，痛无定处，涉及多个关节，伴肌肉疼痛酸楚，符合痹证之行痹症状。SLE为全身性多系统损害性疾病，本案患者症见发热、关节痛、周身肌肉酸痛，其周身气血阻滞不畅的表现亦符合痹证之"周痹"症状。所谓"周痹"，即周身上下为痹而周身痹痛，《脉因证治》云："风、寒、湿乘虚而客之故也……其客于血脉，随脉流通上下，升降一身，谓之周痹。"

（4）证型分析：患者素体禀赋不足，肝肾阴虚，水亏火旺，复因感受外邪而狼疮加重。虚热内炽，痹阻经络，气血运行不畅，则关节疼痛，活动不利；阴虚阳盛，虚火上炎，故五心烦热；内热逼津液外泄，则盗汗；虚火扰乱心神，则心烦急躁；肝肾阴虚，神失所养，阳不入阴，故失眠少寐；舌红少苔、脉细数为阴虚火旺之象。

（5）立法处方：本案患者属阴虚内热证，治宜滋阴补肾，清热凉血，方予知柏地黄丸加减。

处方：知母10g，黄柏10g，生地黄12g，牡丹皮10g，泽泻10g，地骨皮12g，玄参10g，石斛10g，青蒿12g，麦冬10g。

方解：方中以生地黄清热凉血、养阴生津，牡丹皮清热凉血、活血散瘀，泽泻利水渗湿、清热泻火，知母、黄柏滋肾阴、清相火，伍以青蒿、地骨皮凉血、清退虚热，玄参、石斛、麦冬清热滋阴，甘草解毒、调和诸药，共同起到滋阴清热、凉血解毒之效。

（二）疾病分析

1.病因病机

本病多有先天禀赋不足，肝肾阴亏，阴阳失调。女子体阴而用阳，阴常不足，青年女性又值气火旺盛之时，故多有阴虚内热。若感受外邪，郁而化热，则引动虚火上炎；多次小产，致精血虚损，肾阴亏枯；兼因长期使用激素等纯阳之品，助热伤阴，致命相火动，水亏于下，内火燔灼，消灼阴液，真阴愈亏。虚火外能伤肤损络，内能损及营血、脏腑、三焦，致关节肌肉症状、脏腑虚损继而显现。

2.疾病症状

本证多见于SLE慢性活动期及服用激素后，病情尚未控制。骨关节症状是SLE最早出现的临床表现，也是疾病活动征象之一。90%以上的SLE患者出现关节疼痛，可伴有周围软组织肿胀，呈游走性、多发性，且可呈现红肿热痛，与风湿性关节炎症状相似，或关节症状表现累及指、趾关节似类风湿关节炎，一般不引起关节畸形。患者可出现肌痛和肌无力，5%~10%出现肌炎。SLE患者皮肤症状常见颊部红斑、盘状红斑等狼疮特异性皮疹，部分患者也可表现为网状青斑、甲周红斑、雷诺现象等非特异性皮疹。

3. 辅助检查

除抗ds-DNA抗体、ANA、抗Sm抗体外，其他实验室检查亦有辅助诊断意义。

（1）补体水平测定：大部分SLE患者血清补体水平低下，尤其在活动期，以C_3、C_4为著。

（2）抗心磷脂抗体：与患者血栓形成、皮肤血管炎、血小板减少和习惯性流产关系密切。

（3）血常规：常见贫血，大多数为正细胞性正色素性贫血；白细胞减少，一般为粒细胞减少和/或淋巴细胞减少；血小板减少，存活时间缩短。

4. 转归

本病初起多见肝肾不足，精血亏虚，阴阳失调。若失于调摄，或多产体虚，或药毒损害，则肾水亏枯，虚火燔灼，水亏于下，火炎于上，阴火消灼，真阴愈亏，病久阴血暗耗，阴损及阳，最终导致阴阳两虚。

案例三 **姚某，女，36岁，工人，2012年7月就诊。**

主诉：下肢水肿反复发作1个月。

现病史：患者3年前因皮肤红斑确诊为"系统性红斑狼疮"，目前服用泼尼松（20mg/d）已半年余，曾使用环磷酰胺（具体剂量不详），蛋白尿持续阳性，本次因反复下肢水肿1个月就诊。刻下症见腰膝酸软，双下肢浮肿，畏寒肢冷，神疲乏力，伴脘腹胀满，纳差，大便溏薄，尿少，舌淡胖苔白，脉沉迟无力。

既往史：系统性红斑狼疮病史3年。

查体：T 36.8℃，P 78次/分，R 20次/分，BP 140/85mmHg。神清，精神萎靡，面色无华，全身肌肤可见暗红色斑块。心肺听诊（−），腹部轻度膨隆，无明显压痛，肝脾肋下未触及，腹移动性浊音（±）。四肢肌力、肌张力正常，病理反射未引出，双下肢凹陷性水肿（++）。

辅助检查：尿蛋白（+++）；血清尿素氮10.5mmol/L，肌酐257μmol/L，尿酸587μmol/L；24h尿蛋白4.6g；肾穿刺检查提示狼疮性肾炎Ⅴ型。

（一）案例分析

（1）患者以"下肢水肿1个月"为主诉。

（2）患者有SLE病史，近期出现水肿症状，肾功能下降，24h尿蛋白量增高，符合狼疮性肾炎诊断，肾脏穿刺结果亦证实该诊断。

（3）主症分析：患者体内水液潴留，泛溢肌肤，导致下肢水肿，伴少量腹水，辨之当属水肿范畴。水肿当与鼓胀相鉴别，水肿一般以头面或下肢先肿，继而全身，一般皮色不变，腹皮无青筋暴露；鼓胀一般先见腹部胀大，继而下肢或全身浮肿，腹皮青筋暴露，故两者不难区别。

（4）证型分析：肾主水，肾阳亏虚，阳不化气，水湿下聚，或中阳不振，健运失司，气不化水，亦可导致水肿，按之凹陷不起；腰为肾之府，肾虚水气内盛，故水肿、腰痛酸重；肾阳虚衰，命门火衰，不能温养，故畏寒肢冷；脾虚运化无力，故腹胀便溏、神疲乏力；阳不化气，故尿量减少；舌淡胖苔白、脉沉迟无力均为脾肾阳虚之象。

（5）立法处方：本案患者证属脾肾阳虚，治宜温补脾肾，振奋阳气，方以济生肾气丸加减。

处方：附子（先煎）6g，肉桂6g，生地黄12g，山茱萸6g，山药15g，泽泻15g，牡丹皮15g，茯苓15g，白术10g，车前子30g，牛膝15g。

方解：肾为水火之脏，缘阴阳互根之理，善补阳者，必以阴中求阳，则生化无穷，故用六味地黄丸以滋补肾阴。肉桂、附子温补肾阳，补水中之火，温肾中之阳气；茯苓、白术健脾补气，配合车前子、泽泻通利小便，牛膝引药下行，直趋下焦，强壮腰膝。温肾、健脾同时并进，根据脾、肾的轻重主次，施治当有侧重。

（二）疾病分析

1.病因病机

本证多见于红斑狼疮活动后期。此型患者多因先天禀赋不足，后天失养而发病，若失治误治，病久阴血暗耗，每多阴损及阳，累及于脾肾，以致脾肾阳虚。肾阳虚衰，不能蒸化水液，水液气化输布失常；脾虚中阳不振，健运失司，水湿内生，故常见水肿征象。

2.疾病症状

肾脏受损是SLE最常见的临床表现，约75%病例受累，经肾穿刺活检有肾损害者占80%~90%，表现为肾炎或肾病综合征。肾炎时尿检发现红细胞、白细胞、管型和蛋白质。肾功能检测早期正常，逐渐进展，后期可出现尿毒症。SLE患者临床可出现：①尿检异常，持续性蛋白尿、尿蛋白（++）或（+++）、24h尿蛋白定量＞0.5g，持续镜下血尿或白蛋白尿，尿检有卵圆形脂肪小体、透明管型、颗粒管型等；②血肌酐持续升高；③肾功能减退，常规治疗无效，均应考虑狼疮肾炎。为判断预后、确定治疗方案应做肾活检，明确病理类型。

3.转归

SLE后期常见脾、肾等脏腑损害，常见脾肾亏虚，若失治误治，迁延反复，正气渐伤，可致脾肾衰败，水毒潴留，见关格重症，甚则邪毒内闭，元神涣散；或日久肾虚不能固藏，水谷精微不能充养形体，脏气难复，阳气、阴血极度消耗，可转为虚劳重症，最终阴阳两虚，甚则阴阳离决而危及生命。

其他疗法

（一）中成药

（1）红藤注射液：每次4支（每支2ml，含生药4g），加入5% ~ 10%葡萄糖注射液500ml中，静脉滴注，每日1次；或肌肉注射，每次1~2支，每日1~2次。用于系统性红斑狼疮血瘀较重者。

（2）雷公藤片：每服2片，每日3次。用于系统性红斑狼疮无肝功能损害者。

（3）昆明山海棠片：每服2~4片，每日3次。用于系统性红斑狼疮病情较轻者。

（4）三藤糖浆：雷公藤、红藤、鸡血藤各等量，制成糖浆，每次10~15ml，日服3次。具有活血、凉血、养血之功，用于各型系统性红斑狼疮。

（二）外治法

红斑Ⅱ号洗方：茜草、大黄、大青叶各30g，红花、乳香、没药各18g，上药煎汤，凉后浸患肢30分钟，每日2~4次，5日为1个疗程。功能清热凉血、活血止痛，用于热毒壅盛型红斑性肢痛。

（三）针灸疗法

（1）取穴分两组。甲组：风池、间使、华佗夹脊之胸3、胸7、胸11、足三里。乙组：大椎、合谷，华佗夹脊之胸5、胸9、腰1、复溜。每周针刺3次。上述两组穴位交替使用，10次为1个疗程，一般连续3个疗程。

（2）针刺风池、下关、地仓、承浆、瞳子髎、丝竹空、足三里、内庭，留针15分钟，每日1次，用于系统性红斑狼疮伴面瘫者。

（四）西医治疗

（1）糖皮质激素：具有抗炎、免疫抑制作用，在诱导缓解期，用泼尼松每日0.5~1mg/kg，病情稳定后缓慢减量。存在重要脏器急性进行性损伤时，可应用激素冲击治疗，予甲泼尼龙500~1000mg，静脉滴注，每天1次，连用3~5天为1个疗程。

（2）免疫抑制剂：活动期一般需选用免疫抑制剂联合治疗，有利于控制SLE活动，保护重要脏器功能，减少复发。可选用环磷酰胺（CTX）每日1~2mg/kg口服，或霉酚酸酯（MMF）每日1.5~2g。若无明显副作用，建议至少应用6个月以上。

（五）食疗

（1）桃仁粥：取杭白芍20g、桃仁15g、粳米160g，先将杭白芍水煎取液，约500ml；再把桃仁洗净去皮尖，捣烂如泥，加水研汁，去渣。上二味之汁液同粳米煮为稀粥，即可食用。有活血化瘀、通络止痛之功，适用于系统性红斑狼疮瘀热痹阻证。

（2）鲤鱼汤：取鲜鲤鱼1条约150~200g，黄芪60g，均洗净加入少许川椒，煮1小时，每次喝汤100~150ml，每日2次，空腹服下。有健脾利水作用，适用于系统性红斑狼疮低血浆蛋白性水肿。

预防调护

（一）预防

（1）调摄生活起居：避免日光暴晒及紫外线照射；避免使用有刺激性的或易致敏的化妆品；按时作息，不宜过于疲劳；女性患者病情未控制时，不宜妊娠；调摄寒温，适应四时气候变化，避免六淫邪毒侵袭而诱发旧疾。

（2）注意饮食忌宜：禁烟酒、忌辛辣刺激食物，防止诱发和加重病情。

（3）增强体质，提高防病能力。

（4）正视疾病，保持乐观情绪，消除各种消极心理因素，尽量避免精神刺激。

（二）护理

1.一般护理

病情发作时，应卧床休息，观察体温、脉搏、呼吸、血压、心率、舌苔、二便等。病情严重时，应注意变证，如痉证、闭证、厥脱等，密切观察病情变化，以防不测。

2.辨证施护

阴虚内热证者，不宜贪凉，夏季用温水洗澡；关节疼痛者，居住、工作环境避免阴暗潮湿，出汗后及时更换衣服，冬季避免接触冷水；手指青紫者，可用温经活血中药煎水浸泡，如桂枝、红花、当归、细辛、桃仁等；口舌破溃者，可用锡类散、西瓜霜喷剂局部用药，或金银花、甘草煎水漱口。

要点概括

（一）病因病机

系统性红斑狼疮病起于先天禀赋不足，肝肾阴亏，精血不足，加之情志内伤，劳倦过度，六淫侵袭，瘀血阻滞，血脉不通，皮肤受损，渐及关节、筋骨、脏腑而成本病。正虚不足为发病内因，复因后天调养失当，使阴阳失调，脏腑失和，气血运行不畅而发病。青年女性气火亢盛，阴血易亏，经孕、产、育伤阴耗血，火动阳亢，皆易诱发病情加重。六淫外邪侵袭是其外因，风寒、风湿内舍，不得发越，郁而化热，或火毒湿热，直接燔灼阴血，或日光曝晒，激发热毒，狼疮发作，邪毒内传，随经流传，外伤肌肤骨节，斑疹肌痛，骨节肿痛，内损脏腑气血，遍及三焦。

本病基本病机是素体虚弱，真阴不足，热毒内盛，痹阻脉络，内侵脏腑；病位在经脉、血脉，与心、脾、肾密切相关，可损及皮肤、肌肉、关节、肝、肺、脑等多个部位和脏腑；病性为本虚标实，本虚在早期为肝肾阴血亏虚，肺肾气阴两虚，后期以五脏阴阳俱虚，标实为热毒（湿热）、瘀血、痰饮、浊毒，本虚邪实间互为因果。

（二）辨证要点

本病急性发作期常见高热斑疹、目赤唇红、神昏抽搐、咳喘胸满，以热毒炽盛，气血两燔为主；亚急性期低热缠绵，腰酸肌痛，斑疹隐现，五心烦热，颧红咽干，多为阴虚火旺；慢性期及稳定期不发热或低热，腰酸腿软，目眩耳鸣，毛发脱落，心悸气短或盗汗自汗，畏风乏力，舌红脉细，多为肝肾阴虚或气阴两虚；狼疮肾炎的中晚期可伴有低蛋白血症、肾性高血压、肾功能不全，常见气阴两虚、脾肾两虚、阴阳两虚证候。

（三）证型分类

一般可分为热毒炽盛、瘀热痹阻、风湿热痹、脾肾阳虚、气血两虚、阴虚内热六种证型。

（四）治疗要点

本病临床多属本虚标实之证，故必须辨明本虚和标实的主次。标实为主者，须进一步辨明在气、在营、在血，何脏受累、病之轻重缓急；本虚为主者，还须进一步辨其气虚、阳虚、阴虚何者为主以及病位所在。其治疗当根据标本虚实的主次，确立相应的治法。由于本病多见肝肾阴虚，热毒侵袭，故滋阴降火、清热解毒为本病临床常用之治疗大法。

临证备要

（一）诊疗思路

本病症状多样，证候复杂，临证应辨明寒热标本虚实及病位。

（1）辨虚实寒热：一般新病多实，久病多虚，病初多热，病久多寒。临床常见虚实夹杂、寒热并见等多证候相兼者，治疗时依据虚实偏盛决定或攻或补，或攻补兼施之法，热盛则养阴清热解毒，寒盛则温阳散寒，但扶正大法贯穿于本病治疗的全过程。

（2）辨标本：本病以正气虚弱，气血不足，肝肾亏损为本，风寒湿热、痰浊、瘀血为标。急则治标，缓则治本，或标本同治。

（3）辨病位：早期病轻，一般在皮肤、肌肉、血脉、关节，治以散风、祛湿、清热、通络、祛邪，兼以扶正；后期病邪入络、入脏腑，缠绵难治，以补肝肾、健脾胃、益气血、调脏腑为主，兼以祛邪。本病最常影响的脏器为肾，狼疮性肾炎是影响患者生存率的重要因素，病程长、病情重，单用激素疗效不显著，病变后期大多出现脾肾两虚。

（二）病证变化多端，随机化裁

系统性红斑狼疮常见多脏器损害，尤以肾、肝、肺、心等脏器的损害为多见，治疗时应根据受损脏器的病变特点分别采用相应的治法。

（1）狼疮肾炎：主要表现为面目、四肢浮肿，尿中蛋白持续不消，治疗以健脾益肾为主，稍佐化气行水、活血化瘀之品，常用党参、黄芪、白术、山药、菟丝子、淫羊藿、茯苓、泽泻、车前子、桃仁、红花、泽兰等，用药不宜过于温燥，亦不可妄予分利，以防耗伤阴血。

（2）狼疮性肝炎：初期主要表现为胁胀、纳差等肝脾不和的征象，治以养肝运脾为主，佐以理气疏肝之品。气郁较甚，胁痛明显时酌加川楝子、郁金、延胡索；腹胀较著，从实用厚朴、鸡内金理气消胀，从虚用党参、山药健脾助运；肝功能明显损害时，加用黑料豆、枸杞、褚实子等。

（3）狼疮性肺炎：多见咳嗽、气喘、胸闷等，波及胸膜致胸膜炎者，治疗重在清热宣肺，以麻杏石甘汤或泻白散加减；胸腔积液者，则以下气行水为主，常用葶苈子、白芥子、苏子、茯苓、桑白皮、冬瓜子等；胸胁疼痛较著者，还当合入香附旋覆花汤以理气和络。

（4）狼疮性心肌炎：常见心悸、少寐、胸闷、气短、脉至数不匀，治疗以益气养阴、宁心安神为主，常用炙甘草、太子参、麦冬、五味子、丹参、生地黄、茯神、柏子仁、玉竹、酸枣仁等。本病证候错综复杂，临证时应抓住主要矛盾，灵活多变地随机施治。

（三）中西医结合治疗

本病急性期治疗多以激素及免疫抑制剂为主，可以迅速缓解病情，降低死亡率，但长期使用激素和免疫抑制剂可带来的严重的药物反应。中西医结合治疗，可增强疗效，解除西药毒副作用，协助西药减停，防治西药撤退后病情反跳。因此在发作期，应及时、足量地应用激素及免疫抑制剂，控制、缓解病情，防止脏腑功能进一步损害，配合中药治疗以减毒增效。病情缓解期，及早加用中药，逐步撤减激素直至停服或减至维持量，达到巩固疗效，平稳撤减激素，防止病情反复的目的。临床与实验研究发现，不少特异治疗SLE的中药，如雷公藤具有抗炎、抑制体液和细胞免疫、扩张血管、改善微循环和类激素样作用，并能使狼疮细胞及抗核抗体转阴、血沉和免疫球蛋白下降、尿蛋白清除、贫血改善；青蒿的有效成分青蒿素对体液免疫有抑制作用；白芍中的白芍总苷具有抑制和调节免疫反应、抗炎、止痛等作用；黄芪具有双向调节免疫功能，能减少蛋白尿、促进蛋白质合成、降血压、促进胰岛素分泌、促进骨髓造血等作用，临证时可选择应用。

 思考题

（1）系统性红斑狼疮有哪些典型临床表现？

（2）阐述中医对系统性红斑狼疮的病因病机认识。

（3）不同病期的系统性红斑狼疮如何辨证论治？

第十章　系统性硬化病

系统性硬化病（SSc），曾称硬皮病，是一种以皮肤和（或）内脏器官广泛纤维化为特征的自身免疫性疾病。中医古籍并无"系统性硬化病"之病名，其临床表现可有皮肤肿胀、硬化、萎缩，关节疼痛，雷诺现象，内脏受累等，故将其归于痹证范畴，有皮痹、皮痿、肌痹、脉痹、皮痰、血痹、骨痹、脏痹等病名。

案　例

案例一　陈某，女，27岁，职员，2014年8月就诊。

主诉：全身皮肤发硬1年，发热1个月。

现病史：患者1年前无明显诱因出现手指皮肤肿胀感、雷诺现象，后相继出现胸背、四肢及颈部皮肤肿胀感，全身散在脱色白斑，面部肿胀伴张口困难。1月前开始出现间断性低热，多于夜间体温升高。刻下症见颈部、躯干、四肢皮肤发硬，不能捏起，伴散在皮肤脱色及色素沉着，双手手指及面部肿胀感明显，握拳及张口困难，伴口苦、心烦，小便黄赤，舌质红，苔薄黄腻，脉滑。

既往史：平素体健，否认其他内科疾病史。

查体：T 37.8℃，P 70次/分，R 21次/分，BP 100/60mmHg。颈部、躯干、四肢皮肤肿胀，不能捏起，表面干燥光滑，伴散在皮肤脱色及色素沉着；双手手指呈腊肠样，指间关节屈伸受限，双手腕关节肿胀，屈伸受限；面具脸，张口两指。心肺听诊未见明显异常，腹部无明显压痛及反跳痛。

辅助检查：ANA抗体谱：抗SSA（+），抗Scl-70（+）；免疫球蛋白G 18.30g/L，免疫球蛋白A 5.12 g/L，C反应蛋白 39.30mg/L；胸部CT示两肺斜裂胸膜轻度增厚，两侧锁骨上及腋窝淋巴结肿大。

（一）案例分析

（1）患者为年轻女性，以全身皮肤肿胀变硬为主要症状，曾有雷诺现象，抗Scl-70（+），可诊断为系统性硬化病。

（2）临床上根据皮肤病变可将系统性硬化病分为肿胀期、硬化期和萎缩期。肿胀期皮肤呈非可凹性水肿，触之坚韧；硬化期皮肤呈蜡样光泽，紧贴皮下组织，不易捏起；萎缩期浅表真皮变薄变脆，表皮松弛。患者皮肤肿胀为主要表现，触之有坚韧感，应为肿胀期。

（3）主症分析：本案患者以全身皮肤肿胀，夜间发热为主症，当辨为皮痹之痰瘀痹阻证。患者虽有活动不利的表现，但不同于痿证，因该患者出现的张口及关节屈伸受限均因关节肿胀疼痛及皮肤肿胀所致，其显著特点为病变部位因痰瘀阻于皮肤、骨节，气血不畅而产生肿胀、屈伸不利等症。痿证一般无肢体关节疼痛，而以肢体痿软无力或肌肉萎缩为主要表现，病变部位或一侧或两侧，或上肢或下肢，或四肢同时发病。两者在病机和治疗方面均不相同，故诊断当属皮痹。

（4）证型分析：患者青年女性，素体脾气亏虚，健运无权，水湿内蕴，湿聚成痰，阻于肺部则气机升降失常，肺与皮毛相表里，痰湿蕴肺，故见皮肤肿胀。患者病程较长，久病入络，痰瘀交结，蕴而化热，故见夜间发热。舌质红、苔薄黄腻、脉滑为痰瘀痹阻之象，病理性质为本虚标实。

（5）立法处方：本案患者当属痰瘀痹阻证，治宜行气化痰，化瘀止痛，方予双合汤加减。

处方：桃仁10g，红花10g，当归20g，川芎10g，白芍12g，茯苓15g，半夏6g，陈皮6g，白芥子6g，竹沥10g，甘草3g。

方解：水湿内蕴，湿聚成痰，久病入络，痰瘀交结。方中用桃仁、红花活血祛瘀止痛；当归、川芎、白芍养血活血；半夏、茯苓、陈皮等健脾益气化痰；白芥子、竹沥理气清热化痰。

（二）疾病分析

1.病因病机

系统性硬化病患者早期多由于不慎外感寒邪，腠理闭塞，卫气郁滞，肺气不宣，不能输精于皮毛；寒为阴邪，易伤阳气，阳虚则寒，寒性凝滞，经脉气血为寒邪所凝闭，阻滞不通，不通则痛；血得寒则凝，气血运行不畅，瘀血内生；寒性收引，可使腠理、经络筋脉收缩而挛急，皮损变硬。加之患者素体脾肾阳虚，脾阳虚衰，运化无力，不能化生精微以养肾，导致肾阳不足；肾阳先虚，火不生土，不能温煦脾阳，或肾虚水泛，土不制水而反为所克，均使脾阳受伤，两者相互影响，均促成脾肾阳虚之本。

2.疾病症状

本案患者处于皮肤肿胀期。其典型症状为早期手指、手背发亮、紧绷，手指褶皱消失，汗毛稀疏；继而面部、颈部受累。患者上胸部和肩部有紧绷感，颈前可出现横向厚条纹，仰头时患者会感到颈部皮肤紧绷，其他疾病很少有这种现象。面部皮肤受累可表现为面具样面容，口周出现放射性沟纹，口唇变薄，鼻端变尖，受累皮肤可有色素沉着或色素脱失，皮肤病变可局限在手指、足趾和面部，或向心性扩展，累及上臂、肩、前胸、背、腹和腿，有的可在几个月内累及全身皮肤。

3.辅助检查

（1）一般实验室检查：无特殊异常。血沉可正常或轻度增快。贫血可由消化道溃疡、吸收不良、肾脏受累所致，一般情况下少见。可有轻度人血白蛋白降低，球蛋白增高。

（2）免疫学检测：血清ANA阳性率达90%以上，核型为斑点型和核仁型。以HEP2细胞作底片，在CREST综合征患者中，约50%~90%抗着丝点抗体阳性，在弥漫性系统性硬化病患者中仅10%为阳性；约20%~40%患者，血清抗Scl70抗体阳性；约30%患者类风湿类子（RF）阳性；约50%患者有低滴度的冷球蛋白血症。

（3）病理及甲褶检查：硬变皮肤活检见网状真皮致密胶原纤维增多，表皮变薄，表皮突消失、皮肤附属器萎缩。真皮和皮下组织内（也可在广泛纤维化部位）可见T淋巴细胞大量聚集；甲褶毛细血管显微镜检查显示毛细血管祥扩张与正常血管消失。

4.转归

患者正值盛年，早期正气未衰，正邪交争，故发热、周身皮肤肿胀、关节肿痛明显，若患者经积极治疗，痰瘀得化，痹痛得减，肿胀消失；若治疗不当，或频繁发作，气血运行不畅日甚，湿、热、痰、瘀有形之邪交结日久，肌肤失于濡养，可进一步加重，甚至出现硬化、萎缩。

案例二 唐某，女，45岁，职员，2015年4月就诊。

主诉：双手指遇冷变白、皮肤变硬5年，胸闷4个月。

现病史：患者5年前出现遇冷时双手指变白，得温则渐青紫而后潮红，并逐渐出现双手指远端皮肤变硬，不能捏起，未予重视，近4个月来出现胸闷，遂至当地医院就诊，查ANA、抗Scl-70阳性，nRNP弱阳性；肺部CT示：双下肺叶背侧间质性病变，心脏彩超未见异常，诊断为混合性结缔组织病、肺间质纤维化，并住院治疗，予羟氯喹、乙酰半胱氨酸片、双嘧达莫等治疗，病情缓解不理想。刻下症见双手指远端皮肤硬化，晨起觉双手麻木，活动后胸闷，双膝关节疼痛，无食管反流、吞咽困难，舌淡红，苔薄白，脉细涩。

既往史：否认其他内科疾病史。

查体：T 37.1℃，P 80次/分，R 19次/分，BP 130/80mmHg。神清，精神欠佳，面色少华。心脏听诊（－），右肺呼吸音低，双下肺可闻及湿啰音。腹部平软，无明显压痛，肝脾肋下未触及。双手指远端皮肤变硬，皮温低，不能捏起，面具脸。

辅助检查：ANA抗体谱示：ANA、抗Scl-70阳性，nRNP弱阳性。胸部CT示：两肺胸膜下间质性改变，结合病史考虑符合结缔组织病相关性肺部改变。上消化道钡餐示：食管改变符合结缔组织病。心脏彩超未见异常。

（一）案例分析

（1）患者以"双手指遇冷变白、皮肤变硬5年，胸闷4个月"为主诉。

（2）患者有典型雷诺现象，双手远端皮肤增厚、紧硬，面部皮肤略有紧绷感，皮纹变浅。ANA抗体谱示：ANA、抗Scl-70阳性，nRNP弱阳性。胸部CT示：两肺胸膜下间质性改变，结合病史考虑符合结缔组织病相关性肺部改变。上消化道钡餐示：食管改变符合结缔组织病。根据以上表现，可诊断为系统性硬化病。患者除雷诺现象及肢端硬化表现，有肺部及食道受累，属于系统性硬化病的表现。

（3）主症分析：本案患者以双手指遇冷变白、皮肤变硬、胸闷为主症。肺主皮毛，朝百脉，辅心行血，肺气受损，可出现胸闷，气虚血行不利，血脉瘀滞而表现为手指遇冷变白变紫，当辨为痹证之肺痹。皮痹是以皮肤浮肿，继之皮肤变硬、萎缩为主要症状的一种病证，脏腑受累少见。而肺痹除表现为皮肤肿硬，主要表现为胸闷气短，咳嗽等肺部表现。皮痹的主要病因是外邪侵袭，其中以风寒湿邪为主，即所谓"感于三气则为皮痹"。而肺痹因皮痹日久不愈，病情发展所致。《素问·痹论》曰："皮痹不已，复感于邪，内舍于肺。"两者应为疾病的不同发展阶段，在症状、病机和治疗方面均不相同，不难鉴别。

（4）证型分析：肺主一身之气，肺之和皮也，其荣毛也，肺气亏虚则卫表不固、皮毛失养；气行则血行，气虚无推动之力，则脉道滞涩、血行瘀滞；血不能载气，又可影响气机宣发肃降，导致筋骨失于温润，不能布达四肢，症见肢端色白紫暗、肢体寒冷；肺气郁闭，肺的生理功能减弱，故可见咳喘无力、气短、动则益甚。舌淡红、苔薄白、脉细涩为气虚血瘀之象。

（5）立法处方：本案患者当属气虚血瘀，治宜补肺益气，清瘀通络，方予《永类钤方》之补肺汤加减。

处方：党参10g，黄芪20g，当归20g，山药20g，五味子10g，丹参20g，牡丹皮10g，凌霄花10g，桃仁10g，阿胶（烊化）10g，桔梗6g，甘草3g。

方解：党参、黄芪为补肺气之要药；山药味甘、性平，有平补肺脾肾气之功，与党参、黄芪同用可增加全方补益肺气的作用，并有健脾助运之功；当归养血活血，通络止痛，为血中之气药，亦血中之圣药也，体现了本方"补""行"的特点；丹参味苦、性微寒，活血凉血；牡丹皮、凌霄花、桃仁活血化瘀，通络止痛，与党参、黄芪、山药等同用。另外，阿胶为"血肉有情之品"，填阴塞隙，以养肺阴，本病病变在肌肤，辅用阿胶取"以形养形"之意；五味子补肺敛肺，桔梗属肺经之药，作引经之用补气并行血，气行则推动血液运行而清瘀，血行通畅则不断给脏腑经络之气提供营气等精微物质，而保持脏腑之气充足调和。

（二）疾病分析

1.病因病机

本案患者年近半百，肺气渐虚，气机不足，脏腑功能障碍，易引起气血循行障碍而致血瘀。肺气虚，易感受风、寒、湿等外邪和内伤刺激，诱发血瘀的产生和加重血瘀程度；肺气虚，则表现为胸闷，活动后气喘；气虚血行不利，脉道涩滞，四肢无以充养，故表现为遇冷变白变紫；肺气虚则津液代谢障碍，形成水湿痰饮等病理产物，又可进一步加重气虚，使血液运行不畅，产生或加重血瘀病理变化。肺气虚的病程，大多气虚在先，血瘀在后。

2.疾病症状

本案患者以雷诺现象、肢端硬化、肺部及食道受累为主要表现，雷诺现象严重时可由于缺血导致指尖凹陷性瘢痕或指垫消失。肺间质病变在病初最常见的症状为运动时气短、活动耐受量减少；后期出现干咳；食管下部括约肌功能受损可导致胸骨后灼热感、反酸；长期可引起糜烂性食管炎、出血、食管下部狭窄等并发症；下2/3食管蠕动减弱可引起吞咽困难、吞咽痛。

3.辅助检查

系统性硬化病伴抗Scl-70阳性的患者中，肺间质纤维化常常较重。

（1）肺间质纤维化常以嗜酸性肺泡炎为先导。在肺泡炎期，高分辨胸部CT可显示肺部呈毛玻璃样改变，支气管肺泡灌洗可发现灌洗液中细胞增多；X线胸片示肺间质纹理增粗，严重时呈网状结节样改变，在基底部最为显著；肺功能检查示限制性通气障碍，肺活量减低，肺顺应性降低，气体弥散量减少。查体可闻及细小爆裂音，特别是在肺底部。闭塞、纤维化及炎性改变是肺部受累的原因。

（2）卧位食道钡透：可见食管蠕动减弱甚至消失。

4.转归

若治疗及时，肺气得以宣发，血行调畅，注意调摄，避受风寒之邪，可使胸闷、指端青紫得以改善。若不知调摄，反复感受风寒之邪，可使正气损伤更甚，并进一步损伤心、脾、肾之气，而致病情进一步加重。

案例三 胡某，女，47岁，职员，2014年11月就诊。

主诉：双侧指、趾皮肤变硬、反复溃疡15年，加重18天。

现病史：患者15年前无明显诱因出现手足远端皮肤逐渐变硬，诊断为"系统性硬化病"，予血浆置换治疗，自述病情好转5年。后患者多次因雷诺现象，双手指、足趾溃疡就诊于医院，期间使用激素及环磷酰胺（间断使用，因不能耐受停用），后使用羟氯喹（因眼部不适停用）。近年来患者指、趾端破溃反复发作，曾行干细胞移植治疗，自述效果不佳。18天前患者开始出现右足趾发黑发紫，伴疼痛，遂就诊于当地医院，患者拒绝一切检查，予"前列地尔注射液20μg，qd，静脉滴注""曲马多0.1g，qd，口服"，治疗后症状未见明显好转，加予"甲泼尼龙40mg，qd，静脉滴注"控制本病，右足趾仍发黑发紫，疼痛明显。刻下症见双手手指散在溃疡，呈腊肠样，握拳困难，右足足趾发黑发紫，足底呈暗紫色，疼痛明显，神疲乏力，面色少华，形寒怕冷。舌质紫暗，苔薄白，脉沉细弦。

既往史：否认其他内科疾病史。

查体：T 36.6℃，P 72次/分，R 18次/分，BP 140/80mmHg。神清，痛苦面容，面色无华。心肺听诊（-），腹部平软，无明显压痛，肝脾肋下未触及。双手手指散在溃疡，呈皮革样，握拳困难，面部肿胀，皮肤紧绷，牙齿脱落10余颗，右足足趾发黑发紫，足底呈暗紫色、有压痛，右足小趾末端及右手小指均已缺失。双下肢无凹陷性水肿。

辅助检查：暂缺。

（一）案例分析

（1）患者以"双侧指、趾皮肤变硬、反复溃疡15年，加重18天"为主诉。

（2）患者有指趾皮肤硬化、指趾端破溃，累及面部，符合系统性硬化病诊断。

（3）部分患者除皮肤表现外，可有内脏受累，故应完善检查。如卧位钡餐造影或食管镜等方法检查食管功能；心脏彩超了解患者是否有肺动脉高压及心功能情况；胸部高分辨CT及肺功能检测以了解肺间质是否有累及；监测血压，并行肾功能检查了解是否有肾危象；免疫学检测帮助诊断；甲周微循环了解毛细血管祥功能；必要时可行皮肤活检。

（4）主症分析：本案患者主要表现为指趾端遇冷青紫、疼痛，并有指端破溃，神疲乏力，面色少华，形寒怕冷，辨之属脉痹范畴。脉痹与历节均可出现肢体疼痛，但历节发病遍历关节，疼痛剧烈，日轻夜重，可出现关节僵硬变形；脉痹主要表现为关节疼痛，但以肢端破溃疼痛为主，两者在症状上有所不同，不难鉴别。

（5）证型分析：患者中年女性，营血虚弱，寒凝经脉，致血行不利。素体血虚而又经脉受寒，寒邪凝滞，血行不利，阳气不能达于四肢末端，营血不能充盈血脉，遂呈手足厥寒。舌质紫暗、苔薄白、脉沉细弦为寒凝血脉之象。

（6）立法处方：治宜温经散寒，养血通脉，方以当归四逆汤加减。

处方：当归12g，桂枝9g，芍药9g，细辛3g，通草6g，大枣8枚，炙甘草6g。

方解：处方分析：本方以桂枝汤去生姜、倍大枣，加当归、通草、细辛组成。方中当归甘温，养血和血，桂枝辛温，温经散寒，温通血脉，为君药。细辛温经散寒，助桂枝温通血脉；白芍养血和营，助当归补益营血，共为臣药。通草通经脉，以畅血行；大枣、甘草益气健脾养血，共为佐药。重用大枣，既合归、芍以补营血，又防桂枝、细辛燥烈大过，伤及阴血。甘草兼调药性而为使药。

（二）疾病分析

1.病因病机

本案患者中年女性，调摄不当，营血虚弱，复感寒湿之邪，寒凝经脉，血行不利，阳气渐虚，四末失于温煦，病初因脉涩不通，故见遇冷指趾发白发紫，日久瘀血渐生，脉道阻塞不同，故见指趾端破溃、坏死；因调摄不当，或不能远离寒冷作业，气血受损，故正气渐虚，可病入脏腑，转为气血不足、脾肺肾亏虚之证，病变由表入里，由浅入深。

2.疾病症状

该患者血管病变是系统性硬化病发病的基础。当患者遇冷或情绪激动时，会出现手、指足趾皮肤毛细血管前动脉和动静脉分流的关闭引起皮肤苍白、发绀的变化。刺激结束（转暖）后，血管痉挛解除，皮肤转为潮红，伴麻木、烧灼、刺痛感，通常需10~15分钟，指（趾）变为正常颜色或呈斑状。

3.转归

本病病位初期在肢体、关节之经脉，继则侵蚀筋骨，如失于诊治，可出现指趾坏疽加重，甚至截肢；疾病后期内损脏腑，尤以心、肺、肾气受损为多见；肾气受损，气化失司，日久则水湿内停，外溢肌肤，而成水肿；心阳不振，气血瘀阻，可有胸闷、动则气喘。肺失肃降，可有干咳、气喘、咯痰。疾病进一步发展，可致阴阳两虚，预后不佳。

其他疗法

（一）中成药

（1）雷公藤多苷片：祛风解毒，除湿消肿，舒筋活络。口服，每次2粒，每日3次。主治风湿痹阻所致的系统性硬化病。

（2）丹参注射液：活血化瘀，通脉养心，每次30ml，每日1次。主治血脉痹阻所致的系统性硬化病。

（3）龙血竭胶囊：活血散瘀，定痛止血，敛疮生肌。每次4~6粒，每日3次，外用，取内容物适量，敷患处或用酒调敷患处。主治系统性硬化病之指端溃疡疼痛明显者。

（4）脉管复康片：活血化瘀，通经活络。每次4片，每日3次。主治系统性硬化病雷诺现象明显者及指趾破溃者。

（5）积雪苷片：每次2~4片，每天3次。主治系统性硬化病皮肤及肺纤维化。

（二）外治法

（1）取羌活20g、独活20g、红花20g、艾叶20g、威灵仙60g、千年健20g、蜀羊泉30g、石菖蒲30g、食醋500g，加水2500g，混合煮沸后熏洗患部，用于系统性硬化病初期。

（2）取川草乌20g、炮姜10g、鸡血藤30g、川桂枝20g、红花10g、伸筋草30g、透骨草30g煎汤外洗，用于系统性硬化病初期。

（3）菖蒲透骨草浸泡方：取透骨草30g、石菖蒲30g、川乌20g、草乌20g、艾叶30g、红花10g、伸筋草30g、桂枝20g，煎汤乘热熏蒸，用于系统性硬化病浮肿期。

（4）红花桂枝酒：红花、桂枝各30g，加50%乙醇250ml浸泡，加温后趁热温熨，用于系统性硬化病硬化期。

（5）桃、柳、桑、槐、榆树各1尺（33.33厘米），乳香、没药、羌活、千年健、三七、鸡内金各15g，用香油500ml煎开，纳以上诸药炸至焦黄，去药渣，趁热加入黄丹50g，制成药膏，将药膏加温取出敷患处治疗。

（三）针灸疗法

（1）方法一：取曲池、足三里、三阴交、阳池、大椎、命门、膏肓、中脘或神阙、气海、关元、肺俞、膈俞。使用毫针围刺法，在局部皮肤损害部位，以每2.5cm为间隔，针身与皮肤夹45°刺入，针刺以患处基地中心部为方向，留针时施予捻转补法，其频率200次/分，每次30分钟。留针的同时，辅以艾灸治疗，施予非化脓灸。若患者起病不久，体质仍强壮，患处在肩背、腰腹、两股，皮损面积大者，壮数宜多；若患者患病日久，体质较虚弱，患处在头面、胸部、四肢末端等皮薄多筋骨处，壮数宜少。运用艾灸时，注意局部皮肤红晕为度，连续灸5~9壮。病情较重患者，每日治疗1次，若皮肤开始恢复，部分症状缓解后，可隔日1次治疗，15次为1个疗程。

（2）方法二：取关元、血海、膈俞、曲池、三阴交、足三里、膏肓。使用毫针围刺法，选用4根28号1寸毫针，在皮肤硬化边缘，4根毫针从4个方向往中心刺入进针，针身与皮肤呈45°，针与针呈90°。再予隔姜片灸，姜片直径以2~3cm为度，厚约0.2~0.3cm，姜片中间用针刺数孔，姜片上放置艾炷，一般给予5~7壮，易炷复灸，以皮肤红晕为度。

（四）西医治疗

本病尚无特效药物。皮肤受累范围和病变程度为诊断和评估预后的重要依据。早期治疗的目的在于阻止新的皮肤和脏器受累，而晚期的目的在于改善已有的症状。

1. 一般治疗

（1）糖皮质激素和免疫抑制剂：在早期水肿期，糖皮质激素对关节痛、肌痛有疗效，剂量为泼尼松30~40mg/d，连用数周，渐减至维持量10~15mg/d，对晚期特别是有氮质血症患者，糖皮质激素能促进肾血管闭塞性改变，故禁用；免疫抑制剂疗效尚不肯定，常用的有环孢霉素、环磷酰胺、硫唑嘌呤、甲氨蝶呤等，与糖皮质激素合并应用，常可提高疗效和减少糖皮质激素用量。

（2）青霉胺：从每日0.125g开始，空腹服用。一般2~4周增加0.125g，根据病情可酌加至0.75~1g/d。用药6~12个月后，皮肤可能会变软，肾危象和进行性肺受累的频率可能会减低。

2. 对症治疗

（1）雷诺现象：劝患者勿吸烟，手足避冷保暖。予前列环素、内皮素受体拮抗剂、磷酸二酯酶抑制剂、前列环素类似物。如症状较重，有坏死倾向，可加用血管扩张剂哌唑嗪。静脉给予前列腺素E1可缓解雷诺现象，治疗指端溃疡。双嘧达莫和小剂量阿司匹林均有抑制血小板聚集的作用。手指坏疽部位可外用硝酸甘油贴膜，此外血管紧张素受体拮抗剂酮色林或血清紧张素重新摄取抑制剂氟西汀对雷诺现象也有较好疗效。

（2）反流性食管炎：告知患者要少食多餐，餐后取立位或半卧位。可服用组织胺受体阻断剂如西咪替丁、雷尼替丁等，或质子泵抑制剂奥美拉唑等降低胃酸。若有吞咽困难，可用多潘立酮等增加胃肠动力药物。腹部胀满者可间断服用广谱抗生素。

（五）食疗

如是局限性系统性硬化病，皮肤病变面积无扩大，病情稳定者，皮肤病变在硬化、萎缩期者，可适当进食温性食物；辨证为湿热瘀阻，症见皮肤红肿、皮温较高，病变皮肤面积加大，病情发展，皮肤病变在初期或肿胀期者，则不宜进食温性食品，尤其不能进食辣椒、韭菜、酒、羊肉、狗肉等，可以适当进食寒凉性食物。

另外，皮肤硬化严重的系统性硬化病患者，还可适当进食咸味食物，如海带、紫菜、牡蛎、盐等，中医理论认为咸味食物有软坚散结的作用，可以促进皮肤软化；皮肤肿胀明显者，可以适当多进食山药、薏米、白扁豆、小麦、冬瓜、白茅根等具有健脾化湿、利水作用的食物；百合具有润肺止咳、清心安神功效，现代药理研究证明，其有抑制胶原纤维硬化增生作用，系统性硬化病患者均可服用。

预防调护

（一）预防

（1）避免外感风、寒、湿邪，注意四时气候的变化，对于四肢怕冷者应注意全身及局部保暖，冬季须棉衣、戴帽子和手套。

（2）戒烟、忌酒，避免情绪激动。

（3）避免到人群密集处，以减少感染机会。

（4）避免接触硅等化学物品。

（二）护理

1.一般护理

病情稳定者，注意休息，适当锻炼，促使四肢肌肉萎缩症状好转，关节活动受限恢复，仍需随时注意保暖，严防感冒。对于皮肤僵硬活动不便者，帮其生活护理，协助患者服药、进食等，并且定时观察体温脉搏、呼吸、血压等。

2.心理护理

患者精神情绪良好，是治疗效果和病情好转重要的因素。护理人员适时的关怀，友好、诚恳的态度交谈，帮助患者建立充足信心，减少其对疾病未知的忧虑，保持乐观的情绪，避免消极态度，降低诱发或加重血管收缩的因素，使其积极地配合治疗。做好心理护理，培养良好的生活方式，增加食欲，充足睡眠。

3.重症护理

护理时床上加放海绵垫，防止皮肤摩擦破损，嘱咐患者注意休息，长期卧床应定时翻身，适时给予协助。用药酒擦拭促进局部皮肤的血液循环，重点施予关节活动部位，使关节灵活度增加。平常应注意温、湿度的改变，将患者肢体做好保暖护理，避免受凉导致指趾端的血管收缩，还应定时观察肢体有无缺血、发绀等症状。由于肺部纤维化而出现咳嗽、咯痰困难，经常拍击背部，帮助痰液咳出。定时测量生命体征，加强病情观察。

要点概括

（一）病因病机

六淫外侵为本病的发病因素。六淫是指风、寒、暑、湿、燥、火六种邪气。六淫可单一致病，或在侵袭人体后，发生转化，如风、寒、湿三气杂至，合而为痹，《内经》

阐明三气杂至，但受邪有先有后的顺序，然而感邪孰轻孰重，在病程发展中表现又各有不同；肺、脾、肾亏虚是其发病基础，肺主皮毛，肺之气阴亏损，皮肤失其柔润，变硬如革、干燥、无汗；脾司运化，主肌肉，脾虚气血生化无源，肌肤失养则面色萎黄，甚则皮毛枯槁；肾主骨藏精，命门之火所在，肾精受损，则肾阳温煦生化作用及生殖功能低下，表现为畏寒肢冷、皮肤板硬萎缩、干燥无华、头发枯脱等症。本病皮肤干枯变硬，为阴液不足，病虽在皮毛与肺，其本在肾。故病机以肺、脾、肾气阴不足为主，形成多脏同病。

（二）辨证要点

1. 辨虚实

皮痹之实证多属外邪侵袭，或痰阻血瘀之候。如皮肤肿硬、肢冷不温、恶寒身痛、舌淡苔白、脉弦紧，则为寒湿证；如皮肤肿硬而热、身热不退、舌红苔黄、脉数，则为湿热证；若皮肤坚硬如革、肤色暗滞、舌质暗或有瘀点瘀斑、脉沉细涩，则为痰瘀阻痹证。皮痹之虚证则以皮肤萎缩、肌肉消瘦、肢冷不温为临床特点，常伴有周身乏力、纳少便溏、气短心悸、面色不华、腰膝酸软等症，多为气血两虚及脾肾阳虚之证候。

2. 辨脏腑

本病主症虽见于皮腠，但病机有在表、在里之分。初起风寒痹阻肌肤脉络，病在表；继则可因阳气势微，抗邪无力，传入脏腑，可使肺、肾、脾脏受累，病在里。辨皮痹是否入脏腑，是本病辨证之关键。

（三）证型分类

本病常见证型有寒湿痹阻证、痰浊瘀阻证、气虚血瘀证、肾阳亏虚证。寒湿痹阻证常见于早中期，痰浊瘀阻证、气虚血瘀证多见于硬化期、雷诺现象明显或肺脏受累者，肾阳亏虚证多见于疾病晚期。

（四）治疗要点

本病早中期以祛邪为主，予祛寒除湿通络等；硬化期、雷诺期以扶正与祛邪兼顾，予温阳通络，祛寒止痛；晚期当以扶正为主，注意顾护脾胃。

临证备要

（一）临证勿过用辛温燥烈之品

本病临床虽以寒证或虚寒证多见，但痰瘀痹阻经络日久，易郁而化热，加之长时间应用温阳散寒等辛温燥烈之品，易化燥伤阴，出现寒热、虚实错杂之象，故治疗本病时，应在温阳散寒、化痰祛瘀通络的同时，酌加养阴清热之品，如鳖甲、生地黄、知母、石斛、天花粉、连翘、蒲公英等。

（二）扶正需明察脏腑主次以延缓传变

由于系统性硬化病的突出特征是血管病变（病变血管壁纤维化、增厚、管腔狭窄，甚至闭塞及肢端，尤其是双手小动脉阵发性痉挛）、免疫激活和细胞基质的过度合成与沉积。正虚寒凝、痰瘀痹阻是其主要病机，并且贯穿疾病始终，故治疗本病时主张在扶正温阳散寒的同时，注重化痰祛痰通络，善用白芥子、半夏、南星等温阳化痰；三棱、莪术、紫丹参、三七粉、赤芍、川芎等活血逐瘀；同时常配合丝瓜络、皂刺、炮山甲、穿山龙等品以加强活血通络之力。风湿病疑难杂症不仅有多种病性的表现，在病位的传变上亦是如此。风湿病是个慢性复杂过程，其病位的传变有多方面的表现，如表现为皮、肉、脉、筋、骨五体痹的传变。

皮痹的治疗，依据病变的不同阶段和疾病寒热虚实的不同性质来决定治疗方法。疾病初起，外邪侵袭，经络痹阻，治疗应以祛邪通络为主；病情进一步发展，痰瘀痹阻，治疗应以化痰活血通络为主；若皮痹日久损及正气，则需以补益气血、温补脾肾为主；虚实夹杂，则需祛邪与扶正兼施。本病寒证、瘀证居多，温阳散寒、活血化瘀是其主要治法。本病累及脏腑出现喘息、心悸心痛、吞咽困难时，可按肺痹、心痹、脾痹等病辨证论治，临床应注意久病，又复感外邪，外邪入里侵袭脏腑，脏腑功能损伤导致各脏腑出现病变的证候，见于痰瘀内生，滞留骨骼关节处，故病程缠绵难愈。

（三）辨证结合辨病提高疗效

本病中医诊治应在辨证论治的基础上结合辨病，通过望、闻、问、切四诊收集患者的主诉、病史、症状、舌脉及体征，进行辨证分型，依照证候特点提出相应的治疗方法。所谓辨病，即先收集临证望、闻、问、切四诊，辨别中医病临床特点，审证求因，掌握中医特点，辨识并拟以针对性治法，再从西医的论点掌握病程中病变规律，结合理化检验指标，进一步分析系统性硬化病的治疗进展，归纳整理，并结合现代医学中药药理研究，考虑患者体质，在辨证论治的基础上，适当选用免疫抑制、抗纤维化、抗炎、改善血液微循环等药物。

（1）抑制免疫作用：临床常选用雷公藤、青风藤、鸡血藤、忍冬藤、牡丹皮、赤芍、桃仁、白芍、徐长卿等。临床在辨证论治的基础上，注意药物的特性，发挥其特长，寒偏盛者用雷公藤、青风藤配伍制川乌、制草乌、制附子、细辛、麻黄等药物；热偏盛者用雷公藤、忍冬藤配伍石膏、牡丹皮、黄柏等药；血瘀者用桃仁、青风藤配伍赤芍、全蝎、地鳖虫等药；年龄偏大，病程较长，活动性指标较稳定，兼有血虚患者，用鸡血藤配伍当归、白芍、甘草、首乌等药物。诊病时应仔细审查寒热虚实的差异，视病情的轻重，灵活运用，随证加减。

（2）抗纤维化作用：临床治疗系统性硬化病时在中医辨证用药的基础上，多加用穿山甲、炙鳖甲、土鳖虫、水蛭、生牡蛎、全蝎、蜈蚣、乌梢蛇、三棱、莪术、皂角刺、红花、丹参、灵仙、赤芍、川芎、山慈菇、海藻、昆布、鬼箭羽等针对性治疗。

思考题

（1）系统性硬化病应与哪些疾病进行鉴别？

（2）系统性硬化病在辨证施治时为什么不能过用辛燥之品？

（3）系统性硬化病如何辨证论治？

第十一章　皮肌炎

皮肌炎是一种以骨骼肌慢性/非化脓性炎症性病变为主的自身免疫性结缔组织病，临床多表现为肌无力，肌痛，伴有特征性皮疹（眶周紫红色水肿斑，颈、胸充血性斑疹，Gottron丘疹）及其他不典型皮疹（手足皮肤皲裂和过度角化伴甲根红斑，"技工手"，与恶性肿瘤相关的恶性红斑），常累及全身多个脏器，伴发肿瘤的频率较高。皮肌炎之病名在中医古文献无记载，近代多数学者根据其不同阶段的临床表现，将其归属于风湿病中"肌痹""痿证""阴阳毒"范畴。

案　例

案例一　陆某，男，40岁，工程师，2014年4月就诊。

主诉：四肢肌肉无力伴全身皮疹1月余。

现病史：患者1个月前无明显诱因下出现四肢肌肉酸痛无力，伴下蹲起立、双臂抬举困难，双手腕疼痛、眶周紫红色皮疹伴全身乏力，曾服抗过敏药无效，遂来医院就诊。刻下症见患者颈部、四肢肌肉酸痛无力，下蹲起立、双上臂抬举困难，面部、四肢、胸腹部紫红色皮疹，瘙痒不明显，头发稀疏，咳嗽偶作，咯少量白痰，偶有头晕心慌，阵发轻度胸闷气喘，活动后明显，舌质红，苔薄黄腻，脉弦滑。

既往史：否认乙肝、结核等传染病史，否认其他慢性病病史。

查体：T 37.2℃，P 85次/分，R 20次/分，BP 140/91mmHg。神志清，精神可，面部、四肢、胸腹部紫红色皮疹，头发稀疏，双侧上眼睑呈淡紫色肿胀。双肺呼吸音稍粗，未闻及明显干湿啰音，腹部平软，无压痛及反跳痛，肝脾肋下未触及，双下肢无水肿。生理反射正常，病理反射未引出。颈屈肌肌力2级，双上肢近端肌力3级，双下肢近端肌力3级。

辅助检查：血沉60mm/h，谷草转氨酶724U/L，谷丙转氨酶314U/L，胆碱酯酶5758U/L，肌酸激酶12946U/L，CK同工酶519 U/L，乳酸脱氢酶2544U/L，免疫球蛋白G 17.1g/L，免疫球蛋白A 3.99g/L，CRP 14.2mg/L，抗"O" 2621U/L。肌电图：肌源性损害，周围神经损伤。肌活检示：病理（右腿）表皮轻度萎缩，小血管周少量炎细胞浸润，皮肤附属器减少，骨骼肌轻度变性伴局灶炎细胞浸润，灶性肌纤维再生，间质纤维组织增生，结合临床，考虑皮肌炎改变。免疫病理：（右腿）结合HE及免疫表型，符合皮肌炎改变。

（一）案例分析

（1）患者以颈部、四肢肌肉酸痛无力，下蹲起立、双上臂抬举困难，面部、四肢、胸腹部紫红色皮疹为典型症状。

（2）患者辅助检查示血沉增快，醛缩酶、谷草转氨酶、谷丙转氨酶、乳酸脱氢酶增高；肌酶谱检查：肌酸激酶、CK同工酶升高；免疫八项：抗"O"、CRP、免疫球蛋白G和免疫球蛋白A异常；肌电图、肌活检均异常。

（3）主症分析：本案患者以四肢肌肉无力伴全身皮疹为主症，当辨为肌痹之湿热阻络。患者出现四肢乏力是由于湿邪入络痹阻经脉，经脉失养而发为肌痹，湿热浸渍肌肤，瘀阻气血，则见皮疹症状，与痹证之关节疼痛，关节疼痛废用所致的肌肉无力不同。两者在病机和治疗方面均有不同，故本案患者当属于肌痹之湿热阻络。

（4）证型分析：患者中青年男性，形体偏胖，素体脾气亏虚，健运无权，水湿内蕴，湿聚成痰，郁而化热，阻于肺部则气机升降失常，肺与皮毛相表里，湿热蕴肺，故可引起皮肤湿热痹阻而发皮疹，湿多肿胀，热则局部皮肤色红。舌质红、苔薄黄腻、脉弦滑为湿热阻络之象。

（5）立法处方：本案患者当属湿热阻络证，治宜清热祛湿，解肌通络，方予四妙散加减。

处方：苍术10g，黄柏10g，川牛膝10g，知母10g，大青叶10g，蒲公英10g，白花蛇舌草10g，黄芪20g，紫草10g，怀山药15g，茯苓15g，炒白术10g，当归10g，丹参15g，地骨皮15g，白鲜皮15g，甘草5g，煅龙骨30g。

方解：湿热壅滞经络关节，气血不畅，故关节红肿疼痛剧烈。方中用知母清热除烦、养胃生津；黄柏性味苦寒，清热燥湿，善清下焦之湿热；苍术辛苦而温，燥湿健脾；牛膝补肝肾、强筋骨、活血通经，兼可引药下行；薏苡仁健脾利湿、清热除湿，与苍术配伍，强化健脾利湿之功，断湿热之源，标本同治，共奏清热祛湿、舒筋利痹之功。

（二）疾病分析

1.病因病机

隋代医家巢元方的《诸病源候论》中对痹证病因病机进一步进行了阐述，其曰："风湿痹病三状，或皮肤顽厚，或肌肉酸痛……内血气虚则受风湿，而成此病。久不瘥，入于经络，博于阳经，亦变令身体手足不随。"《素问》也有讨论肌痹的专篇，指出肌痹的症状主要是肌肉疼痛，麻木不仁，甚至肌肉萎缩，疲软无力，手足不随等。肌痹的病因有内因和外因两方面，内因为禀赋不足，外因为邪毒侵袭，或湿热浸淫，使脾肺两伤而为病。病理变化为正气亏虚，卫外不固，邪毒外袭，蕴于皮肤肌肉，或感受湿热，浸淫肌肤，瘀阻气血，均可致皮肤红斑，肌肉疼痛。邪毒常致肺热津伤，湿热困脾，脾胃亏虚。病久肝肾阴虚，经脉肌肤失养，而致手足痿废不用。

2.疾病症状

本案患者病理性质为本虚标实，虚实夹杂，患者禀赋不足，脾气亏虚，湿浊内蕴，又遇湿热之邪趁隙而入，浸淫肌肤，痹阻经络，出现肌肤红斑、肌肉酸痛乏力；湿浊蕴肺，肺气不宣，故出现咳嗽、咳痰等症。

3. 辅助检查

（1）血沉：血沉增快。

（2）肌酶谱检查：醛缩酶、谷草转氨酶、谷丙转氨酶、乳酸脱氢酶增高。肌酸激酶最敏感，其增高或降低可作为病情程度及疗效的指标，约95%的皮肌炎患者会出现肌酸激酶的增高，可达正常值的数十倍。

（3）自身抗体：抗核抗体：阳性率38.5%~80%，多见斑点型；抗Jo-1抗体：多为皮肌炎标记抗体，阳性率为8%~20%

（4）肌电图：显示肌源性损伤，少数可合并神经源性损伤，肌源性损伤四联症：①插入活动延长；②纤颤在正相电位出现；③运动电位时限缩短和多相电位增加；④重收缩干扰项或病理干扰相。

（5）肌肉活检：具有诊断意义的变化为间质血管周及肌束间有炎性细胞（淋巴细胞为主）浸润；肌纤维破坏、变性、萎缩、肌横纹不清；肌束间纤维化，肌细胞可有再生；血管内膜增生。

4. 转归

本病初期如辨证正确，湿热得去，肌肤得养，注意调摄，治疗及时，则病情可以好转；若不规范治疗，可并发其他内科疾病。若正虚邪入，首先影响脾胃，继而影响肝、脾、肾，则身倦乏力、肌肉萎缩、气短神疲、腹胀纳呆；肝肾受累，则头晕神疲、腰酸乏力、四肢痿软、步履蹒跚、经脉挛急；脾肾双亏，水谷不化或痰湿内蕴，则顽痰怪病常出，如肿瘤等。

案例二 王某，男，36岁，职员，2015年1月就诊。

主诉： 双下肢乏力伴皮疹1月余，咳嗽半个月。

现病史： 患者1个月前无明显诱因下出现双下肢乏力伴双手手指肿胀，活动后气喘，于当地医院就诊，查RF 49.7mg/L，予泼尼松6片口服治疗，后激素自行减量停药，未见明显效果，后又出现双下肢水肿，遂来医院就诊。刻下症见双下肢肌肉酸痛无力，爬楼、起立时明显，平卧后不能自行坐起，双上肢乏力，偶有肱三头肌疼痛，双手手指肿胀，手指晨僵，头面部、上胸背部大量鲜红水肿性斑片，局部皮肤粗糙质硬，伴见咳嗽、咳黄痰，活动后气喘，心慌胸闷，身热不退，口干，喜冷饮，舌红绛，舌尖处有细小裂纹，苔黄燥，脉弦滑。

既往史： 否认其他内科疾病史。

查体： T 38.8℃，P 102次/分，R 22次/分，BP 127/74mmHg。神清，精神可，头面部、上胸背部大量鲜红水肿性斑片，触之灼热，局部皮肤粗糙质硬。心律齐，双下肺听诊呼吸音稍粗，腹部平软，无明显压痛，肝脾肋下未触及。生理反射存在，病理反射未引出。双上肢近端肌力4级，双下肢近端肌力3级，远端肌力正常。

辅助检查：血常规：白细胞计数 14.24×10^9/L，中性粒绝对值 12.41×10^9/L；血沉 61mm/h，谷草转氨酶156U/L，谷丙转氨酶107U/L，肌酸激酶5488U/L，CK同工酶175 U/L，乳酸脱氢酶685.9U/L，α–羟丁酸449U/L；免疫球蛋白G 15.7g/L，CRP 43.5mg/L；ANA定量>500U/ml。肌电图：肌源性损害，周围神经损伤。肌活检：病理（左大腿）送检肌肉组织少量淋巴细胞浸润，局部肌纤维水肿变性、坏死。免疫组化：（左大腿）浸润肌间淋巴细胞主要为CD3+T细胞，CD4+T细胞较CD8+T细胞多，局部见CD68+细胞。肺功能：肺活量降低、潮气量及每分通气量基本正常范围；轻度限制性肺通气功能减退；最大通气量测定轻度降低范围；残气量轻度降低，肺总量中度降低；弥散功能测定经矫正后中度降低范围。胸部CT：两肺间质性炎症伴胸膜增厚，以右中肺及两下肺为著。

（一）案例分析

（1）患者以"双下肢乏力伴皮疹1月余，咳嗽半个月"为主诉。

（2）患者发病之初服用泼尼龙控制病情，无明显改善，现双下肢乏力，面部、上胸背部大量鲜红水肿性斑片，触之灼热，局部皮肤粗糙质硬，符合皮肌炎诊断，目前处于皮肌炎急性活动期。同时血常规示白细胞计数 14.24×10^9/L，中性粒绝对值 12.41×10^9/L；胸部CT示两肺间质性炎症伴胸膜增厚，以右中肺及两下肺为著。故目前皮肌炎累及于肺，肺部间质性病变，患者咳嗽、吐黄痰，故诊断为间质性肺炎伴感染。

（3）主症分析：本案患者以"双下肢乏力伴皮疹1月余，咳嗽半月"为主诉，结合患者症状、体征及辅助检查，西医诊断为"皮肌炎"，中医诊断为"肌痹"，辨证为热毒入络证。患者主要表现为双下肢乏力，面部、上胸背部大量鲜红水肿性斑片，触之灼热，局部皮肤粗糙质硬，四诊合参属"肌痹"范畴，可与"痿证"相鉴别，痿证多有肢体痿软废用，与本案患者不符。两者在病机和治疗方面均有不同，故本案患者当属于肌痹之热毒入络证。

（4）证型分析：热毒炽盛，侵入血分，血热瘀阻致肌肉容养失司，而见双下肢肌肉乏力；热入血分，热伤血络，而见面部、上胸背部大量鲜红水肿性斑片，触之灼热；热毒袭肺，肺络受损，故见呛咳，时有气喘；热毒耗伤血中津液，血变黏稠，运行受阻成瘀，故见口干喜冷饮；舌红绛、舌尖处有细小裂纹、苔黄燥、脉弦滑均属热毒入络之象。

（5）立法处方：由上述可见，本案患者属于热毒入络证，治宜清热解毒，凉血通络，方予犀角地黄汤加减。

处方：水牛角（先煎）30g，生地黄30g，赤芍15g，牡丹皮15g，金银花30g，玄参10g，竹叶10g，连翘15g，生石膏（先煎）30g，知母15g，黄芩10g，败酱草30g。

方解：热毒炽盛，灼伤血络，故见肢体乏力及水肿性斑片。方中水牛角苦咸寒，凉血解毒；生地黄甘苦寒，凉血滋阴生津，既助水牛角清热凉血止血，又可恢复已失之阴血；赤芍、牡丹皮清热凉血、活血散瘀；竹叶、黄芩滋阴润肺。

（二）疾病分析

1.病因病机

本案患者素体禀赋不足，卫外不固，热毒内侵，蕴结皮肤肌肉，湿热蕴久化为热毒，浸淫肌肤，瘀阻气血，导致皮肤紫红肿斑，肌肉疼痛。邪毒侵袭，常致肺热津伤，肺络受损；湿热困脾，常致脾胃亏虚。病久肝肾阴虚，筋脉肌肤失养，而致手足痿废不用。

2.疾病症状

根据临床症状，本病需与以下疾病相鉴别。①感染性肌炎：该疾病与病毒、细菌、寄生虫感染相关，表现为感染后出现肌痛、肌无力；②内分泌异常所致肌病：如甲状腺功能亢进引起的周期性瘫痪，以双下肢乏力多见，为对称性，伴肌痛，活动后加重，发作时出现低血钾，补钾后肌肉症状缓解；甲状腺功能减退所致肌病，主要表现为肌无力，也可出现进行性肌萎缩，常见为嚼肌、胸锁乳突肌、股四头肌及手部肌肉，肌肉收缩后弛缓延长，握拳后放松缓慢；③代谢性肌病：多由线粒体病、嘌呤代谢紊乱、脂代谢紊乱和碳水化合物代谢紊乱所致。

3.转归

若治疗及时，热毒散去，肌肤得养，注意调摄，可使症状改善。若热毒瘀久不散，后期可内损脏腑，并发脏腑病症，肾元受损，气化失司，并发其他内科疾病。

案例三 **张某，女，66岁，退休，2014年5月就诊。**

主诉：四肢乏力9年余。

现病史：患者9年前确诊皮肌炎，一直于医院就诊治疗（具体不详），近2个月病情反复。刻下症见双下肢乏力，偶有隐痛，时有胸闷气喘，头晕目眩，耳鸣，腰部酸痛，神疲乏力，心悸气短，面色少华，舌红少苔，脉细数。

既往史：高血压、糖尿病病史10余年。否认其他慢性病史。

查体：T 36.0℃，P 72次/分，R 20次/分，BP 139/72mmHg。神清，精神可，双手背可见陈旧性皮疹。心肺听诊（－），腹部平软，无明显压痛，肝脾肋下未触及。四肢肌力、肌张力正常，病理反射未引出。

辅助检查：血沉21mm/h，谷草转氨酶145U/L，谷丙转氨酶85U/L，肌酸激酶2634U/L，CK同工酶102 U/L，乳酸脱氢酶553.7U/L，α－羟丁酸452U/L；免疫球蛋白G13.2g/L；ANA抗体谱：抗Jo-1抗体（＋），ANA定量>500U/ml。肌电图：肌源性损害。肌活检：病理（左大腿外侧）表皮轻度萎缩，局灶角化过度，钉突消失，真皮乳头层小血管周见淋巴单核样细胞浸润，真皮纤维胶原化，少量骨骼肌轻度粗细不均，局灶萎缩，局部间质少量淋巴细胞浸润。胸部CT：双下肺局限性间质纤维化。

（一）案例分析

（1）患者以"四肢乏力9年余"为主诉。

（2）患者有皮肌炎9年余，病情反复发作，伴陈旧性皮疹，肢体乏力，头晕目眩，耳鸣,腰部酸痛,神疲乏力,符合皮肌炎慢性期诊断。

(3)主症分析:本案患者下肢乏力,陈旧性皮疹,辨之属肌痹之肾气不足范畴。

(4)证型分析:邪恋日久,其势已衰,故病势缓慢,肌肉隐痛;气血俱亏,肾阴不足,精血不能濡养筋骨经脉,则肢体痿软无力;腰为肾之府,肾主骨,精髓不足,则腰脊酸软,不能久立;目为肝之窍,耳为肾之窍,发为血之余,肾脏精血亏虚,不能上承则目眩头晕,耳鸣;舌红、少苔、脉细数均为肾阴不足之征。

(5)立法处方:本案证属患者肾阴不足,治宜补益肝肾,滋阴通络,方以健步虎潜丸加减。

处方: 生地黄12g,熟地黄12g,白芍20g,牛膝10g,桑寄生12g,鹿衔草30g,杜仲10g,鹿角胶10g,黄柏10g,知母12g。

方解: 桑寄生、杜仲、鹿角胶补肝肾,强筋骨;牛膝补肝肾,强筋骨,逐瘀通经;生地黄、白芍、知母滋阴,熟地黄滋补肝肾,黄柏清虚热,共奏补益肝肾,滋阴通络之功。

(二)疾病分析

1.病因病机

本案患者有皮肌炎病史,病情反复,久病不愈,累及肝肾,气血受损,故正气渐衰,病入脏腑,转为气血不足,肝肾阴虚之证,病变由表入里,由浅入深,由实转虚。

2.疾病症状

患者年老体弱,双侧手背可见陈旧性皮疹,双侧下肢乏力,肌电图示肌源性损伤,胸闷气喘,头晕目眩,耳鸣,腰部酸痛,神疲乏力,心悸气短,属于皮肌炎慢性期。皮肌炎病情后期呈慢性发展,累及内脏,造成呼吸、消化、心脏等内脏损害,或并发肿瘤。

3.转归

本病病位初期在肢体、关节之经脉,疾病后期内损脏腑,尤以肝肾气阴受损为多见。肾气受损,肝阴不足,濡养失职,则出现四肢痿软乏力。若肾气衰竭,水毒潴留,可发为肾劳。

其他疗法

(一)中成药

(1)雷公藤制剂:雷公藤多苷片,每次10~20mg,每日3次,口服,3个月为1个疗程。本药有一定的毒性,服药期间需定期复查血常规和肝功能。

(2)薄盖灵芝注射液:系薄盖灵芝菌丝体制剂。适合皮肌炎恢复期,每日肌内注射1~2支,连用1~4个月。灵芝功擅滋补强壮,扶正培本,具有增进肌力、改善肌萎缩的作用。

（二）外治法

（1）药浴：肌肉、皮肤红斑肿痛者可予中药清热利湿方（芙蓉叶15g，玉竹15g，野菊花12g）外洗，每次约15~20分钟，每日3~5次治疗30天；对肌肉肿胀疼痛较甚，若辨属寒湿入络，药浴方可用生川乌、生草乌、生南星、红花、细辛、冰片等温经散寒，活血通络；若辨属湿热蕴毒证，药浴方可用金银花、冬瓜皮、泽泻、泽兰、知母、黄柏、土茯苓等清热泻火，利水消肿。

（2）面部红斑可用外抹氧化锌软膏护肤遮光。

（3）肌肉关节疼痛无力，皮肤不红，肢端青紫发凉者，可用红花五灵脂药酒、木瓜药酒涂抹按摩，或用透骨草30g、桂枝15g、红花10g、木瓜15g、苏木20g煎汤熏洗浸渍患处。

（4）外敷法：取食盐500g、小茴香籽120g，放锅内炒热，用布包敷痛处，每天2~3次，适用于皮肌炎肌肉及关节疼痛者。

（三）针灸疗法

本病取穴以阳明经为主，上肢取肩髃、曲池、合谷；下肢取髀关、足三里；肺热者加尺泽、肺俞；湿热者加阴陵泉、脾俞；肝肾阴虚者加肝俞、肾俞。肺热及湿热者，单针不灸，用泻法；肝肾阴亏者用补法，配合灸法。

（四）食疗法

紫河车粉1份，或用煮熟猪（或牛）骨髓3份，捣烂，和入米粉，白糖适量调服。食欲尚佳者，也可用新鲜骨髓加入黄豆适量煮食。适用于皮肌炎病久腿软无力、肌肉萎缩者。

（五）西医治疗

1.药物治疗

（1）糖皮质激素为首选药物，起始剂量以泼尼松每日1mg/kg，病情控制后可逐渐减量至5~10mg/d维持，维持时间至少2年。对严重患者可考虑用泼尼龙1g/d静脉冲击治疗，连续3天。

（2）免疫抑制剂：对应用足够泼尼龙仍不能控制者加用甲氨蝶呤片10~15mg/周，或硫唑嘌呤1~3mg/（kg·d），合并肺间质病变者可用环磷酰胺400mg，静脉给药，2周1次，治疗4~6周开始生效，维持3~6个月，病情逐渐好转后逐渐减量或停用，环孢素A和苯丁酸氮芥也有一定疗效。

2.物理疗法

如红外线疗法、紫外线疗法、穴位红外线照射疗法、穴位紫外线照射疗法等。

3.特殊疗法

如血浆置换、大剂量免疫球蛋白冲击治疗等。

预防调护

（一）预防

皮肌炎大多呈慢性发展，部分累及内脏，造成呼吸、消化等系统或心脏损害，或并发肿瘤。临床应积极治疗各种并发症，出院后要注意检查身体，以便早期发现肿瘤及其他并发症。

（二）护理

饮食宜忌辛辣刺激之品，生活起居劳逸适度。早期饮食应该清淡，中晚期要注意增加营养，肢体要适当活动，局部要按摩，精神宜舒畅。除常规护理外，应注意调节室温，增加营养，对肌肉无力者应常帮助翻身和肢体活动，进食困难时要嘱患者注意体位，防止呛噎。对病程较长的患者，鼓励自我锻炼，肢体常活动，局部多按摩。重症炎症的急性期患者，应卧床休息，可做关节和肌肉的被动活动，每日2次，以防止肌肉挛缩，但不鼓励做自主活动。恢复期可适量轻度活动，但动作不宜过快，尽可能生活自理，根据肌力恢复程度，逐步增加活动量，但应避免过度疲劳。

要点概括

（一）病因病机

皮肌炎的病因有内因和外因两方面，内因为禀赋不足，外因为邪毒侵袭，或湿热浸淫，致肺脾两伤而为病。病理变化为正气素虚，卫外不固，邪毒外袭，蕴于皮肤肌肉，或感受湿热，浸淫肌肤，瘀阻气血，均可致皮肤红肿紫斑、肌肉疼痛；邪毒侵袭，常致肺热津伤；湿热困脾，常致脾胃虚亏；病久肝肾阴虚，筋脉肌肤失养，而致手足痿废不用。

（二）辨证要点

1.辨病位

痿证初起，发热、咳嗽、咽痛或在热病之后出现肢体软弱不用者，病位多在肺；四肢痿软，食少便溏，纳呆腹胀者，病在脾胃；下肢痿软无力明显，甚则不能站立，腰膝酸软，头晕耳鸣者，病在肝肾。

2.辨虚实

痿证因感受温热毒邪或湿热浸淫者，多急性发病，病程发展较快，属实证。热邪最易耗津伤正，故疾病早期常见虚实夹杂。内伤积损，久病不愈，多属虚证，但又常兼夹湿热痰瘀等实邪。

（三）证型分类

临床常见证型有热毒入络证、湿热阻络证、寒湿痹阻证、肺脾气虚证、肾阴不足证。

（四）治疗要点

本病急性期治疗以祛邪为主，可予清热解毒、清热化湿、散寒除湿等；间隙期治疗以扶正为主，可予滋补肝肾、温补脾肾、补益气血等；正虚邪恋者，当扶正祛邪。

临证备要

（一）辨证和辨病结合治疗

中医对于皮肌炎、多肌炎的治疗理念通过多年研究，认为多发性肌炎和皮肌炎属于中医学的"体脏痹证"和"痿证"范畴。突出特点表现为"肌痹"和"肌肤痹"，早期偏于邪实多为"痹证"，后期虚实错杂也可表现为"痿证"。其主要病因病机是素体禀赋不足，阴阳气血与五行生克制化失常，以致邪毒内蕴或内外合邪，邪毒瘀痹肌肤与内脏脉络，脏腑又因之受损，故为邪痹虚损之证。其中邪毒瘀血是致病的关键因素，因此确立清血解毒、通络逐瘀为主要治法贯穿始终，再根据病变的不同阶段以及脏腑受损的寒热虚实情况辨证论治。中医药治疗立足整体调节，一方面通过调节神经-内分泌-免疫功能，纠正免疫异常，减少抗体和免疫复合物的产生，另一方面通过多层次多环节的治疗作用消除已经形成的抗体和免疫复合物，恢复血管与肌肉皮肤的正常结构与功能，从而消除肌痛、肌无力，改善恢复肌肉萎缩，使皮肤恢复正常颜色。同时有效控制消化道、心肺等内脏病变。经过长期的临床观察和实验研究证实，只要及时正规治疗，中医系统治疗的患者，是可以完全康复的。西医多采用激素和免疫抑制剂治疗，其副作用较多，疗效也不甚显著。

（二）中西医结合治疗

皮肌炎是病因病机均复杂的自身免疫性疾病，中医药治疗的优势主要体现在调整人体异常的免疫功能，改善局部及全身症状，尤其在缓解红斑、肌痛、肌无力等症状方面优于单纯西医治疗。中药与西药合用后可增强其疗效，并减少西药毒副作用、降低复发率，同时对多皮肌炎多系统损害如肺间质病变、肝功能异常、肾脏病变、血管炎等都有一定的治疗作用，并能提高患者的生活质量。

大量实验研究证明，皮肌炎及其各临床亚型具有不同的免疫发病机制。皮肌炎主要与体液免疫有关，其靶抗原可能是毛细血管内皮细胞或血管的其他结构成分。中医治疗有明显优势，尤其是在本病的慢性期治疗和协助西药治疗、减低西药的毒副作用方面。但单纯用中医药较难控制病情，故进一步从中医学角度深入探讨该病的病因病机和治疗机制、加强中药疗效以及确定行之有效的中西医结合疗法，仍很迫切，有待于进一步深化研究。

皮肌炎的多系统损害合并恶性肿瘤是本病预后不良的重要原因，也是临床治疗比较棘手的问题，中西医结合治疗研究的重点应放在中药是否能够防治本病早期的多系统、多器官损害，涉及肿瘤的治疗则需联合肿瘤科医生合作治疗。

思考题

（1）皮肌炎的诊断标准是什么，需要与哪些疾病相鉴别？

（2）临床上皮肌炎应如何治疗？

（3）皮肌炎如何辨证论治？

第十二章 干燥综合征

干燥综合征（SS）是一种以外分泌腺高度淋巴细胞浸润和血清中存在多种自身抗体为特征的慢性系统性自身免疫性疾病。临床以干燥性角膜结膜炎、口腔干燥症等为表现，可累及其他系统。本病可单独存在，称为原发性干燥综合征（pSS），也可以和肯定的自身免疫病并存，称为继发性干燥综合征。根据本病临床以口干、眼干等的主要表现，当属中医之"燥痹""燥证"范畴。

案 例

案例一 徐某，女，49岁，2010年8月2日就诊。

主诉：口干、眼干6月余，加重1个月。

现病史：患者6个月前无明显诱因出现口干、眼干，当时未予重视，近1个月口干、眼干症状明显加重。刻下症见口腔溃疡频发，眼干，口干，咽干，进干食需水送服，关节窜痛，疼痛不甚，口苦，恶心，脘腹灼痛，纳呆，寐可，小便调，大便干，舌红，少苔，脉细数。

既往史：平素体健，否认其他内科疾病史。

查体：T 37.0℃，P 78次/分，R 20次/分，BP 130/82mmHg。神清，精神欠振。心肺听诊（－），腹部平软，上腹部无明显压痛，肝脾肋下未触及。四肢关节无畸形、无红肿、无压痛。四肢肌力、肌张力正常，病理反射未引出。

辅助检查：血沉8mm/h，IgM 89.8mg/L，IgA 285 mg/L，IgG 1680 mg/L，ANA 抗体 1∶800，RNP/Sm 抗体（＋），Sm（－），抗SSA、SSB抗体（＋），抗Ro-52（＋），白细胞计数3.5×10^9/L，血红蛋白109g/L，肝肾功能正常，双眼希尔默试验（＋）。

（一）案例分析

（1）患者以口腔咽喉干燥、眼干、关节疼痛为典型症状。

（2）患者口干、眼干症状时间大于3个月，抗SSA、SSB抗体（＋），双眼希尔默试验（＋），符合原发性干燥综合征诊断。

（3）主症分析：本案患者以口干、眼干为主症，当辨为燥痹。燥痹症状主要有口、咽、眼、鼻等清窍干涩及皮肤、阴道等部位干燥，伴或不伴有关节疼痛，活动不利等表现。消渴症状虽有口干，但以多饮、多食、多尿、形体消瘦等为主要症状，且无关节疼痛。两者症状有明显不相同之处，两者不难鉴别。

（4）证型分析：燥邪伤及脾胃，津液生化乏源，不能濡润清窍肌肉关节，出现口眼干燥、关节疼痛；胃阴耗伤，胃失和降则脘腹灼痛、恶心纳呆，肠道津液不足则大便偏干；胃阴亏虚，虚火上炎则口腔溃疡反复发作；舌红少苔、脉细数为阴虚之象。

（5）立法处方：本案患者当属脾胃阴虚，治宜养阴生津，健脾和胃，方以益胃汤加减。

处方：玉竹30g，石斛20g，沙参15g，麦冬15g，生地黄10g，竹茹15g，白芍10g，砂仁6g，茯苓20g，甘草6g。

方解：方中玉竹、石斛合用，养阴生津和胃；沙参、麦冬养阴止渴、益胃生津；生地黄滋养胃阴；竹茹降逆止呕；白芍养血柔肝敛阴；砂仁醒脾和胃；甘草调和诸药。全方共奏养阴生津、健脾和胃之效。

（二）疾病分析

1.病因病机

中医古代文献中无与干燥综合征相应的病名，但《证治准绳·七窍门》中有"神水将枯""视珠外神水干涩而不莹润，……，缓失则神膏干涩，神膏干涩则瞳神危矣"等记载。现代中医将本病命名为"燥痹"。燥痹发病，主要和正虚外感、阴虚津亏、气滞血瘀、燥盛化毒等因素相关，虚、瘀、毒相互搏结，致使体内津液失布，皮肤毛发、五脏六腑、眼口诸窍失于濡养，发为燥痹。本案患者感受燥邪，损伤脾胃，胃阴已伤，津液亏乏，失于濡润，发为燥证。故脾胃阴虚是导致本病案的重要原因，感受燥邪为主要诱发因素。

2.疾病症状

本案患者为原发性干燥综合征，口干、眼干是淋巴细胞和浆细胞对唾液腺和泪腺进行性破坏，引起唾液及泪液减少的口干燥症及干燥性角结膜炎的表现。口干燥症常见症状为口干，进食困难，龋齿，腮腺肿大，舌痛，口腔溃疡等；干燥性角结膜炎常见症状为眼干涩、异物感、泪少，严重者欲哭无泪。本案患者伴有关节疼痛的表现，该病的关节病变多呈一过性，极少有关节破坏和畸形。

3.辅助检查

（1）抗SSA、抗SSB：抗SSA和（或）抗SSB阳性最常见的是干燥综合征，其次为系统性红斑狼疮，在诊断中具有重要意义。

（2）免疫球蛋白：免疫球蛋白升高。

4.转归

本病预后较好，有内脏损害者经恰当治疗后大多可以控制病情达到缓解，但停止治疗又可复发。内脏损害中出现进行性肺纤维化、中枢神经病变、肾小球受损伴肾功能不全、恶性淋巴瘤者，预后较差。其余系统损害者经恰当治疗大多病情缓解，甚至可以恢复日常生活和工作。

案例二　　秦某，女，62岁，2010年1月13日就诊。

主诉： 口干、眼干3年余，关节肿痛10年。

现病史： 3年前患者无明显诱因出现口干、眼干，后逐渐自觉吞咽困难，进食需用水送，伴关节肿痛变形，间断中西药治疗，病情反复。刻下症见口干无唾，眼干目涩，双眼视物模糊，偶有耳鸣，时感两侧胁肋胀痛，手足心热，盗汗，双下肢乏力，双手指关节疼痛变形，纳差，进食需用水送，寐差，大便干，3日一行，小便调，舌暗红，少苔，脉沉细。

既往史： 类风湿关节炎病史，否认其他内科疾病史。

查体： T 36.8℃，P 70次/分，R 21次/分，BP 126/78mmHg。神清，精神可，面色少华。心肺听诊（−），腹部平软，无明显压痛，肝脾肋下未触及。双手指及足趾肿胀、畸形，呈"纽扣花""天鹅颈"。四肢肌力、肌张力正常，病理反射未引出。

辅助检查： 血沉30mm/h，C反应蛋白0.77mg/L，IgM 89.8 mg/L，IgA 285 mg/L，IgG 1680 mg/L，ANA（+），核仁型1∶800，RNP/Sm（−），Sm（−），抗SSA及抗SSB抗体（+），Ro–52（+），肝、肾功能正常，血、尿常规正常。双眼希尔默试验（+）。

（一）案例分析

（1）患者以"口干、眼干3年余，关节肿痛10年"为主诉。其主症特征为口干、眼干、关节肿痛等。

（2）患者有类风湿关节炎病史，关节肿胀疼痛反复发作，进而关节畸形，3年前出现口干、眼干等症状，抗SSA及抗SSB抗体阳性，双眼希尔默试验（+），符合继发性干燥综合征诊断。

（3）主症分析：本案患者口干无唾，眼干目涩，双眼视物模糊，伴有关节肿胀疼痛、关节变形、屈伸不利，当辨之为燥痹。外燥证与燥痹均可出现口鼻咽干、皮肤干燥的表现，但燥痹有关节疼痛，可出现关节肿胀畸形；外燥证则没有关节症状的表现。两者在症状上有所不同，不难鉴别。

（4）证型分析：痹证迁延，正虚邪恋，关节疼痛反复发作，关节经络气血瘀阻，久则骨失濡养，骨损形坏见关节肿胀畸形；久病伤阴，耗伤津液，损及肝肾，肝肾阴津亏虚，不能上呈头面，濡养清窍，见口干无唾，眼干目涩，视物模糊；肝肾阴虚，虚火上扰，迫津外泄，故手足心热、盗汗；舌暗红少苔，脉沉细为肝肾阴虚之象。

（5）立法处方：本案患者证属肝肾阴虚，治宜滋阴清热，补益肝肾，方用增液汤合六味地黄汤加减。

处方： 生地黄10g，玄参15g，麦冬10g，石斛15g，菊花10g，杜仲10g，白芍10g，牡丹皮10g，郁金10g，酸枣仁20g，狗脊15g，山茱萸10g，甘草6g。

方解： 方中玄参咸寒入肾，滋肾水而泄血热；生地黄甘寒入肾，壮水主而凉心营，二药凉血热以护阴津，滋肾阴以濡五脏，兼顾心、肝、肾三脏；配麦冬滋养肺胃阴津；石斛、菊花以清肝明目；白芍以酸甘敛阴；牡丹皮、郁金合用疏肝郁而清瘀热；酸枣仁养阴血而安神志；狗脊、杜仲补肝肾、强筋骨；山茱萸补肝肾敛阴；甘草调和诸药。全方共奏滋阴清热、补益肝肾之功。

（二）疾病分析

1.病因病机

本案患者有类风湿关节炎病史，病情迁延反复，关节经络气血痹阻，久则骨失濡养，骨损形坏。因调摄不当，久病不愈，气血受损，故正气渐虚，此时病入脏腑，转为气血津液不足、肝肾亏虚之证。

2.疾病症状

本案患者为类风湿关节炎合并继发性干燥综合征，除了口干、眼干等干燥综合征的临床表现外，还有类风湿关节炎典型的对称性小关节的骨质破坏、畸形，表现为双手指及足趾的肿胀及"纽扣花""天鹅颈"畸形样改变。

3.辅助检查

希尔默试验：检测泪液基础分泌情况，试纸湿润长度≤5mm/5min，为该试验阳性，诊断泪液缺乏。

4.转归

本病若治疗得当，可较好缓解症状，本案患者还须积极控制类风湿关节炎的病情，以减缓关节破坏，提高生活质量。

案例三 **高某，女，43岁，农民，2003年12月12日就诊。**

主诉：反复发热、口眼干燥10余年。

现病史：患者10年前出现反复发热、口眼干燥，被诊断为干燥综合征。平素易感冒、发热（37.8~38.0℃）、咳嗽，伴双下肢疼痛，畏寒，多于午后出现，自服退热药可退，持续2天左右，无汗出。刻下症见口、眼、鼻、阴道干燥，咳嗽，痰色白易咯出，无发热，食纳可，夜眠差，大便每天3~4次，便质稀不成形，月经提前10余日，量少色红无血块，带下正常。舌体胖，舌尖红，无苔，脉沉细。

既往史：平素体健，否认其他内科疾病史。

查体：T 37.0℃，P 76次/分，R 21次/分，BP 130/85mmHg。神清，精神萎靡，面色少华。心脏听诊（－），两肺呼吸音稍粗，未闻及明显干湿啰音。腹部平软，无明显压痛，肝脾肋下未触及。四肢肌力、肌张力正常，病理反射未引出。

辅助检查：抗SSA及抗SSB抗体（＋），肝、肾功能正常。唇腺活检：多个淋巴细胞灶。胸部CT：局部间质病变。

（一）案例分析

（1）患者以"反复发热、口眼干燥10余年"为主诉。其主症特征为反复发热、口眼干燥等。

（2）患者反复发热、口眼干燥，抗SSA及抗SSB抗体阳性，唇腺活检示多个淋巴细胞灶，胸部CT示局部间质病变，符合干燥综合征诊断。

（3）主症分析：患者以反复发热、口眼干燥为主症，当辨之为燥痹。本案患者虽有咳嗽、咯痰、发热等表现，但其均可由燥痹引发。

（4）证型分析：患者正气不足，感受燥邪，正虚邪恋，燥为阳邪，耗气伤阴，气阴两虚，故反复发热而无汗；燥邪伤肺，肺失宣降，肺气上逆，故咳嗽咯痰；病程日久，子盗母气，肺病及脾，脾运失司，水湿内生，故大便稀溏；气血生化乏源，则月经量少；阴虚不制阳，血热妄行，则经期提前。舌体胖、尖红、无苔、脉沉细为气阴两虚之象。

（5）立法处方：本案患者当属气阴两虚证，治宜益气养阴、化痰止咳，方予麦冬汤加减。

处方：太子参10g，南沙参10g，麦冬10g，百部10g，桃仁10g，杏仁10g，黄精10g，紫菀10g，枇杷叶15g，旋覆花（包）10g，百合15g，佛手10g，清半夏10g，前胡10g，生白术10g，甘草6g。

方解：方中以沙参、麦冬、百部、黄精等养肺阴；太子参、白术等补脾益肺；半夏、枇杷叶等宣肺布津化痰，补而不腻；旋覆花、佛手等疏肝；杏仁、紫菀止咳；甘草调和诸药。诸药共奏益气养阴、化痰止咳之功。

（二）疾病分析

1.病因病机

本案患者正气不足，感受燥邪，正虚邪恋，燥为阳邪，耗伤肺之气阴，病程日久，子盗母气，肺病及脾，脾运失司，水湿内生，气血生化乏源，此时病位主要在肺、脾，为气阴两虚证。若失治误治，可并发脏腑的其他病证。

2.疾病症状

该患者病程日久，除口、眼、鼻等黏膜干燥外，还有肺部局部间质病变，此为慢性炎症改变，可发展为弥漫性肺间质纤维化，少许患者可因呼吸功能衰竭而致死亡。

3.辅助检查

（1）组织学检查：下唇腺病理活检示淋巴细胞灶≥1（指4mm²组织内至少有50个淋巴细胞聚集于唇腺间质为1个灶）。

（2）胸部CT：可发现肺部早期病变。

4.转归

若治疗及时，肺部病变得以控制，甚至可逆转，则预后良好。若不知调摄，治疗不当，则疾病进一步发展为弥漫性肺间质纤维化，甚至呼吸功能衰竭致死亡。

案例四　**赵某，女，41岁，职员，2001年11月8日就诊。**

主诉：口干、眼干1年余。

现病史：患者1年前因急性扁桃体炎后出现双目干涩，口干明显，皮肤、阴道黏膜干燥，鼻干唾无，食难下咽，每餐仅能进牛奶、稀饭类流质食物。刻下症见双眼、口腔、皮肤、阴道黏膜干燥加重，伴指、趾、肩、膝关节疼痛，阴雨寒冷天气疼痛加重，患处关节畏寒，腰痛腿软，气短乏力，出汗多，平素胃脘时胀满、嗳气，口干不欲饮，恶心纳差，大便溏薄，小便清长，夜尿多，面色苍白。舌质暗淡，苔薄有裂纹，舌边有齿痕，脉沉细。

既往史：平素体健，否认其他内科疾病史。

查体：T 36.8℃，P 75次/分，R 21次/分，BP 132/80mmHg。神清，精神欠振。心肺听诊（−），腹部平软，无明显压痛，肝脾肋下未触及。四肢关节无畸形、无压痛。

辅助检查：血常规：红细胞计数3.11×10^{12}/L，白细胞计数3.62×10^9/L，血红蛋白102g/L。抗"O"1∶800，血沉90mm/h，抗核抗体（＋），类风湿因子（＋），抗SSA（＋），抗SSB（＋），IgG、IgM增高。口腔检查：舌系带周围唾液缺如，按摩唾液腺无分泌，腮腺肿大。双眼希尔默试验（＋）。角膜染色显示溃疡存在。

（一）案例分析

（1）患者以双目干涩，口干明显，皮肤、阴道黏膜干燥，鼻干唾无，食难下咽为典型症状。

（2）患者因急性扁桃体炎后出现口干、眼干等表现（大于3个月），伴有关节疼痛，类风湿因子、抗SSA、抗SSB阳性，双眼希尔默试验阳性，符合原发性干燥综合征诊断。

（3）主症分析：本案患者虽以口鼻干燥、双眼干涩、关节疼痛等为主症，但根据患者阴雨寒冷天气关节疼痛加重，大便溏薄，小便清长，夜尿多，面色苍白，舌质暗淡，苔薄有裂纹，舌边有齿痕，脉沉细等诸多症状，当辨为燥痹之脾肾阳虚证。

（4）证型分析：患者素体脾胃虚弱，肾阳不足。脾胃虚弱，脾失健运，胃失和降，故见胃脘胀满、嗳气，恶心纳差，大便溏薄；气血生化乏源，则见面色苍白；肾阳不足，固摄不利，故见小便清长、夜尿多。又因感受外邪，外燥伤津，故见口干、眼干；阳虚不能推动气血运行，气血瘀滞，则见关节疼痛，阴雨天加重。舌质暗淡、苔薄有裂纹、舌边有齿痕、脉沉细等均为脾肾阳虚、外燥伤津的表现。

（5）立法处方：本案患者证属脾肾阳虚，外燥伤津，气血瘀滞，治宜补肾健脾，温阳布津，通络祛瘀，方用金匮肾气丸加减。

处方：熟地黄10g，附子（先煎）10g，炒白术10g，茯苓15g，杜仲10g，菟丝子10g，鸡血藤15g，秦艽12g，当归10g，黄精10g，石斛20g，玉竹10g，姜半夏9g，生黄芪15g，川芎10g，生姜2片，炙甘草6g。

方解：方中熟地黄、黄精、石斛、玉竹滋阴；炒白术、茯苓、姜半夏、生姜健脾温阳；杜仲、菟丝子温肾补阳；鸡血藤、当归、川芎活血养血；秦艽祛风湿止痛；生黄芪益气；炙甘草补中益气，调和主药。诸药共奏补肾健脾、润燥布津、通络祛瘀之功。

（二）疾病分析

1.病因病机

本案患者因先天不足，脾胃虚弱，肾阳不足，脾失健运，运化乏源，以致气血不足，感受外邪，燥邪伤津，进一步损伤气血津液，气血瘀滞，形成脾肾阳虚、燥邪伤津、气血瘀滞之证。

2.疾病症状

患者食道黏膜受累，弹性及活动度明显降低，故食难下咽，每餐仅能进牛奶、稀饭类流质食物。患者饮食时需谨防呛咳，防止吸入性肺炎的发生等。

3.转归

本病预后较好，有内脏损害者经恰当治疗后大多可以控制病情进而缓解，但停止治疗又可复发。积极治疗甚至可以恢复日常生活和工作。

其他疗法

（一）针灸疗法

1.针刺

治疗燥痹选用督脉及肾经穴位，调理督脉之气上承肾水，取穴大椎、陶道、身柱、四椎下、神道、灵台、至阳、八椎下、筋缩、中枢、涌泉、太溪。

2.穴位注射

胸腺素5mg加入注射用水2ml，每次取双侧足三里穴进行穴位注射，每穴推入药液1ml，每周1次，10次为1个疗程。

（二）西医治疗

（1）减轻口干：应戒烟酒，避免使用抗胆碱能药物及进食过多的蔗糖，多饮水，保持口腔清洁。口腔念珠菌感染者可用制霉菌素。干燥性角结膜炎者，可使用人工泪液，如0.5%羧甲基纤维素液、聚乙烯醇滴眼液等以减轻角膜的损伤。睡前用眼药膏，如血活素眼凝膏或金霉素眼膏涂敷眼，保护角膜。

（2）关节肌肉疼痛：可用非甾体抗炎药。

（3）低血钾性周期性麻痹：可采用静脉补钾，根据血钾，补充剂量为6~9g/d，平稳后改为口服补钾，10%~15%枸橼酸钾15ml，每日3次，有的需终身服用。

（4）系统性损害患者应以受损器官及严重程度进行治疗：对合并有神经系统损害、肾小球肾炎、间质性肺炎、肝损害、血细胞降低，尤其是血小板降低的肌炎等，要考虑用糖皮质激素，根据病情决定用量，每日泼尼松10~60mg不等，同时也可联合应用甲氨蝶呤、硫唑嘌呤、环磷酰胺等免疫抑制剂。高球蛋白血症和肾小管酸中毒可行血浆置换，出现恶性淋巴瘤者宜积极及时进行联合化疗。

（三）食疗

（1）百合粥：新鲜百合60g，冰糖适量，加粳米100g煮粥，具有清心润肺的功效。

（2）麦门冬粥：麦门冬20~30g，煎汤取汁，再以粳米100g煮粥待半熟，加入麦门冬汁和冰糖适量同煮，具有养阴生津、止咳化痰的功效。

预防调护

（一）预防

（1）调节饮食：应避免进食辛辣火热的饮料和食物，以防助燥伤津。忌食酒、咖啡、茶、油炸食物、羊肉、狗肉、鹿肉以及姜、葱、蒜、辣椒、胡椒等。严格禁止吸烟。

（2）注意精神调摄，保持乐观的精神状态，避免精神刺激和急躁大怒，要劳逸适度，保持充足睡眠，避免过劳。平时应慎起居，适寒温，以防六淫外邪的侵袭。

（3）保持口腔清洁，饭后立即漱口或刷牙，可预防和减少龋齿和口腔继发感染。

（二）护理

1. 眼睛护理

保护眼结膜和角膜不受损伤，外出戴墨镜，在夜间睡前使用润滑药膏涂抹眼角。

2. 猖獗龋的护理

50%以上患者可出现，首先表现为牙齿逐渐变黑，继而小片脱落，牙龋洞迅速扩大致无法修补，最终牙脱落，只剩残根。这种龋齿的出现与唾液减少有关，要做好牙齿护理，定期牙科检查，使用氟化物，不建议将含糖的食物滞留在口腔中太长时间，经常咀嚼口香糖可刺激唾液分泌，建议服用无糖口香糖，可以提高唾液腺的残存功能。

3. 皮肤护理

患者应经常修剪指甲，不留长指甲。对汗腺受累引起皮肤干燥者，禁用碱性肥皂，选用中性肥皂。患者在洗澡后不要把身体完全擦干，轻轻吸干身上水分，使皮肤保持一定的湿度，然后再涂上一层保湿剂或者护体霜。要勤换内衣、床单、被褥，使皮肤保持的清洁、干净。

4. 呼吸道护理

病室内空气要清新，将室内湿度控制在50%~60%，温度保持在18~20℃。空气干燥时，地面可洒水，并用消毒液拖地，减少细菌、病毒的繁殖，降低呼吸道感染的机会。对痰黏稠难以咳出的患者，可以做雾化吸入，必要时可加用抗生素和糜蛋白酶，以控制感染和促进排痰。

要点概括

（一）病因病机

干燥综合征的致病因素为阴虚内热、气虚失运、血瘀津亏等，虚、瘀、毒相互交结是本病的病理关键。

（二）辨证要点

1. 辨病期

本病活动期为邪盛正衰，燥毒稽缠，病情发展，预后较差，症见口干舌燥，目涩泪少，唇燥起皱，肌肤甲错，肌肉消瘦，关节痹痛，低热不退，舌体光瘦，脉形细涩等一派燥涩之象。相对缓解期为正盛邪衰，津液复还，症情平稳，预后较好；症见口干渐润，目涩渐明，能食干饭不需配汤水，纳佳，精神转振，关节不痛，活动利索，苔脉循正。

2. 辨虚实

燥痹患者一般临床表现以虚象为主，但活动期可见实象或虚中夹实之象，临床表现有眼睛红赤，伴发炎症，一侧或两侧交替反复出现的腮部肿大，部分患者还可见淋巴结肿大，或伴感染化脓，口舌多处破溃，溃疡处红肿疼痛，进食困难，双手雷诺现象严重，肤色深褐、冰凉或伴有破溃伤口、手或足的痹证、屈伸不利等，虚象临床表现同缓解期患者一般表现。

（三）证型分类

本病常见证型有脾胃阴虚证、肝肾阴虚证、气阴两虚证、脾肾阳虚证。

（四）治疗要点

本病活动期治疗重在祛邪，分别予轻宣外燥、清营解毒、辛润通痹、消瘀化痰等治疗方法。相对缓解期治疗重在扶正，可分别予滋养肝肾、健运脾胃、益气养阴、益气扶阳等治法；正虚邪恋者，当扶正祛邪。

临证备要

（一）辨证和辨病结合治疗

临床上治疗本病应辨证和辨病结合，方可取得较好效果。本病活动期多为燥邪炽盛，故应加强滋阴润燥清热，可用生地黄、麦冬、石斛等；相对缓解期多为阴虚，气血不足，瘀滞脉络，故应加强养血活血化瘀，可用当归、鸡血藤、川芎等。治疗中以辨证用药为主，配合现代药理研究证实的具有调节免疫功能的药物，如黄芪、女贞子、雷公藤、山药、黄精等药，临床疗效显著。

（二）中西医结合治疗

西药的有效成分、治疗方式与途径、作用靶点，相比中药而言都比较明确并且效果明显，因此目前多数确诊干燥综合征的患者均使用西药治疗。但是西药胃肠道反应、肝脏损害、肾脏损害、骨髓抑制等副反应，而且其使用没有中药灵活，因此在仅有干燥症状的本病早期，除了替代治疗，许多学者不赞同使用西药。中医治疗建立在辨证论治的基础上，其应用更具针对性、个体性。并且中药药食同源，不良反应较少，在本病早期宜合理应用中药方剂，并且可以长期使用。

思考题

（1）干燥综合征有哪些临床表现？

（2）干燥综合征应注意与哪些疾病进行鉴别，如何鉴别？

（3）干燥综合征如何辨证论治？

第十三章　风湿热

风湿热是上呼吸道 A 组乙型溶血性链球菌感染后引起的一种自身免疫性疾病，常有全身结缔组织病变，临床以游走性多发性关节炎、心肌炎、皮下结节、环形红斑、舞蹈病为典型表现。根据本病关节炎出现的游走性多发性关节疼痛、活动不灵，常伴发热的特点，当属中医之"历节病""热痹"等范畴；同时本病心肌炎又可出现心悸、气短、心前区不适等表现，又当属中医之"心悸""心痹"等范畴。

案　例

案例一　郭某，女，13岁，学生，1991年8月20日。

主诉：四肢关节疼痛伴发热3天。

现病史：患者3天前，四肢关节出现游走性疼痛，后逐渐加剧，双膝、右踝关节疼痛尤重，肢体活动严重受限，不能行走，伴发热汗出，最高体温39.0℃。刻下症见双膝、右踝关节疼痛，屈伸不利，发热，口渴，喜冷饮，纳呆，大便干燥，小便黄，苔微黄腻，脉濡数。

既往史：患者约2周前曾有上呼吸道感染表现，有明显咽痛，未服用药物治疗，后自然缓解。既往体健，否认其他内科疾病史。

查体：T 38.5℃，P 85/分，R 25次/分，BP 120/80mmHg。急性痛苦病容，周身皮肤无黄染皮疹及出血点，咽红，扁桃体Ⅰ度肿大，心肺正常，腹软，肝脾肋未触及，四肢及脊柱发育正常，两膝及右踝关节轻度肿大，局部不红，触及有热感。

辅助检查：抗"O"642IU/ml，血沉110mm/h。

（一）案例分析

（1）患者以四肢游走性多发性大关节肿痛，伴有发热，以及发病前上呼吸道感染咽痛为典型表现。

（2）患者起病急骤，发病以双下肢大关节肿胀压痛，四肢关节游走性多发性疼痛，伴有发热为主要表现，血沉升高，抗"O"升高，结合发病前上呼吸道感染咽痛，扁桃体Ⅰ度肿大，提示链球菌感染可能，符合风湿热关节炎诊断。

（3）主症分析：本案患者以四肢游走性多发性大关节肿痛，伴有发热为主症，当辨为痹证之热痹。寒痹痛有定处，疼痛较剧，遇热痛减，局部皮色不红，触之不热，苔白脉紧；热痹可累及多个关节，局部灼热红肿，痛不可触，遇热痛增，伴有发热恶风，口渴烦闷，苔黄脉数，二者不难鉴别。

（4）证型分析：患者两周前外受风湿上呼吸道感染咽痛，此为诱因。外受风湿，邪去不尽，蕴积化热，湿热流注经络关节，蕴蒸阳明气分，致膝踝关节灼热肿痛，同时出现发热；湿阻于中，则脾困纳呆；热甚津伤，则口渴便干；苔黄腻、脉濡数为湿热内蕴之象。

（5）立法处方：本案患者当属热痹，治宜疏风除湿，清热解毒，宣通阳明，方予白虎加桂枝汤合白虎加苍术汤加减。

处方：石膏30g，粳米30g，知母10g，威灵仙10g，桂枝6g，苍术6g，黄柏6g，桑枝15g，银花12g，连翘12g，甘草3g。

方解：本病病机是蕴积化热，湿聚热蒸，壅于经络及阳明气分，气血流行不畅。故方以白虎汤清阳明气分之热，配桂枝通经和络，解入络之风热，合苍术健脾燥湿，透散入络之湿热，金银花、连翘清热解毒加强白虎汤之力，桑枝合桂枝祛风通络而利关节，黄柏合苍术清热燥湿除下肢之湿热之邪。如是使在里之热邪得清，在表风湿之邪从气化而散，共奏表里两解之功。

（二）疾病分析

1.病因病机

本病发生的原因为患者素体虚弱，表卫不固，感受外邪。外邪之中如为风、湿、热合邪侵袭，即可成为此病；若是风、寒、湿合邪，日久寒邪化热，亦能发为此病。《类证治裁》说："寒湿风邪痹阴分，久则化热攻痛"。就阐明了这个道理。倘年少气壮，阳气偏盛，内有蕴热，或阴虚阳亢之体，复感风寒湿邪，寒邪入里郁即化热，其发病亦会较快。本案即属外受风湿之邪，蕴积化热。

2.疾病症状

本案患者处于急性风湿热初发阶段，其典型症状为起病急骤，以四肢游走性多发性大关节炎症为特征，关节局部肿胀疼痛、皮温升高，皮色潮红，活动受限；常伴有体温升高，多为不规则发热，往往热势较高，中度发热常见。在典型症状出现前2~6周，常有咽喉炎或扁桃体炎等上呼吸道链球菌感染表现，如发热、咽痛、颌下淋巴结肿大、咳嗽等症状。

3.辅助检查

（1）链球菌感染指标检测：①咽拭子培养：链球菌阳性率20%~25%；②抗"O"试验（ASO）：最常用的链球菌抗体血清试验，阳性率40%~60%；③抗去氧核糖核酸酶B（ADNA-B）试验：持续增高数月之久，阳性率50%~85%；④抗链球菌激酶（ASK）试验；⑤抗透明质酸酶（ASK）试验。目前临床上常应用ASO和ADNA-B试验，同时测定阳性率在90%以上。

（2）急性期反应物检测：①血沉（ESR）升高；②C反应蛋白（CRP）升高；③血清糖蛋白：血清糖蛋白电泳 α_1 及 α_2 增高。

4.转归

风湿热初起，风热侵袭，温邪上受，发病多急骤易变。往往热势高，除咽喉疼痛外，较快出现皮肤红斑及关节红肿热痛诸症。此期若能正确及时治疗，是遏制病情发展与转化的关键所在，若处理得当，可以治愈或减轻关节及心脏的受累，否则关节和心肌炎的反复发作，最终会导致关节慢性炎症以及风湿性心脏病的发生，故临床应特别警惕。

案例二 朱某某，男，41岁，工人，1995年5月就诊。

主诉：发热伴关节痛3周，心悸5天。

现病史：患者既往素健，病前2个月涉水后感冒，反复不愈，3周前开始出现高热，不恶寒，咽痛，右肩及双踝关节游走性疼痛，就诊前5天，渐转为中低度发热，双侧踝关节酸痛，午后病增，同时伴有心悸。刻下症见午后身热，口干欲饮，双侧踝关节酸痛，心悸气短，懒言少语，舌质红苔薄，脉结代。

既往史：既往体健，否认其他内科疾病史。

查体：T 37.3℃，P 90次/分，R 24次/分，BP 130/80mmHg。发育营养良好，神清合作，咽微红，扁桃体I度肿大。心界不大，心尖第一音低钝，有I级收缩期杂音，肺部未闻及干湿啰音，腹软，肝脾肋下未触及，四肢及脊柱发育正常，左踝关节微肿，局部不红，触及无热感、有压痛，活动略受限，余未见异常。

辅助检查：抗"O" 462IU/ml；血沉121mm/h；血常规：白细胞计数10.2×10⁹/L，中性粒细胞百分比78%；尿常规：蛋白微量；心电图：窦性心律，I度房室传导阻滞。

（一）案例分析

（1）患者以反复发热、游走性大关节炎、伴发心悸为典型表现。

（2）患者发病前有上呼吸道感染病史，见咽痛，扁桃体I度肿大，抗"O"升高，提示链球菌感染，反复发热后，见四肢大关节游走性多发性疼痛，心悸，伴血沉加快，心电图示一度房室传导阻滞，符合风湿热关节炎与心肌炎诊断。

（3）主症分析：本案患者以午后发热，游走性关节炎，伴发心悸气短，口干舌红，当辨为痹证之阴虚络热。热痹病性偏实，可见多个关节局部灼热红肿，痛不可触，遇热痛增，伴有发热恶风，口渴烦闷，苔黄脉数；阴虚络热病性偏虚，关节疼痛症状较轻，多伴低热、午后潮热，自汗或盗汗，心悸气短，声低懒言，舌红或无苔，脉细数或结代。

（4）证型分析：本案患者初起因于涉水冒雨，感受寒湿之邪，其后郁而化热，流注关节，而见高热、关节疼痛；久因迁延不愈，邪气留恋，损伤正气，至气阴两虚，而见心悸气短、口干舌红；正虚邪恋，故见午后低热、关节痛不显；舌红苔薄、脉结代均提示有气阴两虚之象。

（5）立法处方：本案患者当属阴虚络热，治宜益气养阴，祛风清络，方予秦艽鳖甲汤合生脉散加减。

处方：炙鳖甲（先煎）30 g，生地黄15g，麦冬10g，党参12g，茯苓10g，地骨皮12g，柴胡10g，知母10g，秦艽15g，防己10g，生薏苡仁15g，炙甘草5g。

方解：由于邪气恋留，气阴两虚，故用大剂鳖甲、生地黄、麦冬之养阴，辅以党参、茯苓、甘草之益气，地骨皮、柴胡、知母助鳖甲清解余热，秦艽、防己、薏苡仁祛风而渗湿，主在益气养阴，以增强机体之抗病力，祛风渗湿，以祛除病邪之久羁。

（二）疾病分析

1.病因病机

本病发病，虽以风、寒、湿、热为患，但正气受损也是发病的重要原因，如《金匮要略》中言历节之病，多因于"汗出入水中""酒汗出当风所致"，提示腠理不密，营卫不和，可致风邪水湿乘虚而入，侵犯经络，流注关节而成本病。同时本病既病，常以热邪偏盛或湿热为主，易伤人营阴之气。若余邪尽退，营阴恢复，则可不发生其他疾病；若营阴不复，余热不解，则损气耗阴，形成气阴两虚，导致病情反复，出现诸多变证。本案病例即是此类情况。

2.疾病症状

本案患者处于风湿热反复发作阶段，其典型症状为高热已退，关节疼痛不显，低热、午后潮热，乏力，自汗或盗汗，心悸气短，声低懒言，口干舌燥，舌红或无苔，脉细数或结代。

3.辅助检查

（1）心电图检查：可发现窦性心动过速；P-R间期延长和各种心律失常。

（2）超声心动图：可发现早期、轻症心肌炎以及亚临床型心肌炎，对轻度心包积液较敏感。

（3）心肌核素检查（ECT）：可测出轻症及亚临床型心肌炎。

4.转归

本病多见于风湿热反复发作，迁延不愈，而见心脏受损者。患者多为素体阴虚、热盛耗气伤阴所致，病情较重。其治疗重点在于益气养阴，尤其此时心之气阴损伤，当为顾护的重点，须时刻注意因心肌炎而出现的临床征象，如心慌、胸闷痛、短气等，此期若能正确及时治疗，是遏止病情进一步加重的关键所在，处理得当，可以改善心脏受累情况，调治不当则可能出现阴损及阳、心阳暴脱等危重证。

案例三 高某，女，7岁，学生，1987年11月就诊。

主诉： 心悸胸闷间作2年，加重伴发热并关节痛1天。

现病史： 患者既往有风湿性心脏病，二尖瓣关闭不全病史2年，其间有心悸胸闷间作，2周前患上呼吸道感染，1天前突感恶寒发热，体温38.6℃，自觉心悸，胸痛憋闷明显，伴有双侧踝关节肿痛。刻下症见自觉心悸、胸闷、气急，周身关节酸痛，时轻时重，四肢无力，不能行动，午后微热，夜间热加，唇绀甲紫，舌暗有瘀斑，脉涩。

既往史： 否认其他内科疾病史。

查体：T 38.2℃，P 90次/分，R 25次/分，BP 115/70mmHg。营养良好，神清合作，咽微红，扁桃体Ⅱ度肿大，颌下淋巴结肿大。心界左下扩大，心尖第一音低钝，有Ⅰ级收缩期杂音，第三心音亢进，肺部未闻及干湿啰音，腹软，肝脾肋下未触及，双侧踝关节肿胀，局部不红，触及有热感、压痛，活动受限。

辅助检查：抗"O" 865IU/ml；血沉154mm/h；X线检查：心脏扩大；心电图：二度房室传导阻滞，伴文氏现象，S-T段下降，T波平坦。

（一）案例分析

（1）患者以心悸胸闷间作2年，加重伴发热并关节痛1天为主要表现。

（2）患者有风湿性心脏病病史，病情反复，此次因上呼吸道感染诱发加重，出现心悸胸闷加重，伴发热并关节肿胀疼痛，结合辅助检查，符合风湿性心脏病、风湿热关节炎与心肌炎诊断。

（3）主症分析：本案患者以心悸胸闷，伴发热并关节痛为主症，辨之属心痹范畴。胸痹指由于正气亏虚，饮食、情志、寒邪等所引起的以痰浊、瘀血、气滞、寒凝痹阻心脉，以憋闷、疼痛，甚则胸痛彻背，短气，喘息不得卧等为主要表现的病证；心痹指风、寒、湿、热等邪侵及形体，阻痹经气，发为脉痹，脉痹不已，复感于邪，内舍于心，久之损伤心气脉络，心脉运行失畅，以心悸、胸闷短气为主要表现的病症。

（4）证型分析：本案患者为正虚邪恋，脉痹迁延不愈，内舍于心而成心痹，复感外邪而诱发加重。其正虚，故见四肢无力，痛势不剧，热势不甚；其邪恋，故而周身关节酸痛，午后微热，夜间加重。同时久延不愈，瘀阻于络，出现疼痛时轻时重，发热昼轻夜重，唇绀甲紫，舌暗有瘀斑，脉涩。

（5）立法处方：本案患者由于风湿久羁，内舍于脏，导致心痹，复感外邪而诱发加重，治宜行气化瘀，通经活络，方予桃红饮合防己黄芪汤加减。

处方：桃仁10g，红花10g，川芎12g，当归12g，威灵仙12g，枳壳8g，牛膝10g，生地黄15g，麦冬10g，西洋参12g，生黄芪15g，白术12g，防己10g，炙甘草3g。

方解：患者由于正虚邪恋，瘀阻湿留，故用生地黄、麦冬、西洋参、生黄芪、白术之养气阴，辅以桃仁、红花、川芎、当归、枳壳、牛膝行气活血通络，防己、威灵仙除风祛风湿通络。扶助正气之药，意在以助行气化瘀通络而疗心痹，以助祛风渗湿通络以疗脉痹，此为扶正祛邪、攻补兼施之法。

（二）疾病分析

1.病因病机

本病病情的发展一般是由表及里，由浅入深，由经络而脏腑。本病初为外感风热之邪，外袭人体，首犯阳位，病在上在表，故见外感风热邪气的早期表现。若失治误治，正虚不能抗邪，风、湿、热邪由表入里，湿热之邪蕴结，渐侵肌肉、关节，形成热毒痹阻经络，气血运行失畅，伤及关节肌肤，而见正虚邪恋、湿热瘀阻等症。痹痛反复发作，经久难愈，久病入络，累及心脏，心脉痹阻，瘀血阻滞，损伤心气、心阳或心阴，发为心痹，而形成风湿性心脏病，甚则导致慢性心力衰竭，见心悸、胸闷或痛、脉结代。《素问·痹论》中"脉痹不已，复感于邪，内舍于心"，即指心脏受损而言，本案即是此类情况。

2.疾病症状

本案患者处于风湿热慢性迁延，出现风湿性心脏病的阶段，其典型症状为患病较久，见心悸，胸闷或痛，脉结代，痹痛顽固，低热不愈，夜间较热，关节疼痛，虽肿不红，行动不便，静久更痛，轻动则缓，肤有结节或紫斑，舌质紫暗，脉细涩。

3.转归

本案患者处于风湿热慢性迁延，出现风湿性心脏病的阶段，多为虚实夹杂，常见多脏同病，病情较为复杂。因此尤其需要分清疾病的标本缓急，明确治疗重点，若能正确及时调治，是缓解病情的关键所在。若处理得当，则可以减慢病情进展；若调治不当，则可能出现病情迅速加重，甚至出现心衰等危重症而危及生命。

其他疗法

（一）中成药

（1）鸡血藤浸膏片：有补血活血、舒筋通络之功。用酒或温开水送服，每次4片（每片相当于原药材2g），每日3次。

（2）祛风止痛片：功能祛风止痛，散寒除湿，补益肝肾，强壮筋骨。每次6片，每日2次。

（二）西医治疗

（1）治疗方案及原则：治疗目标为清除链球菌感染，去除诱发风湿热的病因；控制临床症状，使心肌炎、关节炎、舞蹈病及其他症状迅速缓解；处理各种并发症和合并症，提高患者身体素质和生活质量，延长寿命。

（2）一般治疗：心脏受累者，卧床休息不少于4周。急性关节炎患者，早期亦应卧床。

（3）抗生素治疗：消除链球菌感染灶是去除风湿热病因的重要措施，否则本病将会反复发作或迁延不愈。目前公认青霉素是本病最有效的抗生素，常用剂量为80~160万U/d，肌内注射，疗程10~14天，以后用苄星青霉素（长效青霉素）120万U，每3~4周肌内注射1次。

（4）抗风湿治疗：单纯关节受累首选非甾体消炎药，常用阿司匹林，亦可用扶他林、西乐葆等。已发生心肌炎者可用糖皮质激素（泼尼松、地塞米松）。单纯关节炎抗风湿疗程为6~8周，心肌炎疗程最少12周，如病情迁延，应根据临床表现及实验室检查结果，延长疗程至病情完全恢复为止。

预防调护

（一）预防

（1）预防发病：注意工作、居住环境切勿过于寒冷潮湿，加强体质锻炼，防止感冒。

（2）预防复发：苄星青霉素（长效青霉素）120万单位，每3~4周肌内注射1次。对青霉素过敏者，可用红霉素、磺胺嘧啶；对于风湿热反复发作者，也可用金银花、菊花、板蓝根等泡水代茶，预防反复。

（二）护理

（1）有心肌炎者应卧床休息，待体温正常、心动过速控制、心电图改善后，继续卧床休息3~4周后恢复活动。

（2）急性关节炎早期亦应卧床休息，至血沉、体温正常后开始活动。

要点概括

（一）病因病机

本病发生的原因为患者素体虚弱，表卫不固，感受外邪。风、湿、热或风、寒、湿合邪侵袭，寒邪化热，均可发为本病。本病常以热邪偏盛或湿热为主，易伤人营阴之气，导致病情反复，出现诸多变证，久病不已，可累及心脏，又可发为心痹，

（二）辨证要点

1.辨病邪性质

风热、湿热病邪者，多见身热、咽痛、关节红肿，灼热，舌红苔黄或黄腻，脉滑数；风寒湿邪郁而化热者，多无身热，关节红肿，但有畏寒，舌淡红，苔白腻罩黄，脉濡数。

2.辨虚实轻重

初起病情较轻者，属实，多为风热、湿热之邪致病；病程较久病情较重者，属虚，多见气虚、气阴两虚。

3.辨表里传变

风热上受，病位在表者，可见发热畏寒，咽痛；病邪入里，痹阻肌腠、筋脉、关节者，可见肢体肌肉、关节疼痛、酸楚；久病入脏，病邪内舍于心者，可见心悸、心慌、胸闷气短等。

（三）证型分类

本病常见证型有邪热炽盛证、风湿热痹证、寒热错杂证、阴虚络热证、痰瘀阻络证等。

（四）治疗要点

根据"热者寒之"的治疗原则，风湿热总的治疗大法以清法为主。再根据其病程中

不同阶段的不同病因病机论治，分别兼以疏风、化湿、散寒、凉血、解毒、化痰祛瘀、养血滋阴、益气等，或多法合而施治。

临证备要

（一）要善用寒凉

·根据临证所见，风湿热患者以热痹为多，热者寒之，乃为常法，治风湿热也不例外。但本病治疗要注意寒凉法的使用。第一不可过用寒凉，本病以痹为病，处方遣药应注意不能纯用寒凉，易致寒闭邪热，宜加宣通之剂如桂枝、木瓜等，助邪外达。第二不可纯用苦寒、阴柔。本病多兼三邪，应用时不可纯与苦寒、阴柔，而应相互兼顾。如苦能降火，寒能泄热，以治热证，但苦寒之品，又能致燥，用之太过，反易耗液劫阴，使热邪益加燔灼，同样，因风湿热为湿热交混，"湿虽化热，终为阴邪"，倘再加阴柔之药，"二阴相合，同气相求，遂有锢结而不可解之势"，因而偏重阴柔，亦为不妥，会起到黏腻滞邪的作用。

（二）补虚不宜太过

风湿热患者往往素体虚弱，气血亏虚，营卫空疏，卫外不固，故临证勿忘补虚（补气血）。然其表现以热痹为多，易致阴津不足，故补气不可太过，以防伤阴；邪热伤阴，出现阴虚者，投药又当注意养阴不可滞腻脾胃；对于反复发作者，病情虚实夹杂，应注意补养不可碍邪外透。

（三）酌加活血化瘀药

风湿热是一种痹邪，可令肌肤、关节、经脉的气血瘀滞、闭塞不通，进而导致心痹，故治疗风湿热时应在辨证论治的基础上，加入活血祛瘀之品，选加丹参、赤芍、牡丹皮、三七等药，这对提高疗效和预防风湿性心脏病的发生均有较大的意义。

思考题

（1）风湿热病因是什么？

（2）风湿热病机是如何演变的？

（3）风湿热如何辨证论治？

第十四章 白塞综合征

白塞综合征又称贝赫切特综合征，是以反复发作的口腔和生殖器溃疡、眼炎及皮肤损害为主，多系统受累的炎性疾病，又称眼、口、生殖器三联综合征。本病以细小血管炎为病理基础，以反复发作为特征，病因和发病机制尚未完全阐明。口腔、皮肤、生殖器、眼和关节为其常见发病部位，病情一般较轻；心和大血管、消化道和神经系统等为少发部位，病情一般较重。

案　例

案例一　李某，女，35岁，干部，2006年5月就诊。

主诉： 反复口腔及外阴溃疡3年。

现病史： 患者3年前无明显诱因出现口腔溃疡及外阴溃疡，伴烧灼疼痛感，在当地医院对症治疗缓解，此后经常复发，每年发作4~5次，每次持续8~10天。刻下症见口腔黏膜及外阴溃疡，灼热疼痛，下肢皮肤红斑结节，心烦口干，胸闷纳呆，带下黄稠，小便短赤，舌苔黄腻，脉濡数或弦数。

既往史： 平素体健，否认其他内科疾病史。

查体： T 36.7℃，P 87次/分，R 20次/分，BP 130/70mmHg。神清，精神欠振，口腔及会阴部见多个圆形或卵圆形溃疡，最大直径约1.5cm，境界清楚，周边红晕，溃疡表面覆盖少许黄色分泌物。下肢皮肤散在分布结节样红斑皮损，表面皮肤鲜红，伴压痛。全身浅表淋巴结未触及。心肺听诊（-），腹部平软，无明显压痛，肝脾肋下未触及。四肢肌力、肌张力正常，病理反射未引出。

辅助检查： 针刺反应（+）。

（一）案例分析

（1）患者以口腔及外阴溃疡反复发作为主要症状。

（2）患者口腔溃疡反复发作，每年发作超过3次，伴见反复外阴溃疡及皮肤结节性红斑，针刺实验呈阳性结果，符合白塞综合征诊断。

（3）主症分析：本案患者出现口腔溃疡，烧灼疼痛，当与口疮、口糜区别。口疮是指口腔黏膜上发生的表浅、如豆大的小溃疡点，局部疼痛；口糜指口腔黏膜糜烂成片，或泛见白色糜点，或满口赤烂如米粥的疾病。口疮、口糜均无外阴、眼部症状，本案中患者同时存在复发性的口腔溃疡与外生殖器溃疡，全身情况较差，可资鉴别。

（4）证型分析：患者先天禀赋不足，或外感湿热毒邪，肝脾湿热，久蕴不解，酿生热毒，上攻下注，循经走窜于口、咽、二阴、四肢等处。湿热夹毒上攻，蚀烂肌肤，见口咽溃烂灼痛；湿热毒邪下注，致气凝血滞肉腐而成阴蚀；湿热蕴蒸肌肤，气血瘀结，见下肢结节红斑；湿蕴脾胃，纳化受阻，胃气失和则厌食恶心；湿热内蕴，心神被扰，故心烦不安。带下黄稠、尿黄赤、舌红苔黄、脉弦滑数均示湿热弥散三焦之象。

（5）立法处方：本案患者当属肝脾湿热，治宜清热解毒，化湿和中，方予甘草泻心汤加减。

处方：甘草12g，黄芩10g，黄连3g，干姜3g，生石膏15g，制半夏10g，党参10g，大枣5枚。

方解：重用甘草解毒缓急；黄连、黄芩苦寒降泄，除其湿热；干姜、半夏辛温散其壅滞；生石膏清解阳明胃热；热毒易耗伤正气，党参、大枣护其正气。诸药同用，以达清热除湿、和胃降逆之功。

（二）疾病分析

1.病因病机

本病在《金匮要略·百合狐惑阴阳毒病脉证治》中记载："狐惑之为病，状如伤寒，默默欲眠，目不得闭，卧起不安，蚀于喉为惑，蚀于阴为狐，不欲饮食，恶闻食臭，其面目乍赤、乍黑、乍白。"其以咽喉及前后二阴蚀烂为主证，患者精神恍惚，惑乱狐疑而得名，与西医学中白塞综合征极为相似。本病常因先天禀赋不足，营卫失和，外感湿热毒邪，或饮食不节，脾虚失运，湿热内蕴，蕴久化毒，湿毒熏蒸或热病、斑疹余毒未尽，与湿浊相合而致湿热毒邪内蕴，燔灼营血，化腐成瘀，上扰口咽，下注二阴，外流肌肤，内损脏腑气血而成本病。

2.疾病症状

口腔疼痛性溃疡是白塞综合征的主要表现，是本病发生最早、发生率最高和反复时间最长的一种损害，常见于舌尖及侧缘、上下唇内侧、齿龈及颊黏膜，单发或连续出现，开始为可感觉到的小结节，迅速发展为溃疡，呈圆形或不规则形，边缘清楚而不整齐，底部可见淡黄色覆盖物，周边或可见红晕，常伴见生殖器溃疡及各型皮肤损害。生殖器溃疡较口腔溃疡大而深，数目少，疼痛剧，愈合慢。皮肤损害为多形性红斑，本案中的结节样红斑损害是最常见表现，主要见于下肢，一般蚕豆大小，中等硬度，呈皮色、淡红、鲜红或紫红，轻度疼痛和压痛，部分新发结节损害周围有鲜红色红晕围绕，形成红晕现象，是白塞综合征的特征性表现。

3.辅助检查

针刺反应是目前特异性较强的实验，其方法为消毒皮肤后用20号无菌针头在前臂屈面中部斜行刺入5mm沿纵向稍做捻转后退出，24~48小时后局部出现直径 > 2mm的毛囊炎样小红点或脓疱疹样改变为阳性，与疾病活动性相关。接受静脉穿刺或皮肤创伤后出现类似皮损具有同样意义。

4.转归

本病转归取决于感邪的轻重、正气强弱和治疗是否得当。素体强壮、正气旺盛者，一般发病较轻，预后较好，不易复发；素体亏虚，正气不足者，多发病较重，易转为慢性迁延性疾病，反复发作。患者感邪后若治疗得当，则病情向愈；若治疗不当、调摄失宜，则邪热炽盛，溃烂处则有化脓之变，病情转重，甚则引起继发病变。

案例二　**秦某，男，25岁，职员，2013年2月就诊。**

主诉：口腔及外阴溃疡反复发作4年伴视力下降1个月。

现病史：患者4年前无明显诱因出现口腔溃疡，伴烧灼疼痛感，约1周自行消退，此后经常复发，同时伴外生殖器溃疡，每年发作4次以上，每次持续1~2周，1个月前双目视力下降。刻下症见口腔及外阴溃疡，眼红目赤，流泪畏光，视物欠清，面部痤疮，伴胸胁胀满，心烦口苦，小便黄赤，大便干结，舌质红，苔黄腻，脉弦数。

既往史：否认其他内科疾病史。

查体：T 36.5℃，P 81次/分，R 19次/分，BP 120/75mmHg。神清，精神欠振，头面部皮肤散在暗红色丘疹，顶端见脓头，基底部红晕，无破溃。双眼睑状充血，两侧瞳孔缩小，对光反射迟钝。心肺听诊（-），腹部平软，无明显压痛，肝脾肋下未触及。四肢肌力、肌张力正常，病理反射未引出。

（一）案例分析

（1）患者以"口腔及外阴溃疡反复发作伴视力受损"为主诉。

（2）本案患者口腔及外阴溃疡呈反复发作与缓解的慢性过程，伴皮肤毛囊炎样损害，符合白塞综合征的诊断。

（3）主症分析：本案患者伴见眼红目赤、流泪畏光、视物欠清，其眼部症状应与天行赤眼相区别。天行赤眼是指感受四时风热毒疠之气，初起目忽赤肿，白睛爆发红赤，疼痛流泪，怕热畏光，眵多黏结，先一目患病而后传至另一目，亦有两目同时发病者，能迅速传染并引起广泛流行。但天行赤眼以眼部症状为主，无口腔及外阴症状，且白塞综合征无传染之患，故两者不难鉴别。

（4）证型分析：伤寒不解，内蕴化热，或情志所伤，肝失条达，气郁化火等因素，导致火邪上蒸，口腔、咽喉首当其冲，发为溃疡；热盛肉腐而见阴蚀；耗伤阴血，肝血不足，故目不能视；肝失调达，郁久化热，肝火上炎，则目赤肿痛；病因实热阳邪所致，故畏光，睁目则疼痛加重；火热蕴郁肌肤，熏蒸为患，气血凝滞，故见皮疹、脓肿；舌质红、苔黄腻、脉弦数均为气郁化火之象。

（5）立法处方：本案患者当属气郁化火，治宜清肝泻火，疏利气机，方予龙胆泻肝汤加减。

处方：龙胆草6g，山栀10g，黄芩10g，木通6g，车前子10g，柴胡6g，当归10g，生地黄12g，甘草3g。

方解：龙胆草泄肝胆实火，除下焦湿热；黄芩、栀子清热泻火解毒，协助龙胆草以清肝胆湿热；泽泻、木通、车前子协助龙胆草以利湿热，引火从小便而出；当归、生地黄滋阴养血；柴胡引诸药入肝胆，调达气机；甘草调和诸药。诸药合用，泻中有补，清中有养，既能养阴血，又能泻肝火，清湿热。

（二）疾病分析

1.病因病机

湿火热毒之外邪入侵机体，脏腑功能失调；或伤寒日久不解，内蕴化热，正气损伤，火邪上蒸；或情志失调，肝失条达，郁而化火。火热内盛，营阴被灼，络脉瘀阻，蕴毒成脓，故化瘀成疳，热毒上炎下注致口咽、二阴溃疡；火热循脉炎上，注见于目，故眼红目赤，正如《金匮要略》所云："初得之三四日，目赤如鸠眼，七八日，目四眦黑。"

2.疾病症状

白塞综合征常出现眼部症状，其最常见的眼部病变为葡萄膜炎、视网膜血管炎，可造成视网膜炎，眼炎可先后累及双侧，反复发作可致视力障碍甚至失明。本案中患者皮肤出现的暗红色丘疹属于毛囊炎样损害，一般为米粒至绿豆大，顶端或见脓头，数目不多，主要分布于头面、胸背上部，属于白塞综合征皮肤损害的常见形式，有较高辅助诊断价值。

3.辅助检查

进一步行眼科专科检查，以明确眼部病变程度。

4.转归

若火毒久羁，热伤阴液，劫灼肝肾之阴，肝肾阴虚，经脉失于濡养，孔窍失于滋润，视力受损，同时伴见循经部位溃疡。若治疗及时，火热得祛，症情得缓，注意调摄，可使发作频率减少；若不知调摄，可致失明，并内损脏腑，继发脏腑病症。

案例三 **刘某，男，33岁，工人，2012年11月就诊。**

主诉： 反复口腔、外阴溃疡伴关节疼痛10年余，加重3个月。

现病史： 患者自2002年开始出现口腔、外阴部溃疡反复发作，每年发作至少5次，伴四肢关节疼痛，就诊于当地医院，诊断为类风湿关节炎，予甲氨蝶呤等药物治疗，疗效不显。3个月前症状加重，关节疼痛以双侧膝关节明显。刻下症见口腔及外阴溃疡，关节疼痛，皮肤脓疱疹，伴口干，头目眩晕，手足心热，夜寐梦多，口干口苦，舌质红，少苔，脉象细数。

既往史： 自述有类风湿关节炎病史10年。

查体： T 36.7℃，P 75次/分，R 18次/分，BP 130/75mmHg。神清，精神萎靡，面色少华。四肢、胸背皮肤见红色丘疹，腿部为多，部分丘疹顶端见米粒大脓疱，周围红晕，无破溃，有触痛。心肺听诊（-），腹部平软，无明显压痛，肝脾肋下未触及。关节无肿胀，皮色不红，活动无受限，有触痛。四肢肌力、肌张力正常，病理反射未引出。

实验室检查： C反应蛋白、抗链球菌溶血素"O"未见明显异常，血沉17mm/h；双膝关节X线检查无明显异常。

（一）案例分析

（1）本案患者以"反复口腔、外阴溃疡伴关节疼痛"为主诉。

（2）患者口腔溃疡及外阴溃疡反复发作，伴见丘疹性脓疱疹样皮肤损害，符合白塞综合征的诊断。

（3）主症分析：本案患者关节疼痛明显，临床当与痹证相鉴别。痹证是因外邪侵袭人体出现的肌肉、筋骨、关节的酸痛、麻木、重着、屈伸不利，甚则关节肿大灼热为表现的病证，但痹证无口、眼、生殖器溃疡表现，故两者不难鉴别。

（4）证型分析：病程日久，肝肾阴虚，虚火内炽，心肝火炎，则两目干涩赤痛、口舌生疮、五心烦热；虚热充斥，下及二阴，则外阴溃烂；虚热上炎，灼津耗液，则口干；肝肾阴亏，虚阳上扰，则头目眩晕；虚热扰神，故夜寐梦多；舌质红、少苔、脉细数均为肝肾不足、阴虚内热之象。

（5）立法处方：本案患者证属肝肾不足，阴虚内热，治宜补益肝肾，养阴清热，方以知柏地黄丸加减。

处方：生地黄12g，山茱萸10g，山药12g，茯苓10g，泽泻10g，牡丹皮10g，知母10g，黄柏10g。

方解：方中生地黄清热养阴生津，山茱萸滋补肝肾，山药滋肾补脾，三药共用肾、肝、脾三阴并补，重在滋补肾阴；泽泻泻肾降浊，牡丹皮清泻相火，并制山茱萸之温，茯苓淡渗脾湿，既助泽泻以泻肾浊，又助山药健运；配以知母、黄柏养阴、清热，滋阴兼顾。全方共奏补益肝肾、滋阴清热之功。

（二）疾病分析

1.病因病机

素体阴虚，肝肾不足，阴虚阳盛；或房事不节，扰动相火，消灼真阴；或热病后期，邪热伤阴，虚火上浮，熏蒸内外，均可损及口、咽、眼、前后二阴，导致肿赤溃疡为患。本案患者病程较长，病情迁延反复，日久湿热毒邪伤阴耗气，损及肝肾，肝肾阴虚。病久气血受损，正气渐虚，此时病入脏腑，病变由表入里，由浅入深，由实转虚或本虚标实。

2.疾病症状

白塞综合征患者除口腔溃疡、外阴溃疡、皮肤病变、眼炎基本症状外，常因局部血管炎引起内脏系统病变，如消化、神经、心血管、呼吸、泌尿系统，关节炎等系统性症状。出现关节损害时，四肢大小关节均可受累，单发或多发，对称或不对称，通常以大关节为多。一般表现为疼痛反复发作，红肿者极少，寒冷常诱发疼痛，可自行缓解。

3.辅助检查

白塞综合征无特异血清学检查，有时有轻度球蛋白增高，血沉轻至中度增快。骨关节X线检查一般无明显异常。

4.转归

阴虚日久，可阴损及阳，致脾肾阳虚，阳虚阴盛，寒湿凝滞，病情反复，缠绵难愈。若失治误治，病久累及心、肝、脾、胃、肺、肾、脑等脏腑，形成多脏器损害，表现为虚实错杂证候。

其他疗法

（一）中成药

（1）雷公藤片：每片含雷公藤甲素33μg，具有抗炎及免疫抑制作用。每次1~2片，每日2~3次。

（2）昆明山海棠片：祛风除湿，清热解毒，舒筋活络。每次3~5片，每日3次。

（二）外治法

（1）苦参30g，煎水洗外阴，每日2次。用于外阴溃疡。

（2）冰硼散：玄明粉10g，朱砂1.2g，硼砂10g，冰片0.8g，共研细末，调匀，经消毒处理后备用。外用于患处，每日2~3次。用于口、咽、外阴溃疡灼热疼痛者。

（3）陈艾叶30g，黄药子20g，白矾3g。煎水洗外阴，每日2次。用于外阴溃疡。

（4）养阴生肌散：雄黄20g，青黛20g，甘草20g，冰片2g，牛黄10g，黄柏10g，龙胆草10g。上药制成散剂，外敷治口腔溃疡。

（三）针灸疗法

（1）毫针法：取合谷、肺俞、内关、少冲、风池、足三里，施平补平泻法，留针10~15分钟，每日1次。

（2）粗针法：神道透至阳，中枢透悬枢，针后得气留针4小时，2日1次。

（四）西医治疗

本病目前尚无公认有效的根治方法。其治疗目的在于控制症状，防治重要脏器损害，减缓疾病进展。

1. 局部治疗

口腔溃疡可局部用糖皮质激素膏、冰硼散、锡类散等。生殖器溃疡用1∶5000高锰酸钾清洗后加用抗生素软膏。眼炎可应用糖皮质激素眼膏或滴眼液，眼色素膜炎用散瞳剂以防止炎症后粘连。

2. 全身治疗

（1）非甾体抗炎药：具有消炎镇痛作用。对缓解发热、皮肤结节红斑、生殖器溃疡疼痛及关节炎症状有一定疗效，常用药物如布洛芬、萘普生、双氯芬酸等或选择性COX（环氧化酶）-2抑制剂如美洛昔康、塞来昔布、非罗昔布等。

（2）秋水仙碱：对关节病变、结节红斑、口腔溃疡有一定的治疗作用。

（3）糖皮质激素：对控制急性症状有效，停药后易复发。主要用于全身症状重、有中枢神经系统病变、内脏系统的血管炎，口、阴巨大溃疡及急性眼部病变者。疗程不宜过长，一般2周内症状控制即可逐渐减量后停药。

（4）免疫抑制剂：重要脏器损害时可选用，常与肾上腺皮质激素联用。常用药物如硫唑嘌呤、甲氨蝶呤、环磷酰胺、环孢素A等。

（五）食疗

赤小豆粥：取赤小豆30g、大米15g，赤小豆清水浸泡数小时，先煮至熟，加入大米煮粥，每日早晚食用，具有清热解毒之功。

预防调护

（一）预防

（1）本病常继发于外感之后，故凡遇外感，应及时治疗避免反复迁延。

（2）避免久卧潮湿之地，汗出时不宜涉水，以免湿邪入侵。

（3）本病之内因多由湿热蕴毒，故生活应有规律，饮食宜清淡，对于肥甘厚味、烟、酒等蕴热生湿之品应严加节制。

（二）护理

（1）本病病情时有反复，需做好患者思想工作，使医患密切合作，配合治疗。

（2）避免过劳，保持心情愉快及足够的睡眠，病情较重伴发热患者，嘱其以静养为宜，尽量减少室外活动。

（3）对口腔、咽部、外阴溃疡面较大、痛苦较甚者，应及时给予止痛处理。用清洁盐水勤漱口，外阴溃疡定期用药液消毒清洗，促使愈合。

要点概括

（一）病因病机

根据本病的临床表现，与中医学"狐惑病"相似。其病因不外内、外两方面，外因常为感受湿热毒气，营卫失和，化热蕴毒，热毒内盛；内因责之于脏腑功能失调，尤以肝、脾、肾三脏为主，或因情志所伤，肝失条达，气郁化火；或因饮食不节，脾虚失运，湿从内生；或因肾有所亏，水不涵木，肝阳化火。本病主要病机为湿热毒邪蕴滞，蕴于营分，客于肌肤，气血壅滞，皮肤黏膜红肿破溃。肝经系目而环阴器，脾主肌肉、四肢，其脉挟口环唇，肾开窍于二阴。邪毒循经上蒸、下注，上蒸口眼，则眼目红赤、口腔破溃；下注二阴，则阴部溃疡。

（二）辨证要点

白塞综合征乃肝、脾、肾三经之病变。若病变以口唇破溃、皮肤红疹为主，当责之于脾；若病变主要为眼目红赤，当责之于肝；若病变以前、后二阴溃疡为主，当责之肾。另外，还要辨病之虚实寒热。一般初期多为实热，以热毒内攻、湿热内蕴为主，在内则扰乱神明，在外则发为溃疡，发病迅速，病程短，溃疡数目较多，局部肿痛明显，溃疡处颜色鲜红或深红，糜烂腐臭，伴舌红苔黄、脉数有力；中、晚期多为虚热，以阴虚内热为主，起病缓慢，病程长，溃疡数目不多，肿痛不甚，但难以愈合，缠绵难愈，溃疡面颜色淡红或暗红，多呈平塌凹陷，伴舌红少苔、脉数无力。除热证外，亦可出现虚寒证，以阳虚寒凝血滞为主，其发病缓慢，发作时先见暗色硬结，久则溃疡，患处色淡，溃疡反复难愈，伴畏寒肢冷，面色㿠白，溺清便溏，舌淡苔白滑，脉迟涩或沉细涩。此外，由于本病病程较长，病机变化复杂，故在病变过程中，亦可出现气阴两虚、阴阳两虚证候，临证时应详加辨析。

（三）证型分类

本病常见证型有肝脾湿热证、气郁化火证、心脾积热证、阴虚火旺证、虚阳上扰证。但各证间病因病机错杂相关，可变异转化、兼夹互见。

（四）治疗要点

本病治疗以清热除湿、泻火解毒为原则。气郁化火者，佐以理气解郁；阴虚火旺者，助以滋阴降火；阴虚及阳、虚阳上扰者，佐以温阳散火；病久不愈者，辅以活血行瘀。

临证备要

（一）本病错综复杂，当标本兼治

本病目前尚无特效疗法，张仲景提出湿热致病学说，主张用甘草泻心汤、当归赤小豆散、苦参汤及雄黄治之。本病脏腑辨证与肝、脾、肾三脏有关，八纲辨证为阴虚阳亢，阴阳不调。其早期或急性期，常见热毒炽盛之象，中晚期或缓解期多为正虚邪实，常出现阴虚阳亢、虚火上炎的复杂征象及上实下虚、上火下寒等错综复杂的证候。因此，扶正祛邪、调和阴阳是治疗本病的根本法则，除湿解毒清热是不可缺少的手段。本病初起当以清湿热、祛毒邪为大法，中期以健脾祛湿、滋阴清热凉血为主，晚期重在调补阴阳气血。

（二）有效药物的应用

（1）甘草：在白塞综合征的治疗中起重要作用。《本草汇言》记载："甘草，和中益气，补虚解毒之药也，健脾胃，协阴阳，和不调之营卫……凡用纯寒纯热之药，必用甘草以缓其势，寒热错杂之药，必用甘草和其性。"张仲景的甘草泻心汤重用甘草，益胃和中，与黄芩、黄连相配，清热解毒消肿痛。西医学的药理研究发现，甘草有类肾上腺皮质激素样作用，可显著增强和延长可的松的效果，抑制抗体产生。

（2）雷公藤：具有收效快、作用强、疗效确切、无戒断反应、复发再治仍有效等优点。常见的制剂有雷公藤片、雷公藤多苷片、三藤糖浆等，应用时应注意肝脏损伤、白细胞减少、月经量减少或闭经等不良反应。

（三）中西医结合治疗本病

中医治疗本病强调整体辨证论治，标本兼顾，具有毒副作用小、疗效肯定、复发率低等优势。西医认为本病是免疫异常性疾病，应根据病情轻重选用药物。糖皮质激素能迅速有效控制病情，但长期使用可引起不良反应，多用于病情严重及有重要脏器损害者，使用后疗效欠佳者可联合免疫抑制剂。对于急性重症患者，如溃疡面大而深、疼痛剧烈，伴眼部、中枢神经系统病变，或伴高热、全身中毒症状严重者，以西医治疗为主，中医治疗为辅，急性期多清热解毒除湿。本病随病情的进展，应逐渐减少激素的使用量，同时中药治疗逐渐占据主导地位。对于大部分轻、中度或缓解期患者，可单独应用中药治疗。另外，中药免疫抑制剂如雷公藤、昆明山海棠也可以用于本病急性发作期患者。同时，中西医结合治疗本病，可以提高疗效，减少激素和免疫抑制剂的不良反应。

思考题

（1）白塞综合征有哪些特征性临床表现？

（2）不同病期的白塞综合征如何辨证论治？

（3）临床上白塞综合征应如何辨别虚实寒热？

第十五章 多发性大动脉炎

多发性大动脉炎（TA）为累及主动脉及其分支的慢性、多发性、非特异性炎症，又称无脉症、缩窄性大动脉炎。其病变主要累及主动脉弓及其主要分支，造成动脉狭窄或闭塞，引起病变动脉供血组织的缺血性临床表现。本病发病率亚洲高于欧美，多见于中青年女性，女性患者通常为男性患者的3~10倍，男女患者在临床表现方面往往也有不同。本病起病隐匿，早期因无特异性症状而往往被漏诊、误诊，常常在疾病进展至血管出现明显狭窄、闭塞时才得以诊断，此时部分患者已出现脏器缺血、梗死，严重者可危及生命。中医学将本病归属于"脉痹""虚损""眩晕"等范畴。《素问·痹论》曰："风寒湿三气杂至，合而为痹也。痹……在于脉则血凝而不流。"《奇效良方》亦指出："脉痹，血道壅塞。"

案 例

案例一 王某，女，36岁，2009年2月16日就诊。

主诉：头晕、视物模糊3年，加重伴心悸1个月。

现病史：患者于2006年2月因劳累出现头晕、怕光、上肢酸困乏力、心悸、行走不稳、嗜睡，就诊于当地医院，查颈部血管彩超示：双侧颈动脉多处狭窄，双侧锁骨下动脉多处闭塞（完全），无名动脉狭窄，提示多发性大动脉炎。经住院治疗后症状未见明显好转，此后症状反复发作，经常无明显诱因出现四肢发抖（持续30秒左右），晕厥5~10秒，行走时经常摔倒，每月3~4次。曾在北京某医院就诊，予泼尼松、胰激肽原酶肠溶片、羟乙基芦丁、阿司匹林泡腾片、川芎嗪等治疗，疗效不显。近1个月上述症状加重，伴心慌。

查体：T 36℃，P 110次/分，BP双上肢0/0mmHg，左下肢190/100mmHg，右下肢200/90 mmHg。患者精神萎靡，面色淡白，口唇淡暗，颈部双侧血管可闻及杂音，锁骨下可闻及血管杂音，左侧较明显；双肺呼吸音清，未闻及干湿性啰音；叩诊心界不大，心率110次/分，律齐，心音低；腹平软，肝脾肋下未触及，腹部未闻及血管杂音。双下肢无水肿，双侧足背动脉搏动有力。舌紫暗，苔薄白，双侧桡动脉未触及。

既往史：平素体健，否认其他内科疾病史。

辅助检查：心电图：窦性心动过速，ST-T异常改变，重度逆钟向转位。双肾血管彩超：双肾大小形态未见异常，双肾各级动脉峰值流速均明显加快，阻力指数增高，加速度时间延长。颈部血管彩超：双侧颈总动脉、颈内大动脉炎，右颈总动脉、颈内动脉、椎动脉峰值流速减低。心脏彩超：主动脉硬化，心动过速，左室舒张期顺应性减低，收缩功能正常，彩色血流未见异常。胸部X片：二尖瓣型心影。上肢动脉彩超：双侧上肢动脉内中膜增厚，表面毛糙，双侧桡动脉血流速度减慢。下肢动脉彩超：双下肢动脉及双侧髂外动脉声像图未见异常。血常规：白细胞计数11.85×10^9/L，血红蛋白103g/L；ABO血型：A型，Rh（＋）；血沉34mm/h；C反应蛋白25.8mg/L；肝功能、肾功能、电解质均未见明显异常。

（一）案例分析

（1）患者以头晕、视物模糊、心悸、嗜睡、乏力等为主要症状。

（2）患者年龄40岁以下，表现为头晕、视物模糊、乏力、行走不稳、容易摔倒；查体颈部双侧动脉、锁骨下动脉可闻及血管杂音，双侧桡动脉未触及；颈部血管彩超示双侧颈总动脉、颈内大动脉炎，双侧颈动脉多处狭窄，双侧锁骨下动脉多处闭塞（完全），无名动脉狭窄，符合多发性大动脉炎的诊断。

（3）主症分析：本案患者以头晕、视物模糊、心悸、乏力等为主要表现，当辨为脉痹之气虚血瘀证。患者素体虚弱，久病迁延，脏腑功能失调，气血运行失常，心主血脉，心气不足，推动无力，血行不畅，瘀阻脉道，或气虚失其温煦功能，血脉凝滞，痹阻不通，遂成脉痹。

（4）证型分析：患者先天禀赋不足，素体虚弱，又因劳累过度，耗伤气血，气虚失其推动之力；气为血之帅，气虚无力，血行不畅，久则血液凝滞，痹阻脉络，出现上肢酸困乏力；气能生血，气虚则血生化不足，不能上荣于脑，髓海失养，久则头晕；气血亏虚，脏腑失养，故见心悸、行走不稳、嗜睡；舌紫暗、苔薄白、无脉为气血不充、血瘀脉络之象。

（5）立法处方：本案患者以气虚血瘀，脉道失于温养为主要病机，受风、寒、湿邪，痹阻经络，治当重在气血同补，温阳通脉，兼祛风除湿、补益肝肾，予温阳通脉汤加减。

处方：黄芪12g，黄精12g，石斛12g，当归12g，巴戟天12g，淫羊藿12g，生薏苡仁12g，炒桑枝12g，路路通12g，鸡血藤12g，红藤12g，怀牛膝12g，丹参12g，红花10g，豨莶草12g，甘草3g。上方加减治疗6个月后，患者不适症状明显改善，随访半年，病情基本平稳。

方解：方中黄芪补气生血，取"气能生血""气行则血行"之意；巴戟天、淫羊藿可加强温阳通脉之效；当归补血活血，通经止痛；黄精补阴，寓阴中求阳，阴血足则脉道充盈，同时助黄芪、当归补气养血；路路通祛风通络；红藤清热解毒，活血止痛；鸡血藤行血补血，舒经活络；怀牛膝补肝肾，活血通经；丹参、红花活血祛瘀通络。诸药合用，以气血肝肾同补治本，祛湿活络通脉治标，标本同治，相得益彰，在临床中辨证使用，疗效显著。

（二）疾病分析

1.病因病机

脉痹一名，始见于《黄帝内经》，多因血虚，风、寒、湿邪留滞血脉所致。其病因既可感于外邪，又可发于内伤，病性有虚实，或虚或实，或虚实夹杂，但多属气血瘀滞之变，呈现出内外合邪之象。外因多为冒雨涉水、久居湿地，致风寒湿毒之邪入侵，内因则为脏腑阴阳失调，气血运行失常，上述病因均致血脉痹阻，而成脉痹。本案患者先天不足，素体亏虚，后天起居调养不当，劳倦过度，致脏腑气血亏耗，气虚无力，血行瘀滞，脉络不通，表现为一派脏腑失养、血脉瘀阻之象。

2.疾病症状

临床上多发性大动脉炎病变主要累及主动脉弓及其主要分支的全层动脉炎，血管壁炎性细胞增多，内膜增厚，逐渐造成血管的狭窄或闭塞，引起病变动脉供血组织的缺血性临床表现。根据受累血管不同，可将患者分为4种类型：头臂动脉型，即颈动脉和椎动脉狭窄和闭塞引起头部缺血，临床以头晕、头痛、视物不清、上肢乏力等为主要表现；胸腹主动脉型，病变主要在腹主动脉，临床以头晕、心悸，下肢发凉、酸痛、间歇性跛行等为主要表现；肾动脉型，临床以顽固性高血压为主要表现，尤其舒张压升高明显；混合型，可出现以上3种类型的临床症状。本案患者多发性大动脉炎诊断明确，主要表现为头晕、乏力、嗜睡、心悸、行走不稳、间歇性跛行等，应属混合型。

3.辅助检查

（1）血管彩超：对于早期TA患者的颈动脉和锁骨下动脉病变的发现具有重要价值，如二维超声检查血管长轴及短轴切面图像、血管壁厚度、血管最窄内径，频谱多普勒测量不同程度狭窄部位的血流速度，彩色多普勒观察血流的亮度、血管狭窄及闭塞。

（2）CT检查：可以帮助TA早期诊断以及对治疗药物的调整。

（3）磁共振血流成像（MRA）：可以有效显示血管壁的厚度改变，有助于早期诊断。

（4）FDG正电子发射断层显像（PET）：对于TA的早期诊断及治疗药物的调整有重要的作用。

4.转归

本病病因虽以先天禀赋不足为本，若后天调养得当，素体强健，受邪轻浅，正能胜邪，病情易于缓解；若平素劳累过度，饮食失调，气血阴阳虚衰，气虚行血无力，血滞脉道，久病不愈，易因虚致实，虚实夹杂，缠绵难愈。

案例二 田某，男，33岁，2003年2月3日就诊。

主诉：双肩部疼痛10年余，加重2年。

现病史：患者双肩部疼痛，双上肢麻木乏力，不能举重物，腰膝酸软，头后仰时有眩晕感，神疲健忘，近1年来视力下降明显，舌质淡，苔薄白，脉沉细。

查体：双侧颈动脉触之搏动微弱，听诊颈动脉、锁骨下动脉可闻及收缩期4~6级吹风样杂音。

辅助检查：彩超提示双侧颈动脉内膜面增厚，左颈总动脉狭窄。

（一）案例分析

（1）患者以双肩疼痛、双上肢麻木乏力为主要症状。

（2）患者年龄小于40岁，表现为肩痛、双上肢麻木乏力，伴眩晕、记忆力下降，双侧颈动脉触之搏动微弱，颈动脉、锁骨下动脉可闻及收缩期4~6级吹风样杂音，彩超提示双侧颈动脉内膜面增厚、左颈总动脉狭窄，符合多发性大动脉炎的诊断。

（3）主症分析：本案患者以双肩疼痛、双上肢麻木为主要表现，伴有腰酸、神疲健忘、眩晕等症状。患者病程较长，久病正气亏耗，风寒湿毒之邪乘虚痹阻经络脉道，导致气血不通，脉络拘急，遂成脉痹。

（4）证型分析：肾为脏腑阴阳之本，先天不足，后天充养不及，致肾精亏虚；精血同源，精亏则血少，血脉失养，不荣则痛；肾阳不足，内寒从生，寒则血凝，致脉络瘀阻，故见腰酸腰痛、肩痛；脾阳不足，失于健运，痰湿内生，阻滞脉道，脉道不利，则肢体麻木、神疲乏力、健忘；舌质淡、苔薄白、脉沉细为脾肾阳虚之象。

（5）立法处方：本案患者以脾肾阳虚，失于温煦，脉道凝滞为主要病机，治以温肾健脾，活血通络，予阳和汤加减。

处方：熟地黄15g，鹿角胶（先煎）3g，制附子（先下）8g，炙桂枝10g，丹参10g，炙黄芪15g，赤芍12g，白芍12g，当归12g，鸡血藤10g，细辛3g，炮穿山甲6g，薏苡仁20g，玉竹10g，炙甘草5g。取15剂，水煎服，日1剂。

二诊（2003年3月18日） 患者肩部疼痛有所好转，眩晕感发作次数有所减少。加入白术益气健脾，并制约细辛之辛散太过。

三诊（2003年4月2日） 患者肩部疼痛明显好转，双上肢麻木感减轻，眩晕感亦明显减轻。专科检查见双侧颈动脉触之搏动较前明显增强。患者诉其服药后口干，加石斛养阴清热，再服15剂。继之服用补气活血通脉丸巩固治疗。

方解：方中重用熟地黄，滋补阴血，填精益髓，配以血肉有情之鹿角胶，补肾助阳，益精养血，两者合用，温阳养血，以治其本；附子温肾助阳；黄芪益气健脾；白芍、当归补血活血；赤芍、丹参、鸡血藤活血祛瘀通脉；桂枝、细辛宣散以开腠理，散寒结，温通经脉，引阳气由里达表，通行周身；薏苡仁、炮穿山甲健脾除湿，祛风通络止痛；玉竹滋阴养血，使全方温而不燥；甘草益气和中，调和诸药。诸药合用，共奏活血通脉、温肾健脾之功。

（二）疾病分析

1.病因病机

本病病因多由先天禀赋不足或后天失调，致肝肾气血阴阳不足，脉道不充，风、寒、湿邪乘虚而入，致瘀血痰浊内生，总属本虚标实之证；以肝肾气血阴阳不足为本虚，寒湿热毒邪搏结，阻塞脉道为标实。本案患者先天禀赋不足，后天饮食不节，嗜食生冷，脾阳受损，久病及肾，致脾肾阳虚，阳气推动血脉无力，瘀血、痰浊、寒湿留滞，内外合邪，痹阻脉道，脉道受损，经络阻塞，气血运行不畅，久则发为本病。

2.疾病症状

本案患者有十多年的病史，处于疾病晚期，颈总动脉狭窄，引起不同程度的脑缺血，出现眩晕、视力减退、记忆力减退等表现；脑缺血严重，可有反复晕厥、抽搐、失语、偏瘫或昏迷；上肢缺血，出现双肩疼痛、双上肢麻木；双侧颈动脉搏动微弱，听诊颈动脉及锁骨下动脉可闻及收缩期4~6级吹风样杂音。根据上述症状及体征，本案患者属头臂动脉型多发性大动脉炎。

3.辅助检查

（1）血管造影：是明确病变性质、部位、范围以及制定手术方案的主要依据，也是公认的诊断金标准。但是在本病早期，病变还没有发展到血管狭窄时，血管造影不能及时发现病变，对病变的活动性变化无诊断价值。

（2）彩色多普勒超声：可实时、准确、直观地显示多发性大动脉炎患者受累血管及心脏的病变性质、范围和程度，是临床诊断多发性大动脉炎的首选检查方法。本案患者彩超提示双侧颈动脉内膜面增厚、左颈总动脉狭窄，结合其症状及体征，有一定的诊断价值。

4.转归

本病早期虽有正气不足，但以邪实为主，风、寒、湿邪痹阻经脉，气血运行不畅，表现为恶寒发热、周身乏力、关节或肌肉酸痛的营卫失和证。若患者经积极治疗，风、寒、湿邪从表而解，瘀祛脉通，疼痛得减，注意调摄，可愈；若治疗不当，风、寒、湿邪入里，气血运行不畅日甚，湿、痰、瘀有形之邪交结，耗伤气血，累及脾肾之脏，病情加重，缠绵难愈。

案例三 崔某，女，38岁，农民，2007年2月就诊。

主诉： 头晕7月余。

现病史： 患者于2006年7月无明显原因出现头晕、头痛、低热，劳累后加重。2006年11月在市级医院诊为"多发性大动脉炎"，治疗后低热消失，头晕、头痛明显减轻。2007年2月开始头晕加重，并出现癫痫失神发作。因经济拮据接受门诊治疗，症见头晕、晃动状，双侧太阳穴处疼痛，一日多次发呆，颈部胀痛，左臂冰凉，记忆力下降，月经量少，伴畏寒怕冷，舌质稍暗，有紫气，苔薄白润，右脉沉细，左脉搏动消失。

既往史： 平素体健。

查体： T 36.5℃，P 80次/分，R 21次/分，BP 90/65mmHg（左上肢血压）。神清，精神可，左侧颈动脉及左侧肱动脉搏动减弱，主动脉瓣区可闻及2~6级吹风样杂音。腹部平软，无明显压痛，肝脾肋下未触及。四肢肌力正常，无病理反射。

辅助检查： 反应蛋白90mg/L，血沉45mm/h。CT检查：全身动脉弥漫性病变，符合大动脉炎改变。受累血管多数表现为管壁增厚和血管腔不同程度的狭窄，左侧颈动脉及左侧肱动脉管腔狭窄、管壁增厚也较明显。

（一）案例分析

（1）患者以头晕、头痛为主要症状。

（2）患者年龄小于40岁，表现为头晕、头痛明显，颈部胀痛，左臂冰凉，伴记忆力下降，左侧颈动脉及肱动脉搏动减弱，主动脉瓣区可闻及2~6级吹风样杂音，CT检查提示全身动脉弥漫性病变，符合大动脉炎改变，因此多发性动脉炎诊断明确。

（3）主症分析：患者病初因长期劳累，脏腑功能失调，气血亏虚，寒邪乘虚而入，络脉为气血津液运行的通路，也是病邪侵袭人体的通道，受邪后血脉痹阻而发为本病，表现为头晕、颈部胀痛、左臂冰凉，畏寒怕冷，舌质稍暗，有紫气，苔薄白润，右脉沉细。寒邪凝滞经脉，血脉运行不畅，遂成血瘀，瘀阻脑窍，故以头晕、头痛为主症。

（4）证型分析：患者劳累过度，耗伤脏腑阳气，致温煦失常，内寒从生，寒则血凝，血脉运行不畅，遂成血瘀。瘀血阻于脑窍，则见头晕、头痛；阻于脉道，则动脉搏动减弱；阻于胞宫，则月经量少；舌质稍暗、有紫气，苔薄白润，右脉沉细为阳虚寒凝之象。

（5）立法处方：本案患者证属阳虚寒凝，寒凝血脉为主要病机，治予温阳活血通脉，方选当归四逆汤加减。

处方：桂枝10g，当归20g，红花12g，细辛3g，赤芍20g，牛膝15g，川芎12g，黄芪30g，干地黄20g，甘草10g，大枣5枚。水煎服，每日1剂。随证加减连续服用3个月后头晕、头痛消失，时有发呆，右臂桡动脉可触到，随诊1年未复发。

方解：上方中桂枝、当归、红花温阳通脉；细辛、川芎、赤芍、牛膝可增强温阳通脉之功效；黄芪补气，干地黄养血，共奏补气养血之效；甘草、大枣益气和中，调和诸药。

（二）疾病分析

1.病因病机

清代张璐的《张氏医通》曰："血痹者，寒湿之邪，痹著于血分也。"本案患者多因劳累过度，日久脏腑功能失调，气血亏虚，温煦失常，外感寒邪，寒为阴邪，易伤阳位，寒性凝滞，致气血凝滞成瘀，阻滞经脉，气血不畅，寒湿在脉，则血凝不流。

2.疾病症状

多发性大动脉炎主要发病年龄为10~40岁，常见于女性。本病早期可无血管相关临床表现，仅表现为低热、乏力、消瘦，或甚至无任何症状。本案患者以头晕、头痛明显，颈部胀痛，左臂冰凉，病程较短，处于疾病的早期，属头臂动脉型多发性大动脉炎。

3.辅助检查

（1）64排CTA及三维重建技术：CTA可清楚地显示出主动脉及其分支受累位置、范围，以及管壁和管腔变化。与此同时，还能准确地对主动脉管壁厚度、管壁狭窄程度等实行测量。三维重建的方式可建立出立体的主动脉及其分支病变，全面、多角度地在不同形式下将重叠部位的血管受累情况、血管畸形情况、复杂的血管结构及与周围组织的解剖关系清晰显示出来，对于多发性大动脉炎的诊断有其独特的价值，可以替代血管造影作为本病的首要检查方法，值得临床推广和使用。

（2）普通超声检查：虽然不能很好显示主动脉（可采用经胸腔或经食管超声技术），但对颈动脉和肢体动脉的检查具有简便的优点。

4.转归

本案患者正气不足，虽有寒湿之邪外侵，痹阻经脉，但邪气尚轻浅，治疗以温肾健脾胃为主，兼以祛风除湿，使邪从表而解，可愈。若治疗不当，脾肾亏耗日甚，邪气入里亦深，气血运行不畅日甚，湿、痰、瘀有形之邪交结，耗伤气血，病情加重，缠绵难愈。

其他疗法

（一）中成药

（1）康脉软胶囊：补气活血，祛瘀通脉，清热解毒。口服，每粒含生药5 g，每次6粒，每日3次。主治多发性大动脉炎。

（2）脉管康复胶囊：活血化瘀，通经活络。口服，每日3次。用于瘀血阻滞，脉管不通引起的脉管炎。

（二）针灸治疗

本病病位在血脉，其病因病机特点为风、寒、湿邪或毒邪侵袭经脉，并加之素体气虚，阳气不足，导致气虚血滞，瘀血内停，经脉痹阻。故针灸治疗多以温阳益气、通经复脉为原则，在取穴上以心、肺、阳明经穴为主。

1.体针

取太渊、人迎。上肢加内关、尺泽、神门；下肢加气冲、冲阳；头晕、头痛加风池；视力减退加睛明、攒竹；心前区痛加心俞、通里。

2.耳针

主穴取热穴、患肢相应部位。配穴取交感、心、肝、肺、脾、肾、皮质下。

（三）西医治疗

（1）糖皮质激素：为首选药物，对于急性期的治疗效果较好，每天给予泼尼松0.5~1.0mg/kg，4~8周后减量，一般每2周减量10%，逐渐减量至每天7.5mg维持治疗。部分患者单用糖皮质激素已经有效，但减量时可能复发。联合免疫抑制剂治疗可以较好控制疾病，同时减少激素的用量，以减少药物的不良反应，并对存在激素抵抗的患者有效。

（2）免疫抑制剂：具有抑制免疫反应作用，能够延缓或控制病情的进展。对于糖皮质激素无效、减量复发或拟减少糖皮质激素用量的患者，可联合免疫抑制剂，如甲氨蝶呤、硫唑嘌呤、吗替麦考酚酯、环磷酰胺，其中环磷酰胺副作用较大，不宜长时间维持治疗。

（3）生物制剂：肿瘤坏死因子（TNF）-a拮抗剂和白细胞介素（IL）-6受体单克隆抗体治疗难治性TA，取得了比较满意的疗效。

（4）介入及外科治疗：本病活动期主要采取药物保守治疗，慢性静止期或发生严重的缺血并发症时，采用介入治疗或外科手术治疗，可以直接恢复或重建血管向靶器官动脉供血，缓解或治疗靶器官缺血状态，包括血管旁路术、经皮腔内血管成形术、经皮穿刺球囊导管扩张术等。

预防调护

（一）预防

（1）本病的发生主要与先天禀赋不足，素体虚弱，或饮食失调，过度劳累相关，故要注意调摄，避免过度疲劳、饮食失节，加强营养摄入，保持心情舒畅，坚持体育锻炼，以增强体质，防止本病的发生。

（2）正气不足时最易感受外邪，尤其是风、寒、湿邪，故气候寒凉时，应适时增添衣着，注意保暖；夏日炎热之际，应避免过度吹风贪凉；剧烈运动时，切勿汗出当风或冷水洗浴；居处应避免寒冷潮湿等。

（二）护理

（1）本病多发于年轻女性，要正确认识疾病，了解治疗的意义及其长期性，从而调动患者治疗该病的积极性和恒心，保持乐观情绪。

（2）本病发病初期常有上呼吸道感染、肺部及其他部位感染，故应先控制感染，监测体温，注意补充液体，防止大量出汗而致脱水。

（3）在饮食起居方面，应注意休息、劳逸结合，注意保暖、不贪凉，多饮水；饮食宜清淡、易消化，忌食油腻辛辣之品。

（4）该病可有头昏、眩晕、黑蒙、视力减退甚至失明现象、行走无力，或发生摔倒或坠床，故应增强安全护理意识，患者切勿单独活动，防止意外发生。

（5）用药护理：了解药物的作用及副作用，积极配合治疗。

要点概括

（一）病因病机

本病多为先天禀赋不足，素体亏虚，饮食失节，劳倦过度，寒湿之邪乘虚内侵，致脏腑功能紊乱，气血运行失常，血瘀脉络所致。因虚致瘀为其根本病机，以脏腑气血阴阳不足为本，瘀血、痰浊、寒湿为标。肾为先天之本、脏腑阴阳之根，脾为后天之本、气血生化之源，先天不足，后天失调，或久病及脏腑，故本病之虚重在脾肾，病位在血脉。本病因虚致实，瘀血为其主要病理因素，久病耗伤正气，因实致虚，风寒湿毒又乘虚痹阻经络脉道，虚实夹杂，缠绵难愈。

（二）辨证要点

1.分期辨证

（1）初期：风、寒、湿邪阻痹脉络，气血运行不畅，故有恶寒发热，周身乏力，关节酸痛或肌肉疼痛，肌肤红斑，脉细弱或沉细而缓，甚或无脉，舌淡，苔薄白。此属气虚，营卫不固，风、寒、湿邪阻痹经脉。

（2）活动期：外感风、寒、湿邪，痹阻经脉，郁而化热，湿热互结，阻塞脉道，故症见身热，寒热起伏，身重困倦，四肢酸楚，关节红肿疼痛，无脉或微数，舌质红，苔微腻。此乃湿热互结，瘀血阻脉所致。

（3）后期：病程日久，缠绵难愈，耗气伤阴，气虚运血无力，瘀血痹阻，故症见头晕目眩，视物不清，肢体麻木、乏力；阳虚寒凝，则见怕冷喜温，腰膝酸软，间歇跛行，舌淡，苔薄，寸口脉或趺阳脉微或无脉。

2.辨虚实

本病总属本虚标实，其虚者为先天禀赋不足，气血亏虚，或久病及脏腑，脏腑功能失调，气血运行不畅，成瘀阻脉；其实者乃风寒湿毒邪搏结，阻塞脉道。早期以邪盛标实为主，营卫失和，寒湿瘀阻，致脉道不通；中晚期病及脾肾，表现为阳气偏虚，气血运行失常，瘀滞经络，因虚致实，虚实夹杂，病情反复，缠绵难愈。

（三）证型分类

本病常见证型有营卫不和证、湿热瘀阻证、气虚血瘀证、阳虚寒凝证、脾肾阳虚证等。各证之间病因病机多错杂相关，兼夹相见。营卫不和、湿热瘀阻多见于病之初起，邪实较甚。病久不愈，因实致虚，则可见痰瘀互结和气血阴阳亏虚相兼，为虚实夹杂之证。

（四）治疗要点

本病以瘀血为主要病理因素，气血阴阳亏虚为其根本。治疗时当补通结合，标本兼顾，虚者补之，实者泄之，以补虚通瘀为主，益气活血、温补脾肾为其大法，治疗时做到既能知其常，又须通其变。

临证备要

（一）中西医结合治疗

糖皮质激素对于本病急性期的治疗效果较好，但在激素减量的过程中易出现复发，联合免疫抑制剂治疗可以有助于控制疾病，同时减少激素的用量可以减少药物的不良反应，对存在激素抵抗的患者有效。中医治疗脉痹效果较好且不良反应少，应以补虚通瘀为主，辅以健脾、温阳、利湿、化浊等。

（二）用药要点

（1）善用辛温之品：辛主散，可通，常用附子、桂枝等。

（2）灵活运用虫类药：如水蛭、地龙、土鳖虫等。此类药物善走窜，可搜剔经络之痰浊、瘀血等邪，但应中病即止。

（3）巧用藤类药：如鸡血藤、络石藤、天仙藤等。藤类药易入络，且药性较平和。

（4）重视祛风药的运用：风性善行，长于通经络，临床常用羌活、独活、桑枝等。

（三）治疗本病当分期

本病早期以邪实为主，风、寒、湿邪痹阻脉络，气血运行失畅，营卫失和，病较程短，病情尚轻，治以祛风除湿，调和营卫，通脉和血；中期外感之邪，痹阻经脉，郁而化热，湿热互结，阻塞脉道，治以清热利湿，活血通脉；后期病久缠绵难愈，耗气伤阴，气虚运血无力，瘀血痹阻，治以益气养阴，补肾通脉。

💡 **思考题**

（1）多发性大动脉炎可分为几型，临床特点分别是什么？

（2）多发性大动脉炎的诊断要点有哪些？

（3）多发性大动脉炎如何治疗？

第十六章 结节性红斑

结节性红斑（EN）是一种可以累及真皮血管和脂膜组织的反应性炎性皮肤疾病。本病具有迟发性和变态反应性，易出现在20~40岁的年轻女性，为临床高发病症，其发病机制目前尚不清楚。患者多伴有结节病、白塞综合征等其他风湿病，病程特点为反复发作、缠绵难愈。本病临床表现为多发性的皮下结节，颜色鲜红或紫红色，大小不等，疼痛，常见的发病部位是小腿的胫前部皮肤，大腿、前臂少有发病。根据本病的临床表现和症状，当属中医之"瓜藤缠""梅核丹""三里发""腿游风""痰核"等范畴。

案 例

案例一 张某，女，27岁，职员，2014年6月20日就诊。

主诉：双下肢反复出现红斑伴疼痛不适1年余，加重5天。

现病史：患者1年前因感冒发热后出现双下肢红色结节，初起疼痛不适，压痛明显，伴咽痛不适。曾在当地社区医院按"结节性红斑"服用吲哚美辛、布洛芬及泼尼松等药物治疗，效果不显。5天前双下肢红色结节明显增多，灼热疼痛明显。刻下症见双下肢红色结节，伴有压痛，全身酸乏，双膝关节肿胀疼痛，口干，胃纳尚可，二便正常，舌质红，苔薄黄，脉滑数。

既往史：既往体健，否认其他内科特殊疾病史。

查体：双下肢小腿胫前区散在大小不等的数个结节，色鲜红，稍高于皮肤，直径约2~3 cm，界限清楚，压痛明显，皮温高，双膝关节轻度肿胀疼痛。

辅助检查：血常规：白细胞计数 8.72×10^9/L，中性粒细胞百分比70.51%，淋巴细胞百分比25.62%；血沉48 mm/h；C反应蛋白15 mg/L；结核菌素试验（－）。胸部X线正侧位片未见明显异常。

（一）案例分析

（1）患者以双下肢小腿胫前区反复出现散在数个直径为2~3cm的鲜红色结节，压痛明显，皮温高为典型症状。

（2）患者因1年前感冒发热、咽痛不适诱发双下肢红色结节，压痛明显，后反复发作，并伴有双膝关节肿胀疼痛，血沉、C反应蛋白增高，符合结节性红斑的诊断标准。

（3）主症分析：患者以双下肢小腿胫前区散在数个鲜红色结节，稍隆起于皮肤，压痛明显，皮温高为主症，当辨为瓜藤缠之湿热下注证。本案患者虽为反复出现的双下肢红色结节，伴有压痛，但不同于腓腨疽。该患者主要表现为双下肢小腿伸侧的结节，色鲜红，稍高于皮肤，伴有灼热疼痛、不溃破，且结核菌素试验阴性。腓腨疽一般以双下肢小腿屈侧的暗红色结节，可溃烂后久不收口为典型表现，结核菌素试验常表现为强阳性反应。两者在典型症状和临床表现上不同，故本案当诊断为瓜藤缠。

（4）证型分析：患者初起发病时曾有感冒发热病史，此为诱因。外感湿邪，郁久化热，湿热下注，凝滞血脉，气血不畅，经络阻滞，致双下肢反复出现鲜红色结节，灼热疼痛明显；湿热内生，气不化津，或热甚津伤，则口干、舌红；苔薄黄、脉滑数为湿热内蕴之象。

（5）立法处方：本案患者当属瓜藤缠之湿热下注证，治宜清热利湿，活血化瘀，方予萆薢渗湿汤加减。

处方：萆薢15g，生薏苡仁30g，黄柏10g，牡丹皮10g，泽泻10g，赤芍10g，紫草10g，红花10g，紫丹参10g，川牛膝10g，甘草5g。

方解：方中萆薢、生薏苡仁、泽泻利水渗湿；黄柏清热燥湿；赤芍、牡丹皮、紫草清热凉血；红花活血温通经脉；紫丹参活血化瘀；川牛膝通经导瘀，引药下行，通血脉而利关节；甘草和中，调和诸药。诸药共凑清热除湿、活血破瘀、软坚散结之效。

（二）疾病分析

1.病因病机

结节性红斑在中医学古文献中无相似病名，但其临床表现与瓜藤缠、湿毒流注、梅核丹、梅核火丹等相似。《医宗金鉴·外科心法要诀》云："此证生于腿胫，流行不定，或发一二处，疮顶形似牛眼，根脚漫肿……若绕胫而发，即名瓜藤缠。"中医学认为，其病因主要为外感湿邪，湿与热结，或脾虚中焦失运，湿浊内生，郁久化热，湿热下注，凝滞血脉，气血不畅，经络阻滞所致。本案患者因外感湿邪，郁久化热，湿热下注，凝滞血脉，气血不畅，经络阻滞，致双下肢反复出现鲜红色结节，灼热疼痛明显。故湿热是导致本病的重要原因，而外感发热为主要的诱发因素。

2.疾病症状

本案患者属中度的结节性红斑，其典型症状为首次发作于感冒发热后，出现双下肢伸侧散在数个红色结节，略高于皮肤，压痛明显，伴有关节酸痛。结节性红斑好发于青年女性，春秋多见，常反复发作。

3.辅助检查

（1）血常规：白细胞计数一般正常或轻度升高，若为高热、扁桃体炎或咽炎等合并细菌感染患者，其数值及中性粒细胞增多。

（2）血沉：血沉增快，但不能作为确定诊断标准。

（3）C反应蛋白：一般会增高。

（4）X线检查：大部分X线检查看不到特殊体征，只有原发病为肺结核时，才会发现肺结核的X线表现，即发现肺门淋巴结肿大。

4.转归

结节性红斑一般病程较长，病情顽固，反复发作，临床疗效着眼于红斑数目、颜色和疼痛程度，一般而言，结节性红斑的转归和预后较好。若患者经积极治疗，湿热得化，红斑常常可以消退，后期注意调摄，可使发作频率减少，甚至完全治愈。结节性红斑皮损愈后不留痕迹，更不会累及内脏。如为恶性肿瘤、白血病、自身免疫病等合并本病者，则预后较差，在治疗结节性红斑的同时应积极治疗原发病。

案例二 李某，女，30岁，工人，2013年5月15日就诊。

主诉：双下肢皮下结节反复发作8年。

现病史：患者2005年因流产后受凉，小腿伸侧面皮下出现对称性红色结节，压痛明显，曾于外院经皮肤活检后诊为"结节性红斑"，遵医嘱服羟氯喹、泼尼松，病情控制不佳，双下肢结节仍反复发作，就诊时已停药2月余。刻下症见双下肢散在数十个红斑结节，大小不等，形状不规则，有压痛，左臀部融合成片，发热，咽痛，口干，伴有指、膝关节及小腿肌肉酸痛，胃纳尚可，二便调，舌暗红，边有瘀斑，苔白，脉细数。

既往史：既往体健，否认其他内科特殊疾病史。

查体：T 37.8℃，P 82次/分，R 21次/分，BP 120/80mmHg。双下肢小腿伸侧散在数十个红斑结节，色暗红，直径大小为1~3cm，略隆起于皮肤，压痛明显，皮温不显，左臀部结节融合成片，质韧。

辅助检查：血常规：白细胞计数10.25×10^9/L，中性粒细胞百分比79.61%，淋巴细胞百分比13.62%，C反应蛋白24mg/L；血沉29mm/h；RF、ASO、抗中性粒细胞胞浆抗体（ANAC）、ANA、结核菌素试验均（−）。

（一）案例分析

（1）患者以双下肢小腿伸侧出现对称性散在的红色结节，压痛明显，伴有发热，咽痛，指、膝关节及小腿肌肉酸痛等不适为典型症状。

（2）主症分析：患者以反复出现双下肢小腿伸侧散在数十个暗红色结节，略隆起于皮肤，压痛明显，发热，咽痛为主症，当辨为瓜藤缠之血热瘀阻证。本案患者虽为反复出现的双下肢红色结节，伴有压痛，但不同于变应性皮肤结节性血管炎。该患者主要表现为双下肢小腿伸侧的结节，色暗红，稍高于皮肤，不溃破，且结核菌素试验阴性。变应性皮肤结节性血管炎一般以双下肢散在对称性如杨梅大小或更大的疼痛性皮下结节伴有瘙痒、溃破，愈后色素沉着为典型表现，发作前常常会有呼吸道过敏反应的表现，如过敏性鼻炎、支气管哮喘等，可累及神经系统、心血管系统及多个重要器官的损害。两者在诱因、典型症状及并发症上均不同，故本案患者当诊断为瓜藤缠。

（3）证型分析：患者产后体虚，阳气不足，卫外不能，腠理不固，外感寒湿之邪，侵入体内，寒邪凝滞，湿邪黏滞，迁延不愈，郁久化热，继而气血郁结不畅，血瘀气滞，瘀热互结，致经脉受损，脉络瘀阻而发病。口干、舌红为血热灼津之象；舌边有瘀斑为久病血瘀之征兆；脉细数为瘀血阻滞、气血运行不畅之表现。

（4）立法处方：本案患者当属瓜藤缠之血热瘀阻证，治宜清热凉血，活血软坚，化瘀除湿，方予仙方活命饮加减。

处方：忍冬藤30g，炮穿山甲10g，皂角刺10g，赤芍10g，牡丹皮10g，当归10g，浙贝母10g，白芷10g，黄芩15g，生地黄15g，牛膝15g，鸡血藤30g，甘草5g。

方解：方中忍冬藤具有清热解毒、疏散风热、通利经络之功效；炮穿山甲、皂角刺搜风消肿，软坚散结；赤芍、当归奏活血化瘀之效；生地黄、牡丹皮凉血化瘀，除血分之热；浙贝母化痰软坚散结；黄芩、白芷清热解毒燥湿，泻火止痛；鸡血藤行血补血，调经止痛，能去瘀血、生新血，舒筋活络；牛膝活血通经，补肝肾，强筋骨，能引诸药下行；甘草和中，调和诸药。诸药合用，标本兼顾，共奏清热凉血、活血软坚、化瘀除湿之功。

（二）疾病分析

1.病因病机

本案患者因产后体虚，阳气不足，卫外不能，腠理不固，外感寒湿之邪，侵入体内，寒邪凝滞，湿邪黏滞，迁延不愈，郁久化热，继而气血郁结不畅，血瘀气滞，瘀热互结，致经脉受损，脉络瘀阻而发病。其临床表现系因阴虚血分有热，故见斑色紫暗；湿热、瘀血结聚于下焦，脉络不通，故见下肢、臀部结节；湿邪黏滞的特性，形成了本病缠绵难愈、反复发作的临床特点；血脉瘀滞不通，故疼痛。

2.疾病症状

本案患者属重度结节性红斑。其典型症状为首次发作于产后，患者产后体质虚弱，加之上呼吸道感染，后出现双下肢伸侧散在对称性红色结节，略高于皮肤，压痛明显。西医学认为，结节性红斑的发病与感染因素（病毒、真菌等）密切相关，文献报道有80%以上的患者有上呼吸道感染病史。

3.辅助检查

（1）免疫学检查：无确定的检查，若为结核病患者，则结核菌素试验阳性。

（2）组织病理、免疫荧光检查：新鲜皮损（不超过1周）光镜下表皮正常，真皮浅层和中层见轻度至中度围管性浸润，主要病变是在真皮深层至皮下脂膜可见密集的淋巴细胞、组织细胞浸润，间有数量不等的中性粒细胞；该部位的血管壁及其周围有细胞浸润，内皮细胞肿胀，管腔狭窄甚至闭塞；电镜下内皮细胞含有丰富的细胞器，基底膜可见高电子密度物质沉着，内皮细胞空泡变性。

4.转归

本案患者经积极治疗，血热得清，瘀血得祛，湿热得化，红斑常常可以消退，后期注意调摄，除其宿根，可使发作频率减少，预后较好。若不注意调摄，病情反复，缠绵不愈，会给患者身体带来极大痛苦和精神负担，长期的激素和免疫抑制剂等药物的治疗也会造成一定副作用。

案例三 曹某，女，25岁，职员，2008年10月15日就诊。

主诉：双小腿反复出现红色结节2年。

现病史：患者2年前双小腿无明显诱因出现红色结节，疼痛明显，伴有关节酸痛，每到春秋季节发作。近2周双小腿皮下红色结节又发，轻度压痛，自服吲哚美辛疗效不佳。刻下症见双下肢小腿伸侧散在暗红色结节，轻度压痛，自觉畏寒、乏力，二便正常，舌质淡胖，苔薄白，脉沉迟。

既往史：既往体健，否认其他内科特殊疾病史。

查体：双下肢小腿伸侧散在数十个红斑结节，色暗红，形态不规则，高于皮肤，直径大小为2~3cm，轻度压痛，皮温不高。

辅助检查：血常规：白细胞计数 6.25×10^9/L，中性粒细胞百分比 60.61%，C反应蛋白 8mg/L；血沉23mm/h；RF、ASO均（-）；肝肾功能（-）；结核菌素试验（+）。

（一）案例分析

（1）患者以双下肢小腿伸侧出现对称性散在的红色结节，轻度压痛为典型症状。

（2）主症分析：患者以反复出现双下肢小腿伸侧散在暗红色结节，略隆起于皮肤，轻度压痛，自觉畏寒，乏力为主症，当辨为瓜藤缠之脾虚络阻证。本案患者表现为反复出现双下肢红色结节，伴有压痛，色暗红，稍高于皮肤，不溃破，无瘙痒，故不难鉴别，当诊断为瓜藤缠。

（3）证型分析：患者脾阳失振，运化不健，内生水湿，水湿内停，气血阻滞，经络不通而发病。舌质淡胖、苔薄白为脾虚水湿内停之象；脉沉迟为脾阳不足、气滞血瘀之征。

（4）立法处方：本案患者当属瓜藤缠之脾虚络阻证，治宜健脾燥湿，行气活血，方予实脾饮加减。

处方：炒白术10g，茯苓15g，附子（先煎）6g，干姜6g，厚朴6g，木香6g，草果6g，木瓜6g，牛膝10g，延胡索10g，鸡血藤15g，炙甘草6g。

方解：方中炒白术、茯苓补气健脾，行气利水；附子、干姜温养脾肾，助阳化气；厚朴、木香、草果、木瓜醒脾行气；鸡血藤活血化瘀，利水祛湿；延胡索行气止痛；牛膝活血通经，补肝肾，强筋骨，能引诸药下行；甘草和中，调和诸药。诸药合用，共奏健脾燥湿、行气活血之功。

（二）疾病分析

1.病因病机

患者脾阳失振，运化不健，内生水湿，水湿内停，气血阻滞，经络不通而发病。其临床表现系脾湿内蕴，气血阻滞，致皮下结节色暗红，轻度压痛；脾阳不振，故自觉畏寒、乏力。本病好发于下肢，"脾主四肢肌肉"，故治疗重点在治脾。

2.疾病症状

患者反复出现双下肢小腿伸侧散在暗红色结节，无溃破，但结核菌素试验阳性，需排除结核病。本病患者多有结核病史，若确定有结核病史，应积极治疗原发病。

3.转归

本案患者病在肌肉，经积极治疗，温振脾阳，行气活血，可使红斑消退。后期脾阳不足，易感受寒湿之邪，可致疾病更加缠绵不愈，故应注意防寒保暖，避免潮湿环境，少食生冷之食。

其他疗法

（一）中成药

（1）新癀片：清热解毒，活血化瘀止痛。口服，每次4粒，每日3次。主治血热瘀阻所致的结节性红斑。

（2）脉络舒颗粒：清热利湿，化瘀通络。口服，每次1包，每日3次。主治湿热瘀阻所致的结节性红斑。

（3）阳和丸：温经通络，消肿散结。口服，每次3g，每日1次。主治寒湿络阻所致的结节性红斑。

（二）外治法

取适量金黄膏、龙珠软膏、黄芩油膏、鱼硼软膏等外用膏剂，外敷于患处，起清热燥湿解毒之效。

（三）针灸疗法

以局部取穴为主，即合谷、足三里、三阴交、阳陵泉、悬钟、解溪、阿是穴。湿热证配大椎、曲池、血海、阴陵泉，寒湿证配丰隆、商丘，加灸关元、神阙。毫针刺，平补平泻，每日1次，每次留针30分钟，配合艾灸。

（四）西医治疗

1.内服药物治疗

（1）抗生素：适用于各种感染或发热显著者。若是由结核菌素引起者，可行针对性抗结核病治疗。

（2）非甾体抗炎药：常用吲哚美辛、阿司匹林等，适用于发作期、疼痛剧烈的患者。

（3）糖皮质激素：激素类药物副作用较大，重症患者可酌情使用。

（4）免疫抑制剂：病情顽固者可应用羟氯喹，每次200mg，每日2次；氨苯砜，每次50mg，每日2次。也可服中成药雷公藤片或昆明山海棠片。

2.外用药物治疗

可用紫外线、蜡疗、透热或音频电疗，也可皮损内注射曲安西龙混悬液约0.3ml 加2%普鲁卡因溶液，对结节持续剧烈疼痛者有明显作用。

（五）食疗

结节性红斑的常见临床病因为湿热，属实证、阳证，故本病患者适宜食用清淡、性凉、利湿之品，尽量少吃辛辣、油腻的食物，如大多数谷类甘平、偏凉，适合食用；薏苡仁、绿豆、赤小豆煮粥或煮汤饮用，对本病有益；鱼、虾等发物不宜食用。有热重津伤者，平时也可适当多吃西瓜、梨、冬瓜、番茄等。

预防调护

（一）预防

（1）预防结节性红斑的发生，首先要避免上呼吸道感染，患者需加强体育锻炼，提高免疫力，把预防工作放在第一位。

（2）关注本病潜在的病因，目前发现比较常见的潜在病因有化脓性病灶、结核病灶、致敏药物等。

（二）护理

（1）保持局部清洁，勤洗澡、勤更换衣物，若局部皮肤破损应及时消毒，局部皮肤破损处禁忌搔抓、挤压。

（2）注意调摄，如果一旦患病，需卧床休息、抬高患肢、查找病因，积极对症治疗，避免劳累加重。平时要注意避风寒、潮湿环境，冬季注意保暖，久行、久立都不适宜。

（3）控制饮食，尽量少吃辛辣、肥甘厚腻的食物，鱼、虾等发物也不宜食用。

要点概括

（一）病因病机

本病发病大多因脏腑湿热，湿热郁结不解，蕴蒸肌肤；或因素体亏虚，阳气不足，卫外不能，腠理不固，外感寒湿之邪，侵入体内，寒邪凝滞，湿邪黏滞，使气血郁结不畅，血瘀气滞，经络受阻，日久而发病；或因血中有热，湿邪侵入，湿热郁结；或因脾虚，运化失常，水道不畅，内生水湿，湿邪郁久化热，湿热搏结日久，气血阻滞，经络受阻而发病。

（二）辨证要点

1.辨虚实

结节性红斑为本虚标实之证，临床常见湿热下注、血热瘀阻、寒凝血瘀、痰瘀互结、气血两虚等。

2.辨寒热

本病当辨寒热之别，热证可见双下肢散在鲜红色结节，灼热疼痛，压痛明显，伴身热等；寒证见双下肢红色结节，色紫暗，轻度压痛，反复发作，缠绵难愈，伴体寒之征。

（三）证型分类

本病按致病原因主要分为湿热下注、血瘀阻络、寒凝血瘀、气血两虚、风热夹瘀、痰湿阻络等证型。

（四）治疗要点

针对病因治疗，积极治疗原发病。从整体出发，标本兼治，发作时以祛邪为主，分别予清热化湿、散寒除湿、活血化瘀、凉血活血、祛痰软坚等；正虚邪恋者，当扶正祛邪。

临证备要

（一）瘀血为本病的重要病机特点，当灵活施治

瘀血是本病的最终结果，寒凝所致的瘀血，应温通化瘀，可用桂枝、附子、干姜等；湿热瘀阻者，应加强清热化湿，可用生地黄、黄芩、黄柏、泽泻等；脾湿内蕴者，应加强温补脾阳行气，可用炒白术、茯苓、草果、木瓜等；痰瘀互结者，可用炮穿山甲、皂角刺、浙贝母等软坚散结。另外，本病病位多在下肢，可用牛膝活血通经，补肝肾，强筋骨，引诸药下行。

（二）中西医结合治疗

本病发作期可用西药进行急性期止痛，如激素和免疫抑制剂等。西药治疗本病由于病因病机不明确，所以造成了治疗针对性不强的结果，往往收效甚微。中医中药治疗结节性红斑有独特的优势，其运用中医理论辨证论治，牢牢把握住湿热、寒湿、血瘀、痰瘀的病机特点，或清利湿热，或散寒祛湿，或活血祛瘀，或祛瘀化痰，都可以取得较好的临床效果。另外，也可选用以解毒、散结、止痛为原则的中医外治法，采用药物局部熏洗、外涂、外敷，或配合中医针灸疗法治疗本病。

💡 **思考题**

（1）结节性红斑有哪些典型的临床表现？

（2）临床上结节性红斑应注意与哪些疾病进行鉴别，如何鉴别？

（3）结节性红斑如何辨证论治？

第十七章 强直性脊柱炎

强直性脊柱炎（AS）是一种原因不明的全身性慢性疾病，病变主要累及骶髂关节、脊柱，引起强直和纤维化，并可有不同程度的眼、肺、心血管、肾等多个器官的病变，早期表现为腰背部疼痛，晚期可因脊柱强直而致残疾。根据本病的临床表现，结合中医理论，当属痹证之"骨痹""肾痹"等范畴。

案　例

案例一　**张某，男，21岁，学生，2011年2月就诊。**

主诉： 腰部疼痛伴晨僵4个月，加重2天。

现病史： 患者自4个月前淋雨受凉后，腰部疼痛，活动不利，昼轻夜重，晨起患处有僵硬感，轻微活动后减轻。近两日疼痛加剧，甚则从沉睡中痛醒，自服布洛芬无效，遂来医院就医。刻下症见腰部疼痛并有冷感，阴雨天加重，得温痛减，小便清长，舌质淡，苔薄白，脉沉弦。

既往史： 平素体健，否认其他传染病及内科疾病史，无手术外伤史，无过敏史，预防接种按计划进行。

体检： T 36.4 ℃，P 76次/分，R 19次/分，BP 110/75mmHg。神清，精神萎靡。心肺听诊（－），腹部平软，无明显压痛，肝脾肋下未触及。L_1 以下脊柱压痛（＋），Schoeber试验（＋）。四肢无畸形，肌力、肌张力正常，生理反射存在，病理反射未引出。

辅助检查： HLA-B27（＋），血沉：35mm/h。

（一）案例分析

（1）患者以"腰部疼痛伴晨僵4个月，加重2天"为主诉。

（2）患者以腰部脊柱疼痛伴晨僵3个月以上为典型症状，且腰椎活动度降低，HLA-B27呈阳性，血沉升高，符合强直性脊柱炎的诊断。

（3）主症分析：本案患者以腰部脊背疼痛伴晨僵并有冷感为主症，当辨为风寒湿痹之痛痹。该患者出现了患处活动不利的表现，当与痿证相鉴别。痿证以肢体痿软无力为主要表现，一般无肢体关节疼痛。而痹证则以肢体关节的疼痛、重着、酸楚、麻木或屈伸不利、僵硬变形为主症。本案患者活动受限是由剧烈疼痛引起的，故其当辨为痹证。

（4）证型分析：《素问·痹论》曰："风寒湿三气杂至，合而为痹也……其寒气胜者为痛痹。"患者4个月前淋雨受凉为发病的诱因，风寒之邪夹湿侵袭，并留滞于肢体、经脉、筋骨之间，使气血运行受阻，不通则痛，甚则夜间痛醒，活动不利。寒湿内阻，故见小便清长、舌淡苔白；痛势剧烈，则脉弦；得寒加剧、得温痛减、昼轻夜重亦为寒湿内郁之象，上述均符合痛痹的症状表现。

（5）立法处方：本案患者当属风寒湿痹之痛痹，治宜散寒通络，祛风除湿，方予乌头汤加减。

处方：制川乌6g，麻黄9g，防风15g，白芍9g，白芷12g，威灵仙20g，蜈蚣（大）3条，黄芪9g，徐长卿12g，延胡索12g，甘草6g。

方解：本方源自汉代张仲景《金匮要略》。方中制川乌温经散寒，除湿止痛；麻黄宣散透表，以祛寒湿；白芍宣痹行血，并配甘草缓急止痛；黄芪益气固表，助麻黄、乌头温经止痛，亦制麻黄过散之性；蜂蜜甘缓，并解川乌之毒。以上诸药共奏散寒通络、祛风除湿之功。

（二）疾病分析

1. 病因病机

强直性脊柱炎当属中医"痹证"范畴，古代就有"龟背风""竹节风"等名称。现代中医多认为本病起于先天禀赋不足或后天调摄不慎，房事不节，惊恐，郁怒；或病后失于调养，遂致使肾督亏虚，复感风寒湿诸邪深侵肾督，内外合邪，深入骨骱、脊柱，使得经输不利，营卫失和，气血阻滞，不通则痛；或久病肝肾精血亏虚，使筋挛骨弱而邪留不去，渐致痰浊瘀血交结阻络而成。本案患者因淋雨受凉而致风寒之邪夹湿侵袭机体，留滞于经脉、筋骨之间，使气血运行受阻，不通则痛。故感受风、寒、湿邪是导致本案的诱发因素。

2. 疾病症状

由肌腱端炎所致的关节外或关节附近骨压痛是强直性脊柱炎的早期特点，与本案患者症状相符合，包括持续性的腰背痛、晨僵、脊柱压痛、腰部活动受限等，其病理过程是以关节囊、肌腱、韧带的骨附着点为中心的慢性炎症，初期主要以淋巴细胞、浆细胞等浸润为主。

3. 辅助检查

（1）HLA-B27阳性：80%~90%的强直性脊柱炎患者HLA-B27呈阳性，故此检查对诊断有参考价值，尤其适用于临床高度疑似患者。

（2）血沉升高：血沉常与病情的活动有一定的相关性，多数强直性脊柱炎患者在急性期血沉升高。

4. 转归

本案患者属于发病初期，正气未衰，若经积极治疗，使风、寒、湿邪得祛，疼痛得减，并注意调摄、护理，可使发病逐渐减轻，甚至可以如常人般生活、工作。但若治疗不当，或频繁发作，使得气血运行不畅日甚，痰瘀交结痹阻肢体、筋骨，可进一步耗伤气血，损伤骨质，使疾病向中晚期发展。

案例二 刘某某，男，31岁，文员，2012年9月就诊。

主诉：背部、臀部僵硬疼痛反复发作8年余。

现病史：患者8年前因腰部持续性疼痛5个月至当地医院就诊，查HLA-B27（+），诊断为"强直性脊柱炎"，予药物治疗后缓解。此后疼痛时有发作，且范围逐渐扩大至臀部及胸背部。刻下症见自胸背部直至髋关节刺痛，并放射至大腿内侧，痛处固定，屈伸不利，僵硬重着，胸闷，痰多色白，头晕目眩，纳呆，大便溏软，日行2~3次，舌质紫暗，苔白厚腻，脉弦涩。

既往史：否认其他内科疾病及传染病史，无手术外伤史，无过敏史。

查体：T 36.8℃，P 82次/分，R 21次/分，BP 100/77mmHg。神清，精神不振，面色少华。心肺听诊（-），腹部平软，无明显压痛，肝脾肋下未触及。C_6以下脊柱至骶髂关节有压痛，髋外旋外展试验（+），Schoeber试验（+），胸廓扩张度为4.3cm。四肢无畸形，肌力、肌张力正常，生理反射存在，病理反射未引出。

辅助检查：血沉46mm/h，C反应蛋白87mg/L。骶髂关节X线检查：进展性骶髂关节炎。

（一）案例分析

（1）患者以"背部、臀部僵硬疼痛反复发作8年余"为主诉。

（2）患者有强直性脊柱炎病史，数年来病情反复发作，且范围逐步扩大至胸背部、髋关节，局部僵硬，屈伸不利，且X线检查提示中度骶髂关节炎，符合强直性脊柱炎慢性期的诊断。

（3）主症分析：本案患者以臀、背部刺痛、僵硬反复发作为主症，当辨为痹证之痰瘀痹阻证。其可见肌肉、关节刺痛，固定不移，或关节僵硬变形，屈伸不利，胸闷痰多，舌质紫暗或有瘀点瘀斑，苔白腻，脉涩；而风寒湿痹之着痹亦可有关节肌肉重着等症状，但与湿邪关系密切，故还有肿胀散漫、肌肤麻木不仁、舌淡、脉濡等特点。两者在症状、病机与治疗上均有明显不同，不难鉴别。

（4）证型分析：痹证日久，迁延难愈，病情反复，正虚邪恋，痰浊内生，出现关节僵硬、肿胀、屈伸不利；痰气内阻，上蒙清窍，困遏脾肺，则导致胸闷、痰多、头晕目眩、纳呆、大便溏软、苔腻等；痰浊阻络，气滞血瘀，则表现为患处刺痛、固定不移、舌质紫暗、脉涩等。上述均符合痰瘀阻络的症状表现。

（5）立法处方：本案患者当属痹证之痰瘀痹阻证，治宜化痰行瘀，蠲痹通络，方予双合汤加减。

处方：当归15g，川芎10g，白芍15g，生地黄15g，陈皮6g，白芥子6g，姜半夏6g，茯苓15g，桃仁6g，红花6g，甘草6g，生姜6g，竹沥30g。

方解：本方出自清代沈金鳌《杂病源流犀烛·麻木源流》。方用陈皮、半夏辛温行气、燥湿化痰；茯苓甘淡健脾，善渗泄水湿，使湿无所聚、痰无由生；白芥子温经通络；当归辛行温通，活血行瘀；川芎为血中气药，有通达气血之功；白芍酸甘，缓急止痛；生地黄养阴而泄热；桃仁、红花通利血脉；竹沥性寒滑利，为痰家之圣剂；生姜、甘草温中健脾，调和诸药。全方共奏化痰行瘀、蠲痹通络之功。

（二）疾病分析

1. 病因病机

本案患者初次发作后由于治疗不当或调摄不周而导致病情迁延反复，正虚邪恋，逐步产生痰浊、瘀血。痰浊内生可痹阻经络，使得气血凝滞，而瘀血阻络，津液运行不畅，亦可导致痰浊的形成，最终造成痰瘀互结，经络痹阻，不通则痛。

2. 疾病症状

本案患者臀部疼痛是由骶髂关节炎引起的。骶髂关节炎是强直性脊柱炎的典型病理表现之一，其早期的病理变化包括软骨下肉芽组织的形成，组织学上可见滑膜增生和淋巴细胞及浆细胞聚集，之后逐渐演变为骨质的侵蚀和软骨的破坏。该患者罹患强直性脊柱炎多年，病情处于缓慢进展中，从初诊的腰部疼痛，逐渐发展至骶髂关节和胸背部；而其大腿内侧的放射痛更是由髋关节受累造成的，这亦是强直性脊柱炎外周关节病变的表现之一。

3. 辅助检查

（1）C反应蛋白升高：C反应蛋白为风湿病的病情观察指标，与病情的活动有一定相关性，近半数强直性脊柱炎患者急性期的C反应蛋白会升高。

（2）骶髂关节X线检查：中度骶髂关节炎往往伴有近关节区硬化、骨质破坏或部分强直、关节间隙变窄或增宽。

4. 转归

本案患者属于强直性脊柱炎中期，虽然正气受损，但若治疗及时有效，使痰浊瘀血得去，经络通畅，气血运行复常，并注意平素调摄、护理，可使发作次数逐渐减少，症状逐渐减轻。但若治疗不当，或调摄不周，痰浊瘀血继续痹阻气血，使得筋骨失养，关节畸形、强直，而最终造成残疾。

案例三　**王某，女，42岁，农民，2013年8月就诊。**

主诉：周身关节疼痛反复发作15年，加重1周。

现病史：患者15年前因臀部疼痛入院就诊，确诊为强直性脊柱炎，因自身不重视，未规范治疗。此后疼痛时常发作并逐渐扩散至周身诸关节，局部患处活动受限，近一周来疼痛突然加重，不能行走，遂至医院就诊。刻下症见周身多关节疼痛，活动受限，神疲乏力，畏寒喜暖，心悸气短，耳鸣眼痛，视物模糊，大便溏，夜尿多，舌质淡，苔薄白，脉细弱。

既往史：否认其他内科疾病及传染病史，无手术外伤史，无过敏史。

查体：T 36.8℃，P 78次/分，R 20次/分，BP 120/70mmHg。神清，精神萎靡，面色无华，轮椅推入病房。心肺听诊（－），腹部平软，无明显压痛，肝脾肋下未触及。双侧肩关节、脊柱全段、骶髂关节、双侧髋关节、双侧膝关节、双侧踝关节有压痛，胸廓扩张度为2.1cm，右眼角膜周围充血、虹膜水肿、瞳孔缩小。四肢肌力、肌张力正常，生理反射存在，病理反射未引出。

辅助检查：骶髂关节X线检查：双侧骶髂关节强直、融合。脊柱下段X线检查：L$_2$以下脊柱融合。裂隙灯检查：右眼前房大量渗出。

（一）案例分析

（1）患者以"周身关节疼痛反复发作15年，加重1周"为主诉。

（2）患者有强直性脊柱炎病史，因未系统治疗，十数年来病情反复发作，范围逐步扩大周身各关节，患处活动受限，屈伸不利，且X线检查提示骶髂关节强直、融合，脊柱下段局部融合，符合强直性脊柱炎晚期的诊断。

（3）主症分析：本案患者以周身多关节疼痛反复发作为主症，当辨为痹证之肝肾亏虚。其常见于痹证日久不愈，症见关节疼痛，屈伸不利，肌肉瘦削，腰膝酸软，或畏寒肢冷，阳痿，遗精，或骨蒸劳热，心烦口干，舌质淡红，苔薄白或少津，脉沉细弱或细数；而风湿热痹亦可见汗出口渴、舌红脉数等热象。但前者以正虚为主证，后者以邪实为主证，两者病因病机明显不同，不难鉴别。

（4）证型分析：患者痹久不愈，累及肝肾，耗伤气血，筋骨失养，正如《素问·痹论》所言："痹在于骨则重，在于脉则不仁。"肾主骨，肝主筋，邪客筋骨，日久必致损伤肝肾，耗伤气血。肝肾亏虚，气血耗伤，则出现心悸气短、舌淡脉细、神疲乏力、畏寒喜暖、心悸气短、便溏尿多等症状；肝开窍于目，肝气受损，故见目痛畏光、视物模糊；肾开窍于耳，肾气受损，则出现耳鸣。上述均符合肝肾亏虚证的表现。

（5）立法处方：本案患者当属痹证之肝肾亏虚，治宜培补肝肾，舒筋止痛，方予独活寄生汤加减。

处方：独活10g，桑寄生10g，杜仲10g，川牛膝10g，细辛3g，秦艽10g，茯苓15g，肉桂6g，川芎6g，党参10g，当归10g，白芍10g，干地黄15g，甘草6g。

方解：本方出自唐代孙思邈《备急千金要方》。方中独活辛散苦燥，能除风、寒、湿邪，兼可止痛；桑寄生补益肝肾，壮筋骨，祛风湿，亦可止腰腿之痛；细辛、肉桂辛散寒湿，温通经脉止痛；防风疏风胜湿，透邪外出；秦艽善搜筋骨之风湿，通络止痛；杜仲、川牛膝补益肝肾，强筋止痛；干地黄、当归、白芍及川芎补血调血；党参、茯苓益气健脾，气血双补，扶正祛邪；甘草缓急止痛，调和诸药。全方共奏祛风湿、止痹痛、益肝肾、补气血之功。

（二）疾病分析

1. 病因病机

本案患者患强直性脊柱炎10余年，病变由表入里，由实转虚，痹久不愈使得气血受损，正气虚衰，并逐渐转为气血不足、肝肾亏虚之证。肾主骨，肝主筋，肝肾失养，气血不足，则筋骨不得荣养，出现周身多关节疼痛、活动不利等症状。

2. 疾病症状

本案患者有强直性脊柱炎病史10余年，且未系统治疗，使得病情一直进展，逐渐发展至周身多关节疼痛，多年反复的炎症反应造成重度骶髂关节异常以及脊柱部分融合，提示病程已经进入中晚期；肩关节、髋关节、膝关节和踝关节疼痛是外周关节病变的表现；右眼疼痛、畏光等多由急性虹膜炎造成，亦是强直性脊柱炎的关节外表现之一；炎症可造成胸廓扩张度减少，提示肺通气功能可能受限；另外，还应注意有无骨质疏松的发生。

3. 辅助检查

（1）骶髂关节X线检查：双侧骶髂关节严重异常，骶髂关节强直、融合，伴或不伴硬化。

（2）脊柱下段X线：L_2以上局部脊柱韧带钙化，L_2以下脊柱完全融合，呈竹节样改变。

4. 转归

本案患者病程处于强直性脊柱炎中晚期，痹证日久，迁延不愈，造成肝肾亏虚、气血不足、筋骨失养、关节畸形，但此时若进行有效治疗，使肝肾得以补益，气血运行正常，筋脉得以濡养，并注意平素调摄、护理，可使发作次数减少，症状减轻，并恢复部分功能。但如若治疗不当，或调摄不周，肝肾继续不得补养，将造成关节强直、融合的范围扩大，加重残疾，影响生存质量，亦可并发其他脏腑病症。

其他疗法

（一）中成药

（1）清痹片：清热解毒，利水消肿，活血通络。口服，每次5片，每日3次。适用于强直性脊柱炎湿热痹阻者。

（2）鸡血藤浸膏片：补血活血，舒筋活络。口服，每次4片，每日3次。适用于强直性脊柱炎血虚血瘀者。

（3）益肾蠲痹丸：温补肾阳，益肾壮督，搜风剔邪，蠲痹通络。口服，每次8片（疼痛剧烈者可加至12片），每日3次。主治强直性脊柱炎肾阳亏虚、风湿痰瘀痹阻者。

（4）风湿骨痛丸：祛风胜湿，活络定痛。口服，每次9g，每日2次。主治强直性脊柱炎阳虚寒湿且疼痛较甚者。

（5）尪痹冲剂：补肝肾，强筋骨，祛风湿，通经络。口服，每次6g，每日3次。适用于强直性脊柱炎肝肾不足、邪气内羁筋骨者。

（6）金乌骨通胶囊：滋补肝肾，祛风除湿，活血通络。口服，每次3粒，每日3次。适用于强直性脊柱炎肝肾不足、风寒湿痹、气血瘀滞者。

（二）外治法

（1）气血瘀滞、腰痛明显者，可用白芍20g，细辛、白芥子各3g，桃仁、杏仁各10g，乳香、没药各30g，威灵仙20g，骨碎补12g，韭子3g，川芎6g，上药为末，共分3剂，每日1剂，以蛋清调为糊状并用纱布外敷患处。

（2）阳虚寒湿者，可用鹅不食草、透骨草各2500g，水泽兰5000g，生川乌、生草乌、马钱子各750g共研末备用，取其药粉60g，先以200ml水煮开，再炒制5~8分钟，加45%乙醇或白酒贴敷痛点，并用纱布包扎固定，每日1次。

（三）针灸疗法

本病针灸治疗取穴以足太阳经及督脉穴为主，配足少阴肾经穴、阿是穴，并应特别注意选用交会穴。常用穴有肝俞、肾俞、膈俞、血海、夹脊、足三里。配穴选合谷、丰隆、阳陵泉、委中、曲池、环跳、风池、三阴交、太冲、承山及阿是穴。寒证、阳虚证者，针用补法，宜深刺留针，并加灸疗；阴虚者，则单用针刺；热证者，针用泻法、浅刺，热甚者，可叩刺大椎穴放血。另外，还可选用穴位敷贴法，其适应证和选穴、配穴的方法基本同针灸疗法。

（四）西医治疗

（1）非甾体抗炎药（NSAIDs）：无论是强直性脊柱炎急性发病还是在慢性病程中，都可用NSAIDs改善脊柱或外周关节疾病的症状。所有NSAIDs均可减缓疼痛（后背痛、骶髂关节痛、外周关节炎引发的疼痛或足跟痛）和僵硬感。抗炎药种类繁多，但疗效大致相当，常用药物有吲哚美辛、美洛昔康、塞来昔布、双氯芬酸等。

（2）肾上腺糖皮质激素：本类药物的不良反应较大，且不能阻止病程进展，故一般不作为常规药物应用于本病。仅在特殊情况下给予，如顽固性肌腱端炎和持续性滑膜炎可能对局部糖皮质激素治疗效果好；眼色素膜炎可以通过扩瞳和以激素点眼得到较好的控制；难治性虹膜炎可能需要全身使用激素或免疫抑制剂治疗；合并外周关节炎可行关节腔内注射糖皮质激素治疗；顽固性骶髂关节痛患者，亦可尝试行CT引导下的骶髂关节内注射类固醇激素。

（3）缓解病情药物：本类药物有控制病情活动的作用，当NSAIDs治疗不能很好地控制病情、患者对NSAIDs耐受性较差，或当患者出现较多关节外症状等情况时，应考虑使用。常用药物有柳氮磺吡啶、甲氨蝶呤、雷公藤多苷等。

（4）生物制剂：目前临床公认的具有良好疗效的药物主要是TNF-α拮抗剂，主要包含抗TNF-α单克隆抗体（英夫利昔单抗、阿达木单抗等）及可溶性TNF-α受体（依那西普等）。

（5）外科手术治疗：全髋置换术可部分或完全纠正患者因严重髋关节病变引起的残疾，椎体楔形骨切除可用于有严重驼背的患者，但需要承担相对较高的偏瘫风险。

（五）食疗

（1）薏苡仁粥：取适量薏苡仁和粳米（比例1∶1），洗净，加水熬煮成粥，每日早晚食用，具有健脾胃、祛风湿之功效。

（2）豨莶草膏：红梗豨莶草（去粗梗）2000g，洗净，用大铁锅熬汁，过滤，再加蜂蜜200g、白酒酿250g熬成膏状。开水调服2~3匙，每日1次，具有补肝益肾、祛风化湿之功。

预防调护

（一）预防

（1）避免过度劳累、精神紧张、受寒、受潮等诱发因素。

（2）加强身体锻炼，注意劳逸结合，保持心情舒畅，戒烟限酒。

（3）尽量争取早期诊断、早期治疗。

（二）护理

1.饮食调摄

加强营养，尽量选择高蛋白、高维生素、营养丰富且易消化的食物，少食辛辣刺激性食物及发物。由于本病常伴发不同程度的骨质疏松，故应适当选用含钙量高的食物，如奶制品、虾皮、骨头汤等。

2.心理干预

对患者进行心理疏导，使患者保持精神愉快、消除心理压力、树立战胜疾病的信心。

3.日常起居

起居有常，劳逸适度，节制房事，防寒保暖。

4.睡眠姿态

睡硬板床，仰卧，去枕或用薄枕，晨起后可在床上轻微活动，或揉搓按摩易发生僵硬的肢体关节部位，以减轻晨僵。

5.功能锻炼

主要包括维持胸廓扩张度、保持脊柱的生理屈度、肢体局部运动及全身运动等，锻炼强度因人而异，尤其推荐游泳运动。

要点概括

（一）病因病机

本病可起于先天禀赋不足或后天调摄失当，房事不节，惊恐，郁怒；或病后失于调养，遂致使肾督亏虚，复感风、寒、湿诸邪（尤其是寒湿偏盛）深侵肾督，内外合邪，深入骨骱、脊柱，使得经输不利，营卫失和，气血阻滞，不通则痛；或久病肝肾精血亏虚，使筋挛骨弱而邪留不去，渐致痰浊瘀血交结阻络而成。

（二）辨证要点

1.辨虚实

强直性脊柱炎为本虚标实之证，其中以肾督亏虚为本，风寒湿热、痰浊瘀血诸邪为标，而以正气虚为主。风、寒、湿、热之邪深侵肾督，使脊骨受损，日久瘀血阻络，又使病情加重，从而累及全身多个脏腑。

2. 辨寒热

风、寒、湿、热诸邪痹阻又当分为寒湿与湿热之不同，寒湿多表现为患处怕冷恶寒、僵硬不舒、天阴加重、得温痛减等，而湿热多表现为患处红肿灼热、腰膝酸软、口干口苦、汗出心烦、小便黄赤、大便溏软等。

（三）证型分类

本病常见证型有寒湿痹阻证、阴虚湿热证、肝肾亏虚证及痰瘀痹阻证。其中寒湿痹阻证及阴虚湿热证常见于急性期，肝肾亏虚证及痰瘀痹阻证多见于慢性期。

（四）治疗要点

肾督亏虚是本病的内因，寒、湿等外邪深侵是外因，内外合邪，阳气不化，寒邪内盛，筋骨失于荣养而发本病，故治疗应配合使用祛寒化湿、通活血脉、强壮筋骨及补肾强督之法。

临证备要

（一）辨证和辨病结合

强直性脊柱炎病程缠绵，反复发作，经久难愈，临床上根据病情和病变程度可分为活动期和缓解期，还可分为早期、中期和晚期。根据病情的不同分期结合中医辨证分型进行论治体现了辨病与辨证相结合的思路。本病活动期多为标实证，属寒郁化热、湿热瘀毒互结之寒热错杂证；缓解期多为本虚，多为肾督亏虚、痰瘀互结之虚实夹杂证，应按标本虚实论治。

（二）中西医结合治疗

尽管现代医学对强直性脊柱炎的研究已经取得了很大进展，但其仍是目前常见的疑难病，治疗的重点是阻止其发展、演变，改善肢体功能，无特效药物，且部分药物副反应较大。通过回顾历年来中医对该病的认识和诊治，中医药在改善病情、提高患者生活质量方面确有肯定的疗效，但也存在治疗手段单一，以内服汤剂为主，使许多患者无法坚持用药，从而影响治疗效果等问题，因此，中西医紧密结合，互相取长补短，可使得中西医结合治疗强直性脊柱炎具有更广阔的前景。

思考题

（1）强直性脊柱炎的关节外表现有哪些？

（2）强直性脊柱炎应如何辨证论治？

（3）强直性脊柱炎的诊断标准是怎样的？

第十八章　银屑病关节炎

银屑病关节炎（PsA）是一种与银屑病相关的炎性关节病，基本病理改变是滑膜炎。其发病机制尚不明确，治疗也较为棘手，主要累及远端指间关节，发病高峰年龄约为40岁，有些患者可急性发病，伴发热等全身症状。PsA可表现为轻微非破坏性单关节炎和迅速进展的毁损性多关节炎，出现骨的溶解及关节强直，造成永久性关节损伤和残疾。银屑病在古代医籍中有"白疕""干癣""风癣"等描述，而关节炎属于中医学"痹证"的范畴，因此在中医学上银屑病关节炎当属"白疕""痹证"范畴。

案　例

案例一　高某，男，51岁，公务员，2014年5月就诊。

主诉： 全身多关节肿痛20余年，伴皮疹10余年。

现病史： 患者20年前无明显诱因出现左手中指远端指间关节肿痛，继而累及右手拇指、掌指关节，伴晨僵，无发热，未予重视，也未行特殊诊治。10余年前出现全身斑点状皮屑，伴指甲增厚，末端边缘变黄，皮肤脱屑，冬春季较夏秋季节加重。7年前关节肿痛及皮肤症状逐渐加重，当地医院诊断为"银屑病关节炎"，予塞来昔布口服（间断使用），2013年12月因病情加重，外院予甲氨蝶呤、洛索洛芬钠、沙利度胺治疗，病情无明显改善而来本院就诊。刻下症见腰背及双髋关节疼痛明显，活动受限，左手第3掌指关节肿痛，右手第1掌指关节偶有疼痛，左足第1、4跖趾关节和右足第3、4跖趾关节肿痛，行走时疼痛明显，足趾皮色较深，双下肢胫前及右侧肘关节散在红斑伴脱屑，无疼痛，胃纳可，二便调，舌暗红，苔黄腻，脉滑数。

既往史： 既往有高血压、糖尿病病史，否认其他慢性疾病史。

查体： T 36.7℃，P 72次/分，R 20次/分，BP 110/70mmHg。神清，精神可。心肺听诊（−），腹部平软，无明显压痛，肝脾肋下未触及。双下肢胫前及右侧肘关节可见红斑伴脱屑。四肢肌力、肌张力正常，病理反射未引出。

辅助检查： 血沉42mm/h；免疫八项：C反应蛋白26.6mg/L，补体C_4 0.46g/L，余正常；HLA-B27（−）。双髋关节MRI：右股骨头小囊变、右髋关节少量积液；双侧骶髂关节面下骨髓水肿，考虑骶髂关节炎可能。骶髂关节CT：双侧骶髂关节炎（双侧Ⅲ级）。

（一）案例分析

（1）患者以全身多关节肿痛，伴皮肤红斑伴脱屑为典型症状。

（2）患者皮疹表现为冬春季加重而夏秋季节自然减轻，因冬春季节气候寒冷、干燥，侵袭皮毛肌表，肌肤失养所致，符合银屑病皮疹发作特点。

（3）本案患者以全身多关节肿痛，伴皮肤红斑伴脱屑为主症，参考患者舌苔脉象，当辨为痹证之湿热痹阻。该患者以全身多关节肿痛为主要表现，其显著特点为局部关节病变部位因湿热痹阻、气血不畅而产生关节肌肉疼痛、屈伸不利等症。痿证一般无肢体关节疼痛，以肢体痿软无力或伴肌肉萎缩为主要表现，病变部位可见于一侧或两侧，或上肢或下肢，或四肢同时发病。两者在病机和治疗方面均不相同，故本案诊断当属痹证。

（4）证型分析：患者先天禀赋不足，肝肾亏虚，无以滋养关节肌肉，故四肢关节疼痛；湿热留于肢体、经脉、筋骨之间，气血痹阻不通，致复加风、湿、热之邪痹阻关节，故而红肿疼痛；舌质暗红、苔黄腻、脉滑数为肝肾亏虚、湿热痹阻之象。

（5）立法处方：本案患者当属湿热痹阻，治疗当清热利湿，祛风通络，方予四妙散合身痛逐瘀汤加减。

处方：苍术10g，黄柏10g，生薏苡仁20g，羌活10g，白鲜皮15g，苦参10g，土茯苓15g，桃仁10g，川牛膝10g，伸筋草15g，甘草6g。

方解：湿热壅滞经络关节，气血不畅，故关节红肿疼痛。方中黄柏、苍术、生薏苡仁燥湿健脾，清下焦湿热；羌活清利湿热；白鲜皮、苦参清热燥湿解毒；土茯苓解毒除湿，通利关节；伸筋草舒筋活络，配合川牛膝引热下行、桃仁活血化瘀。

（二）疾病分析

1.病因病机

当代医家多主张以"白疕"名称特指银屑病中医病名。本病关节症状属于中医的"历节""风湿""痹病""痹证"等范畴。由于患者先天禀赋不足，后天脏腑蓄热，致邪毒内伏，成为发病之凤根；加之后天卒遇诸邪毒气，邪毒闭阻经络，窜入关节，腐蚀营血，由此造成皮肤、关节等损害。其病位在骨节、肌肤、血脉，病性多为本虚标实，在本为肝肾亏虚，在标为湿热蕴结。银屑病关节炎基本病机为湿热毒邪痹阻经络，腐蚀营血，故湿热是导致本案患者的重要原因。患者先天禀赋不足，素体脏腑积热，或阴虚血热，或阳气偏盛，或外感风寒湿热毒邪，从阳化热或郁而化热，而致邪毒内伏，阴虚血燥，湿热毒蕴结，外邪引动，致邪痹阻于内，兼发于外。

2.疾病症状

本案患者处于发作期，典型症状为腰背及双髋关节疼痛明显，活动受限，左手第3掌指关节肿痛，右手第1掌指关节偶有疼痛，左足第1、4跖趾关节和右足第3、4跖趾关节肿痛，行走时疼痛明显，足趾皮色较深，双下肢胫前及右侧肘关节散在红斑伴脱屑。

3.转归

许多患者因病情控制欠佳，银屑病皮损加重，瘙痒不适且影响美观；关节炎导致日常活动受限，因此出现情志不畅。肝失调达，气失疏泄，经络、筋脉、气血运行不畅，不通则痛，关节症状加重；气血受阻，肌肤失养，鳞屑加重。通过药物和心理双重治疗才能使皮肤顽疾得以控制或治愈。故应重视情志、饮食及外感在复发中的地位，告诫患者注意加强生活调摄，从而减少复发的诱因。

案例二 滕某，男，34岁，工人，2012年11月就诊。

主诉： 全身鳞屑性红斑反复10余年，加重伴发热2个月。

现病史： 患者10余年前无明显诱因在头皮出现散在鳞屑性红斑，伴瘙痒，并逐渐扩展至全身。以后病情时有反复，冬重夏轻。2个月前患者因饮酒及劳累病情加重，躯干、四肢及面部出现钱币大小暗红斑，边界清楚，上覆银白色干性鳞屑，瘙痒甚，双侧膝关节始感肿痛，遂至医院就诊，予阿维A胶囊及外用药物，后病情逐渐好转，遂自行停药。1个月前皮损加重，至医院皮肤科就诊，予复方青黛胶囊、白芍总苷、中药煎剂口服及黄芩油膏外用，无明显效果。刻下症见发热，全身弥漫水肿性红斑，皮温稍高，上覆银白色干性鳞屑，伴大量脱屑，瘙痒难忍，轻刮薄膜后可见点状出血，前臂散见正常皮岛。部分指（趾）甲浑浊增厚变形，顶针状凹陷改变。双侧膝关节、双侧踝关节及左手示、中指近端指间关节活动受限伴肿胀，未见畸形。纳食可，夜寐欠佳，大便偏干，小便色黄，舌质红，苔黄腻，脉滑数有力。

既往史： 否认其他内科疾病史。

查体： T 37.8℃，P 100次/分，R 18次/分，BP 114/86mmHg。神清，精神可。全身弥漫水肿性红斑，上覆银白色干性鳞屑，伴大量脱屑，轻刮薄膜后可见点状出血，前臂散见正常皮岛。部分指（趾）甲浑浊增厚变形，顶针状凹陷改变。双侧膝关节、双侧踝关节及左手示、中指近端指间关节活动受限伴肿胀，未见畸形。心肺听诊（-），腹部平软，无明显压痛，肝脾肋下未触及。四肢肌力、肌张力正常，病理反射未引出，双下肢无水肿。

辅助检查： HLA-B27（-）；免疫八项：抗"O"147IU/ml，C反应蛋白78mg/L；血沉43mm/h。X线检查：两肺纹理增多；脊柱侧弯；双膝关节未见明显异常现象。

（一）案例分析

（1）患者以"全身鳞屑性红斑反复10余年，加重2个月"为主诉。

（2）患者既往有银屑病皮肤表现，病情时有反复，指甲有典型的顶针状凹陷改变，伴关节肿痛，符合银屑病关节炎急性期的诊断。

（3）主症分析：本案患者以全身鳞屑性红斑及关节肿胀疼痛反复发作为主症，全身弥漫水肿性红斑，上覆银白色干性鳞屑，伴大量脱屑，属中医"白疕"范畴，双侧膝关节、双侧踝关节及左手示、中指近端指间关节活动受限伴肿胀，属中医"痹证"范畴。

（4）证型分析：患者由于治疗不当，热毒外侵，内迫营血，而引起发热；皮疹泛发全身，迅速互相融合，皮肤变为弥漫性潮红，大量干性鳞屑，伴大量脱屑、皮温升高；自觉灼热痒痛难忍，可伴有身热恶寒等全身症状，四肢大小关节疼痛，便干溲黄，舌质红，苔黄腻，脉滑数有力，当辨之为热毒炽盛证。

（5）立法处方：本案患者证属热毒炽盛证，治宜清热解毒，凉血活血，方以清营汤加减。

处方：水牛角15g，生地黄15g，牡丹皮10g，玄参10g，丹参10g，天冬10g，麦冬10g，金银花10g，连翘10g，知母10g，生石膏（先煎）30g，制大黄6g，赤芍10g，白花蛇舌草30g，茯苓15g，黄芩10g，生甘草6g。

方解：方中水牛角清热、解毒、凉血；生地黄、麦冬、玄参养阴清热；金银花芳香透达，配连翘更增宣散透邪之力；丹参养血，可以使在生地黄、麦冬养阴的前提下，增加补益阴血作用，且丹参同牡丹皮、赤芍都有活血作用；白花蛇舌草、黄芩清热解毒；生石膏、知母、大黄清热泻火。全方共奏凉血解毒、清热养阴之功。

（二）疾病分析

1.病因病机

本案患者平素饮食不节，嗜食烟酒、辛辣、炙煿，脏腑蕴热更甚，化热化火，引动内伏邪毒而致病；或感受风、寒、湿邪，外因引动伏邪，内外相引亦可发病。阴虚血燥，肌肤失养，故全身弥漫水肿性红斑，鳞屑干燥。

2.疾病症状

本案患者处于发作期，典型症状为全身弥漫水肿性红斑，上覆银白色干性鳞屑，伴大量脱屑，前臂散见正常皮岛，部分指（趾）甲浑浊增厚变形，顶针状凹陷改变，双侧膝关节、双侧踝关节及左手示、中指近端指间关节活动受限伴肿胀。该患者皮疹面积大，病情较重，伴关节肿胀，有典型的腊肠指、指甲顶针状凹陷改变，符合银屑病关节炎的临床表现。

3.转归

银屑病关节炎是一种慢性进行性疾病，病程中缓解与加重交替，关节症状的轻重和银屑病皮损的活动性常一致。部分患者日久后受累的关节可有不同程度的畸形，并一定程度地影响关节功能，但仅5%患者可引起严重的功能障碍甚至残毁。有银屑病家族病史、20岁前发病、HLA-DR3或HLA-DR4阳性、侵蚀性或多关节病变、广泛皮肤病变等患者，提示预后较差。

案例三 朱某，男，56岁，农民，2015年3月就诊。

主诉：反复皮疹10年，伴四肢关节疼痛1个月。

现病史：患者10年前无明显诱因局部皮肤出现小块红色皮疹，上覆银白色鳞屑，伴轻微瘙痒，当地医院诊断为"银屑病"，予药物局部外用后皮疹消退。后反复出现局部皮疹，予药膏外涂，时缓时重，未接受其他治疗。1个月前患者皮疹加重，主要累及腹部、后背和头皮，伴双手第2、3掌指关节肿胀疼痛，右手第1近指关节和左足第3、4趾跖关节肿痛，遂来医院就诊。刻下症见双手第2、3掌指关节肿胀，右手第1近指关节及左足第3、4趾跖关节肿痛，行走时左足底疼痛，全身散发红色皮疹、色淡红，后背及腹部较明显，头皮较轻，局部皮损较薄，呈斑块状，无破溃，上覆银白色鳞屑，鳞屑干燥，层层脱落，伴瘙痒，面色无华，体倦乏力，四肢关节不舒，偶有疼痛。无明显腰背疼痛，无眼炎，无胸闷气喘，无腹痛腹泻，食纳尚可，夜寐欠安，舌质淡红，脉弦细。

既往史：既往有银屑病病史10年、高血压病病史8年，否认其他内科疾病史。

查体：T 37.0℃，P 80次/分，R 18次/分，BP 150/85mmHg。神清，精神尚可，面色红。头皮、腹部及背部散在红色皮疹，上覆银白色鳞屑，毛发正常。心肺听诊（−），腹部平软，无明显压痛，肝脾肋下未触及。双手第2、3掌指关节肿胀，右手第1近指关节及左足第3、4趾跖关节肿胀压痛，左足底压痛，四肢肌力、肌张力正常，病理反射未引出。

辅助检查：IgG 16.5g/L；ESR 40mm/h；血常规、肝肾功能、抗环瓜氨酸肽抗体、抗角蛋白抗体、HLA-B27均阴性。

（一）案例分析

（1）患者以"反复皮疹10年，伴四肢关节疼痛1个月"为主诉。

（2）患者有银屑病病史，数年来病情反复发作，此次皮疹加重伴四肢关节疼痛，符合银屑病关节炎急性期的诊断。

（3）主症分析：本案患者以皮疹反复发作和关节肿胀疼痛为主症，此次患者皮疹加重，全身散发红色皮疹，后背及腹部较明显，上覆银白色鳞屑，瘙痒，伴双手、足趾关节肿胀疼痛，行走时左足底疼痛，无明显腰背疼痛，关节症状主要以四肢小关节病变为主。

（4）证型分析：患者先天禀赋不足，此次发病为外邪乘虚而入，痹阻经络，气血运行不畅，不通则痛，故见关节肿痛。患者病久血虚，津枯燥化，肌腠失养，皮损较薄，呈斑块状，色淡红或暗淡，鳞屑干燥，层层脱落，伴面色无华、体倦乏力、四肢关节不舒、偶有疼痛，脉弦细、舌质淡红亦为"风燥血热"之象。

（5）立法处方：本案患者当属风燥血热证，治宜清热凉血，消风润燥，方予消风散合解毒养阴汤加减。

处方：金银花15g，蒲公英15g，生地黄12g，牡丹皮10g，赤芍10g，紫丹参10g，蝉蜕6g，苦参10g，地肤子10g，生石膏（先煎）30g，路路通15g，甘草6g。

方解：方中金银花、蒲公英为君药，配合苦参清热解毒；丹参、牡丹皮、赤芍活血化瘀；生地黄清热养阴；蝉蜕、地肤子祛风止痒；生石膏清热泻火，兼有生津作用。

（二）疾病分析

1.病因病机分析

本病自清代以后古典医籍始有专论，其皮肤症状描述相当于"白疕"一类疾病，而关节症状则属于"痹证"范畴。白疕的主要病因病机为外感风邪，血虚风燥。机体阴阳失调，外邪风燥热毒，或因素体阳盛，内有湿热，复感阳邪，客于皮肤，窜入关节，故皮损由风燥热毒所致，关节炎由湿热阻络所致。治皮疹首抓风邪，其白屑乃为风燥，白屑下红色皮肤为血热，"皮肤无燥不起屑，而底盘嫩红，刮之血丝缕缕，为血中瘀热，热又生内风，加重风燥而起屑"。阴虚血燥，肌肤失养，故全皮肤大片红疹融合，鳞屑干燥而为病。

2.疾病症状

本案患者处于急性关节炎期，但其关节疼痛较轻，以外周关节为主，无累及中轴关节的表现，病情相对较轻，此次全身皮疹加重，伴脱屑和瘙痒难忍，皮疹为其主要问题。

3.转归

本病病程漫长，可持续数十年，甚至可迁延终身，易复发，患者预后一般较好，少数患者关节受累广泛，皮损严重，致残率高。本案患者平素饮食不节，嗜食烟酒、辛辣、炙煿，脏腑蕴热更甚，化热化火，引动内伏邪毒而致病；或感受风、寒、湿、热之邪，外因引动伏邪，内外相引而发病。故平时要注意调护，防止复发，病情变化应及时就诊。

其他疗法

（一）中成药

（1）雷公藤多苷片：祛风解毒，除湿消肿，舒筋通络。口服，每次2片，每日3次。适用于银屑病关节炎有皮疹和关节病变者。

（2）火把花根片：祛风除湿，舒筋活络，清热解毒。口服，每次3~5片，每日3次。适用于银屑病关节炎有皮疹和关节病变者。

（3）白疕合剂：清热凉血，养血润燥。口服，每次50ml，每日2次。适用于银屑病关节炎以皮疹为主者。

（二）外治法

1.使用方法

（1）熏洗疗法：取蛇床子、地肤子、苦参、黄柏、透骨草各15g，大黄、白鲜皮、乳香、没药、苏木、红花、大枫子各10g，水煎成500ml，熏洗四肢关节及皮损，每日1次。

（2）中药药浴：取楮桃叶550g、侧柏叶250g，加水5000ml，煮沸20分钟，适温洗浴，每周2~3次。适用于各型皮损，但急性期不宜用。

2.使用范围

皮疹顽固，鳞屑较少的阶段。

3.注意事项

注意控制中药洗浴液的温度和时间。对于年老体弱，心功能不全，严重的高血压、肾脏病及肺脏疾病患者，应谨慎选择该法。

（三）针灸疗法

1.体针

常用穴以局部取穴为主。取穴足三里、风池、合谷、外关、尺泽、阳溪、大椎、肾俞、腰阳关、居髎、悬钟、阳陵泉、血海、三阴交、申脉、照海等。每次取5~6穴，采用平补平泻手法，留针20~30分钟。

2.三棱针

用三棱针挑刺耳垂或耳轮，放出少量血液，每日或隔日1次，尤适用于本病热毒炽盛证。注意用具要严格消毒。部分患者针刺后，在针刺部位可出现新的皮损，宜停止使用。

（四）西医治疗

1.一般治疗

适当休息，避免过度疲劳和关节损伤，注意关节功能锻炼，忌烟、酒和刺激性食物。

2.药物治疗

（1）非甾类抗炎药：适用于轻、中度活动性关节炎者，具有抗炎、止痛、退热和消肿作用，但对皮损和关节破坏无效。

（2）慢作用抗风湿药：防止病情恶化及延缓关节的破坏。单用一种该药无效时也可联合用药，如甲氨蝶呤作为基本药物，加柳氮磺吡啶。常用的药物有甲氨蝶呤、柳氮磺吡啶、青霉胺、环孢素、来氟米特等。

（3）生物制剂：若以上两类药物控制不佳或患者无法耐受，在排除使用禁忌后可选用生物制剂。随着对 PsA 发病机制的深入研究发现，淋巴细胞浸润与大量细胞因子黏附分子之间的连锁放大效应在银屑病皮损及关节炎中起着重要作用，$TNF-\alpha$、IL等一些具有靶位特异性的生物制剂开始应用于临床。

（五）食疗

本病患者宜吃含硫的食物，如芦笋、鸡蛋、大蒜、洋葱、卷心菜；富含组氨酸的食物，如稻米、小麦和黑麦；富含维生素的食物，如亚麻籽、稻米麸、燕麦麸等；忌咖啡、啤酒、白酒、黄酒、红辣椒等。

预防调护

（一）预防

银屑病一般在冬春季节复发或加重，注意避风寒，防止受凉，减少和避免不良因素的刺激及意外伤害，可以起到一定的预防作用。另外，早发现、早诊断、早治疗也是本病预防和治疗的关键，一旦发病，应积极治疗、主动干预，防止并发症的出现。

（二）护理

（1）保持床铺清洁，及时更换床单并清扫皮屑。治疗期间外涂油膏时，应穿洗净的旧布衣服，铺清洁的旧布床单，以免油污及化纤等对皮肤造成刺激。

（2）经常消毒，注意保暖，防止受凉感冒或引发呼吸道感染，加强口腔护理，防止黏膜感染真菌。

（3）保持心情舒畅、生活规律，戒烟酒，饮食忌辛辣、油腻和腥膻之物。

（4）平素宜用温水洗澡，水温不宜过高，沐浴次数要适度，禁用强碱性肥皂洗发水洗浴。

（5）坚持进行适当的功能锻炼，增强机体免疫力，预防肌萎缩和关节畸形的发生。

（6）如复发应及时就诊。

要点概括

（一）病因病机

银屑病关节炎属"痹证"范围，其发病原因在《素问·痹论》中早就指出："风寒湿三气杂至合而为痹。"由于病邪羁留人体或久或暂或深或浅的不同，以及人体体质的差异，痹证有风、寒、湿、热的不同。本病病因多由机体阴阳失调，复感外邪，或因素体阳盛，内有蕴热，复感阳邪内外相合，闭阻经络，窜入关节，腐蚀营血，由此造成皮肤、关节等损害。本病病机多为风燥热瘀，蓄而不散，燥久生热，热久生毒，银屑病关节炎急性期多为热毒之邪胶着关节，使气机阻滞，导致关节焮热，痛如锥刺或如毒虫咬伤，且起病急骤，病情发展迅速，如《灵枢·周痹》所述："此各在其处，更发更止，更居更起，以右应左，以左应右，非能周也，更发更休也。"

此外，有人认为本病血热是其重要原因，可因外感六淫，邪自卫入气，化热入营血；或情志内伤，气机壅滞；或脾胃失和，气机不畅，郁久化热，传于营血所致。血热、燥、瘀三者又存在着内在转化关系，血热蕴内，伤津耗阴，肌肤失养，则见瘙痒脱屑；久病或反复发作，经络不畅，气滞内瘀，而出现诸症。

（二）辨证要点

本病辨证以银屑病样皮疹及关节炎为主，结合全身证候、舌脉综合分析。一般早期多以风热血燥或风寒阻络为主，症见皮损处红斑，鳞屑色白而厚，皮损多散见于头皮或四肢，兼见关节肿痛，舌淡红，苔薄白，脉弦紧等；或见皮损遍及躯干四肢，基底部皮色鲜红，鳞屑增厚，屑起干燥而痒，夏季加重，关节红肿发热，疼痛较为固定，得热痛增，大便干结，小便黄赤，舌质红，苔黄，脉细弦而数；日久热毒炽盛，故症见全身皮肤鲜红发热，体温增高或有高热，关节红肿灼热，疼痛拒按，不敢屈伸，得凉则舒，烦躁而渴，便秘尿赤，舌红苔黄，脉象洪大而数。后期多为肝肾亏虚，症见关节变形、活动受限，腰酸肢软，头晕耳鸣，皮损红斑色淡，可融合成片，鳞屑不厚，舌质暗红，苔白，脉象沉缓，两尺脉弱。男子多有遗精阳痿，妇女月经量少色淡或经期延后。在痹证治疗基础方上常辨证加减，以连翘、金银花、紫花地丁清热解毒、凉血消肿；以霜桑叶之甘寒凉而润肺燥止痒，尤其是以桑叶配伍清湿热之土茯苓而专治白屑红点之银屑病皮疹有奇功；以当归甘温质润而补血活血行瘀，再配以牡丹皮、赤芍起血行风疹自灭之功；白芷祛风消肿止痒，专擅治皮肤瘙痒、疮疡初起红肿热痛；白鲜皮清热燥湿，祛风解毒，而治湿热疮毒、湿疹、疥癣等症。还可配合循经辨证之法，酌情选用引经药，以达"引药直达病所"之作用，故而疗效显著。

（三）证型分类

本病常见证型有风寒阻络证、风燥血热证、湿热蕴结证、热毒炽盛证及肝肾亏虚证。风燥血热证、湿热蕴结证、热毒炽盛证常见于急性发作期，风寒阻络证、肝肾亏虚证多见于慢性期及间歇期。

（四）治疗要点

本病外周关节炎者，可按"尪痹"诊治，以补肾壮骨、祛风散寒、除湿通络等为法；中轴脊柱病变者，以补肾强督、健脾和胃、调肝养肝、调和营卫、活血通络等为法；皮疹者，因肺主皮毛、肺主宣布，故清其肺热、养其阴血、宣其肺气，又因治风先治血，血行风自灭，故养其血、祛其风、润其燥。

临证备要

（一）辨证和辨病结合治疗

临床上治疗本病应辨证和辨病结合方可取得较好效果。本病总以阴虚血燥为本，虽有时为外中风邪而起，治疗原则应为滋阴润燥，具体落实在所涉及的肺、肝、肾三脏，则谓滋肾养肝润肺之法。临床观察银屑病关节炎的致病因素，由风、寒、湿邪所致者为数不多，因此不宜过用祛风散寒胜湿的药物，以免化燥、助热、伤阴，反而加重病情；而经络瘀滞则是普遍现象，故活血化瘀、疏经通络的治疗手段适用于各个证型，只是在药方中所占的比重有所不同，需根据病情来灵活掌握。

（二）中西医结合治疗

对于本病的治疗，单纯中医治疗见效较慢，疗效不稳定；而单纯西医治疗见效较快，但易复发，药物副作用大，患者难以坚持。因此可采用中西医结合的方法治疗，如现有的抗风湿药有减轻或防止关节破坏的作用，对银屑病皮损有一定效果，同时辅以清热利湿解毒、活血通络止痛、补益肝肾的中药，可共同达到较好的治疗效果。这样结合辨证选方遣药，既可减少西药的用量，又能减少药物的副作用。

思考题

（1）银屑病关节炎有哪些临床表现？

（2）临床上银屑病关节炎应注意与哪些疾病进行鉴别，如何鉴别？

（3）银屑病关节炎如何辨证论治？

第十九章　骨关节炎

骨关节炎是由于年龄增长、肥胖、劳损、创伤、关节先天性异常、关节畸形等诸多因素引起的关节软骨退化损伤、关节边缘和软骨下骨反应性增生，又称骨关节病、退行性骨关节病等。其临床以关节疼痛、肿胀、活动受限和关节畸形为主要表现，好发于负重大、活动多的关节，如膝、手、髋、脊柱等，可分为原发性和继发性两大类。原发性骨关节炎多见于中老年，无明确的全身或局部诱因，与遗传和体质因素有关。继发性骨关节炎可发生于青壮年，继发于创伤、炎症、关节不稳定、慢性反复的积累性劳损或先天性疾病。根据本病临床表现，当属中医"骨痹"之范畴。

案　例

案例一　王某，男，64岁，农民，2012年11月就诊。

主诉：双膝关节疼痛反复发作3年余，加重半个月。

现病史：患者3年前因农忙受累出现双膝关节疼痛、活动不利，当时未予正规治疗，休息后缓解。半个月前患者劳动后再次出现双膝关节疼痛，走路困难，需人搀扶，遂来医院就诊。刻下症见双膝关节疼痛，活动不利，平素口干喜饮，腰背酸软，纳可，夜寐尚安，夜尿频，大便尚可，舌质红，少苔，有裂纹，脉弦滑。

既往史：平素体健，否认其他内科疾病史。

查体：T 37.6℃，P 84次/分，R 24次/分，BP 135/80mmHg。神清，精神萎靡。心肺听诊（−），腹部平软，无明显压痛，肝脾肋下未触及。双膝关节有压痛、无肿胀、肤温不高，双膝有骨摩擦音。四肢肌力、肌张力正常，病理反射未引出。

辅助检查：血沉18mm/h。双膝关节X线检查：双膝关节退行性病变。

（一）案例分析

（1）患者以双膝关节疼痛、活动不利为典型症状。

（2）患者老年男性，因劳累后出现双膝关节疼痛，行走不利，病情反复发作，检查提示血沉轻度升高，膝关节X片提示双膝关节退行性改变，符合骨关节炎的诊断。

（3）主症分析：本案患者以双膝关节疼痛为主症，当辨为骨痹之肝肾亏虚证。该患者虽有肢体疼痛、活动困难等表现，但与痿证不同。患者行走困难多由关节疼痛所导致，其显著特点为局部关节病变部位因邪气痹阻，气血不畅而出现关节肌肉疼痛、屈伸不利等症。痿证一般无肢体关节疼痛，以肢体痿软无力或伴肌肉萎缩为主要表现，病变可累及一侧或双侧，或上肢或下肢，或四肢同时发病。两者在病机和治疗方面均不相同，故本案患者中医诊断为骨痹。

（4）证型分析：患者3年前因农忙劳累而出现双膝关节疼痛，此为诱因。肝主筋藏血，肾主骨藏精，患者年高，肝肾亏虚，精血不足，筋脉失于濡润，不荣则痛，故见双膝关节疼痛，甚则功能受限；精血亏耗，阴分不足，则见口渴而干；舌红，少苔，有裂纹，脉弦滑，四诊合参，当属肝肾亏虚证，而无明显阴阳失调之象。

（5）立法处方：本案患者当属肝肾亏虚，治宜补益肝肾，祛风通络为主，方予独活寄生汤加减。

处方： 独活12g，桑寄生30g，桂枝12g，茯苓20g，炒白芍15g，熟地黄12g，羌活12g，防风12g，怀牛膝20g，杜仲20g，续断20g，威灵仙20g，甘草4g。

方解： 方中用独活、羌活、防风疏风散寒，祛肢体筋骨之风、寒、湿邪；杜仲、牛膝、桑寄生补肝肾，强筋骨，祛风湿；茯苓、甘草补气健脾，扶助正气；桂枝、白芍调和营卫，温通经脉；熟地黄补阴血，滋肾精。

（二）疾病分析

1.病因病机

华佗的《中藏经》言："骨痹者，乃嗜欲不节，伤于肾也。"其阐明了骨痹与肾脏受损有关。《内经》有云："肝主筋、肾主骨。"其又云："膝者筋之府，屈伸不能，行则偻附，筋将惫矣。"骨痹初期多为风、寒、湿邪乘虚入侵人体，气血为病邪痹阻，以邪实为主；如反复发作，或渐进发展，脉络瘀阻，痰瘀互结，则多为正虚邪实；病邪入深，气血亏耗，肝肾虚损，筋骨失养，遂为正虚邪恋之证，以正虚为主。本案患者年老体虚，病程3年，疼痛反复发作，缠绵不已，病位在筋骨关节，筋骨有赖于肝肾中精血的充养，肝肾亏虚，肾虚不能主骨生髓，腰为肾之府，肾虚则腰痛；肝肾同居下焦，乙癸同源，肾气虚则肝气亦虚，肝虚则无以养筋以束骨利关节。肝主筋，膝者筋之府，肝气虚则膝痛；肝肾精亏，不能充养温煦筋骨，使筋挛骨弱而邪留不去。

2.疾病症状

本案患者属于原发性骨关节炎，其典型症状为老年人及体力劳动者患病居多，起病较缓，病程较长，休息后稍能缓解；好发于负重大或活动多的关节，如双膝关节、髋关节、手指关节等。X线检查示退行性病变，查体可有骨摩擦音。

3.辅助检查

（1）血沉：通常不高。

（2）关节X线检查：关节面不规则，关节间隙变窄，软骨下骨质硬化，边缘唇样变及骨赘形成，关节周围骨内囊状改变。

4.转归

骨关节炎多见于老年人或体力劳动者，病程通常较长，肝肾亏虚，筋骨关节失养为本病发生的内在因素；而外感风、寒、湿等邪气，邪阻络脉，气血运行不畅为其常见病机。其治疗应注意调气养血，补益肝肾；虚实夹杂者，应明辨标本虚实而兼顾之。本病通过及时有效的治疗，症状大多可以缓解，预后较好；但若病久或失于调治，痰浊瘀血交结为患，可见关节畸形、骨性膨大等改变，影响患者生活质量。

案例二 **刘某，女，53岁，教师，2010年8月就诊。**

主诉：双膝关节疼痛反复发作5年，加重1个月。

现病史：患者5年前因外出爬山后出现双膝关节肿胀疼痛，行走困难，至当地医院就诊，X线检查示双膝关节退行性病变，诊断为骨关节炎，予以氨基葡萄糖、钙片、美洛昔康治疗后缓解。此后疼痛时有发作，时轻时重。1个月前患者吹空调后出现双膝关节冷痛，屈伸不利，下蹲及爬楼梯困难，遂至医院就诊。刻下症见双膝关节疼痛、怕冷、僵硬、酸楚重着，伴痰多，头昏胀重，便溏，夜寐欠佳，舌质淡，苔薄白腻，脉沉滑。

既往史：否认其他内科疾病史。

查体：T 36.8℃，P 80次/分，R 22次/分，BP 125/85mmHg。神清，精神萎靡，面色少华。心肺听诊（－），腹部平软，无明显压痛，肝脾肋下未触及。双膝关节疼痛，活动受限，皮色不红，有压痛，浮髌试验（－）。四肢肌力、肌张力正常，病理反射未引出。

辅助检查：血沉16mm/h。双膝X线检查示双膝关节退行性病变。

（一）案例分析

（1）患者以双膝关节疼痛、怕冷、僵硬、酸楚、重着为典型症状。

（2）患者数年来病情反复发作，缠绵难愈，稍触外邪即发，X线检查示双膝关节退行性病变，符合原发性骨关节炎的诊断。

（3）主症分析：本案患者以关节疼痛反复发作为主症，此次发作因感受风寒之邪，出现关节怕冷、僵硬、酸楚、重着，当辨为骨痹之寒湿痹阻证。寒性收引而凝滞，故见关节、肌肉怕冷；气血凝滞，故见肢节疼痛、活动不利；湿邪重着而黏腻，易袭阴位，故见肌肉酸楚、关节重着，病位在下肢膝关节。患者因感寒而发，故寒湿并见。

（4）证型分析：患者中年女性，骨痹症状迁延不愈，受寒后出现关节怕冷、疼痛、僵硬、屈伸不利，此乃寒邪；寒湿痹阻经络，气血凝滞不通，故见肌肤麻木不仁；湿聚成痰，故见痰多；痰湿上蒙清窍，则见头昏胀重；寒湿伤脾，脾被湿困，失于健运，则见便溏；舌质淡、苔薄白腻、脉沉滑均为寒湿痹阻之象。

（5）立法处方：本案患者当属风寒湿痹，治宜散寒化湿，温经通络，方予羌活胜湿汤加减。

处方：羌活15g，独活15g，茯苓15g，薏苡仁30g，桂枝30g，防风15g，威灵仙15g，当归12g，川芎15g，炒白术12g，制半夏12g，片姜黄15g。

方解：本方所治之证多系感受风寒之邪或久居潮湿之地，寒湿之邪着于肌表所致。邪中于表，当从表解，使寒湿之邪随汗而去，故治以祛风胜湿之法。方中以羌活、独活为君，羌活能祛上部风湿，独活善祛下部风湿，二者相合，能散周身风湿，疏利关节而通痹；防风祛风湿；桂枝、片姜黄温经通络；佐以川芎活血祛风止痛；炒白术、茯苓健脾渗湿；制半夏燥湿化痰；威灵仙祛风除湿，通络止痛，与羌活、川芎同用，止痛作用尤为显著。

（二）疾病分析

1.病因病机

本案患者年老体弱，因调摄不当，感受外邪，则风、寒、湿邪痹阻经络，影响气血津液运行，愈加凝滞不通，不通则痛。湿为阴邪，其性阴柔，重浊黏滞，并常与风寒杂合为患，缠绵难去。其中外湿致痹初起多滞留腠理肌肉，日久风湿相搏已深入骨骺，正气受损，湿自内生，痹阻血脉，筋骨关节失荣，而令痹证作矣。风、寒、湿邪痹阻经络，表现为关节疼痛、僵硬、重着、屈伸不利，内外之湿同气相求，同时内湿受困，又易招致外湿的入侵，使病情复杂而严重。

2.疾病症状

本案患者病程5年，初起因爬山所致，后反复发作，此次因受凉后再发，病变主要累及双膝关节，属负重大关节。X线检查示双膝关节退行性病变，血沉无升高。

3.辅助检查

X线检查：于早期多无明显异常，约数年后方逐渐出现关节间隙狭窄，表明关节软骨已开始变薄。开始时，关节间隙在不负重时正常，承重后出现狭窄。病变后期，关节间隙有显著狭窄，软骨下可有显微骨折征，而后出现骨质硬化，最后关节边缘变尖，有骨赘形成，负重处软骨下可有骨性囊腔，形成典型的骨关节病征象，可与其他关节病变鉴别。

4.转归

因本病发展缓慢，症状较轻，早期对关节功能大多无明显影响，因此无须特殊治疗，但应注意保护关节，避免或减缓病变的发展。若失于调摄，则可并发关节内游离体及创伤性滑膜炎。本病一般早期经休息、治疗，症状能够缓解，晚期患者可行人工关节置换术改善关节功能，但应严格把握手术指征（严重疼痛经各种治疗无效者，关节功能障碍影响日常生活者）。

案例三 华某，男，45岁，农民，2014年11月就诊。

主诉：双膝关节疼痛反复发作10余年，加重2个月。

现病史：患者10余年前不慎摔倒，后出现双膝肿痛，屈伸不利，动则痛剧，当时予非甾体抗炎药及关节腔注射治疗，症状好转。后每逢劳累受凉，关节疼痛反复发作，2个月前因天气变冷而疼痛加剧。刻下症见关节肿痛明显，痛处固定，夜间痛甚，关节畸形，屈伸不利，伴神疲乏力，两手时有震颤，舌质紫暗，有瘀斑，苔白腻，脉细涩。

既往史：高血压病史8年，服用硝苯地平缓释片（10mg，qd），血压控制尚可。否认其他内科疾病史。

查体：T 37.2℃，P 76次/分，R 20次/分，BP 130/80mmHg。神清，精神萎靡，面色少华。心肺听诊（−），腹部平软，无明显压痛，肝脾肋下未触及。双膝关节肿胀变形，活动受限，皮色不红，有压痛。四肢肌力、肌张力正常，病理反射未引出。

辅助检查：血沉32mm/h，C反应蛋白7.23mg/L。双膝X线检查显示双膝关节面不规则，关节间隙变窄，关节软骨下骨质硬化，关节呈半脱位。

（一）案例分析

（1）患者以双膝关节肿痛、痛处固定、夜间痛甚、关节畸形、屈伸不利为典型症状。

（2）患者有双膝外伤史，外伤后疼痛反复发作，伴关节肿胀僵硬、屈伸不利，符合继发性骨关节炎的诊断。

（3）主症分析：本案患者双膝疼痛固定不移，关节变形僵硬，当属中医学骨痹范畴。骨痹与筋痹均可出现筋腱拘挛、疼痛、屈伸不利等共同症状，但骨痹的病位既在筋腱也在关节，而且往往具有关节僵硬、肿胀、畸形等特征；而筋痹的病位只限于筋腱，且以病处的筋腱疼痛、活动障碍为主。两者在症状上有所不同，不难鉴别。

（4）证型分析：骨痹迁延，气血耗损，气虚则血行迟缓，瘀血乃生，故见关节肿痛明显，痛处固定；湿聚生痰，痰瘀互相搏结，凝聚关节，故见关节肿大、难以屈伸、动则痛剧；日久病深，内伤于肾，肾虚则骨髓空虚，骨质疏松，故见骨节变形；气血亏虚，痰瘀痹阻，气血不能荣养四末，血虚生风，则出现两手震颤。由于血瘀而涩，则见舌质紫暗，有瘀斑，苔白腻，脉细涩。

（5）立法处方：本案患者证属痰瘀互结，治宜补益气血，化痰破瘀，方以圣愈汤合趁痛散加减。

处方：黄芪30g，党参20g，当归15g，川芎12g，桃仁12g，红花10g，制乳香9g，制没药9g，炮山甲（先煎）12g，土鳖虫12g，制全蝎6g，炒白芥子12g。

方解：方中黄芪、党参、当归补益气血；桃仁、红花、乳香、没药、穿山甲、土鳖虫、川芎活血化瘀；全蝎祛风解痉。全方共奏祛风湿、止痹痛、益肝肾、补气血之功。

（二）疾病分析

1.病因病机

本案患者有双膝外伤史，病情迁延反复，受寒冷、劳累等诱因后疼痛加剧。因调摄不当，久病不愈，气血受损，痰饮、瘀血为有形之邪，深入骨骱，致骨变筋挛，关节僵硬变形、难以屈伸；痰瘀互结，缠顽交结，病程久延不愈，可导致关节活动功能障碍甚至丧失。

2.疾病症状

患者双膝关节疼痛，X线检查示双膝关节面不规则，关节间隙变窄，关节软骨下骨质硬化，关节呈半脱位，属于典型的骨性关节炎。膝关节是本病最常累及的关节之一，关节可有关节积液，活动时有骨摩擦音，病情进展时双膝关节活动受限，可引起废用性肌萎缩，甚至发生膝外翻或内翻畸形。

3.转归

《医学入门》谓："痹久亦能痿。"《素问·痹论》则曰："骨痹不已，复感于邪，内舍于肾……肾痹者，善胀尻以代踵，脊以代头。"因此，骨痹迁延不愈可发展为肾痹。"尻以代踵，脊以代头"正是肾痹证候的真实表现。所谓"尻以代踵"，实际上已是痿痹不能行的情况，因此痹痿同病也是骨痹发展到后期的必然结果。

其他疗法

（一）中成药

（1）仙林骨葆胶囊：滋补肝肾，活血通络，强筋壮骨。口服，一次3粒，每日2次。主治肝肾亏虚所致的骨痹。

（2）强骨胶囊：补肾，强骨，止痛。口服，每次1粒，每日3次。用于肾阳虚所致的骨痿。

（3）益肾蠲痹丸：温补肾阳，益肾壮督，搜风剔邪，蠲痹通络。口服，一次8~12 g，每日3次。主治症见发热、关节疼痛、肿大、红肿热痛、屈伸不利，肌肉疼痛、瘦削或僵硬、畸形的顽痹。

（二）外治法

活血止痛洗剂：取艾叶、土细辛、川桂枝、甘松、山奈、炙川乌、炙草乌、伸筋草、海桐皮各10g，红花9g，川椒目30g，茜草15g。将以上诸药放在锅内，多加水，煎滚后取下，先以热气熏患处，待水稍凉后外洗患处，每日2次，7日为1个疗程。此法功能活血化瘀止痛，主治外伤疼痛。

（三）针灸疗法

一般寒湿证宜针灸并用，湿热证则宜针不宜灸，病久阳虚者以灸为宜。针灸治疗膝关节痛的方法主要是在局部用穴，可取犊鼻、内膝眼、血海、曲泉、梁丘、足三里、阳陵泉、阴陵泉、阿是穴等。针刺后通以高频脉冲电流以疏通经脉，行气活血止痛。每次选用2~3穴，急性期取提插捻转泻法，慢性期多取平补平泻法，留针15~30分钟，亦可采用温针灸法。每日或隔日1次，10次为1个疗程。

（四）西医治疗

1.一般治疗

卧床休息，减轻关节负重，保护关节功能。使用物理治疗，如磁疗、蜡疗、水疗等，这些方法可以改善局部血液循环，促进滑膜炎症的吸收、消散，加快关节软骨的新陈代谢。

2.药物治疗

（1）非甾体抗炎药：从小剂量开始，注意保护胃黏膜。

（2）软骨保护剂：如氨基葡萄糖、双醋瑞因胶囊等。

（3）局部治疗：关节腔内注射少量糖皮质激素或玻璃酸钠注射液。

（五）食疗

猪蹄方：取猪蹄子2只、川椒24g、金银花20g、生姜10g、陈皮10g，加水煮烂，吃猪蹄服汤药，隔日1剂，适用于骨痹肝肾亏虚者。

预防调护

（一）预防

（1）控制体重：体重下降后既能防止或减轻关节的损害，又能减轻患病关节所承受的压力，有助于本病的预防和治疗。

（2）及时和正确治疗关节外伤、感染。

（3）积极治疗代谢异常、骨质疏松等原发病。

（4）避免长时间站立及长距离行走，以减少关节承受负荷及减缓关节退变。

（5）保持正确姿势：无论是立位还是坐位，都应保持正确姿势，如保持下腰部平坦，避免使腰部过度前突；坐位时，最好选择硬椅，并且高度调至合适，注意腰部与椅背相贴，相贴的部位最好在上腰椎处，即距离坐板约20厘米处；需长期保持固定坐姿时，双下肢应保持一定的屈曲度；弯腰取物时，一定要先使髋、膝关节屈曲，使小腿的肌肉放松，腰部伸直，以减轻腰背肌负重。

（6）坚持适量体育锻炼：有规律的运动能够通过加强肌肉、肌腱和韧带的支持作用而有助于保护关节，预防骨性关节炎的发生。但不要过度锻炼，因为过度锻炼对关节有损伤。锻炼以游泳、骑自行车、打太极拳、健步走为主，避免跳跃动作。

（7）注意关节保暖，减少关节局部肌肉紧张、血液运行迟滞的出现。夏季应避免长期处在有空调的房间；冬季应适当多加衣物，避免受风着凉。

（8）保护已受损的关节，尽量减少关节负重和磨损，膝、踝关节的骨性关节炎患者平日要尽量避免上、下楼梯，也应避免长时间下蹲、站立、跪位、爬山及远途跋涉等损伤关节的运动，关节肿胀时更应避免。

（二）护理

（1）控制饮食，注意加强营养摄入，增强机体抗病能力，指导患者吃高热量、高蛋白、高维生素、高粗纤维含量的食物，如瘦肉、蛋黄、胡萝卜、豆制品、新鲜蔬菜和水果等易消化和促进肠蠕动的食物。

（2）急性发作期宜卧床休息，待病情改善后可适当活动，切忌过度剧烈运动。

（3）保持精神愉快，穿鞋舒适，勿使关节损伤。

（4）避免受凉、受湿，注意保暖。

要点概括

（一）病因病机

骨性关节炎的形成，乃正虚邪实之变。正虚是肾元亏虚、肝血不足、脾气虚弱等，致骨失所养，筋骨不坚，不能束筋骨而利关节；邪实是外力所伤、瘀血内阻或外邪侵袭，经脉痹阻。邪实、正虚往往兼夹复合为患，难以截然分开。

（二）辨证要点

1. 辨虚实

本病早期多表现以邪实为主，临床常见湿热阻滞、寒湿凝滞、痰瘀互结等；日久则以正虚为主，多为肝、脾、肾亏或气血不足。

2. 辨寒热

骨痹早期病多实证，但有寒热之分。寒证可见疼痛固定，其痛彻骨，肢冷恶寒，得热痛减，舌淡苔白，脉弦紧；热证则见关节红肿灼热，体温增高，汗出烦心，舌红苔黄，脉滑数或细数。

3. 辨病位

本病病位在肢体关节，病变脏腑主要责之于肝、脾、肾。

（三）证型分类

本病常见证型有风寒湿痹证、湿热蕴结证、痰瘀互结证、肝肾亏虚证。风寒湿痹证、湿热蕴结证常见于疾病早期，痰瘀互结证、肝肾亏虚证多见于病程日久或年老体衰患者。

（四）治疗要点

骨痹病初以祛邪为主，分别予散寒除湿、清热化湿、活血化瘀等；病久以扶正祛邪为主，分别予滋补肝肾、温补脾肾、补益气血等。

临证备要

（一）辨证和辨病结合治疗

根据骨关节炎呈阶段性演变的特点将其分为几个阶段，治疗时可寻找各期的病理实质即证候特点而立法处方用药。按照中医辨证论治的原则分型论治、组方用药，重在调节机体的整体功能状态，即"治本"。以补益肝肾、益气活血、补脾益气等为基本治疗原则，常用药物有怀牛膝、杜仲、熟地黄、桑寄生、续断、骨碎补、丹参、当归、黄芪、羌活、独活、川芎等。

（二）中西医结合治疗

1. 西药止痛，中药治本

骨关节炎最主要的临床表现是疼痛，采取非甾体抗炎药对症止痛效果较好，同时配合中药辨证论治，既可增加止痛效果，又能缩短服用西药的时间，减少副作用。

2.西药局部注射治疗，中医外治法增效

本病临床上常用小剂量激素或玻璃酸钠关节腔注射，消除局部炎症，保护关节软骨。中医外治法可选熏洗、敷药、针灸、推拿等，以取得理想的疗效。

💡 **思考题**

（1）骨关节炎（骨痹）的临床表现有哪些，与痿证有何不同？

（2）骨关节炎形成的病因病机有哪些？

（3）临床辨治骨关节炎应注意哪些问题？

第二十章 痛 风

痛风是由于长期嘌呤代谢紊乱所致的疾病，临床以高尿酸血症、急性关节炎反复发作、痛风石沉积、慢性关节炎和关节畸形、肾实质性病变和尿酸石形成为特点。根据血液中尿酸增高的原因，本病可分为原发性和继发性两大类。原发性痛风是由于先天性嘌呤代谢紊乱所致；继发性痛风是由于其他疾病、药物等引起尿酸生成增多或排出减少，形成高尿酸血症而致。本病临床以关节红、肿、热、痛，反复发作，关节活动不灵活为主要表现，当属中医之"痹证""历节风""白虎风"等范畴。

案 例

案例一 王某，男，47岁，工人，2009年11月就诊。

主诉：左足疼痛、红肿4小时。

现病史：患者1天前因朋友聚会，饮啤酒过量，当夜左足大趾疼痛，局部灼热红肿。自服布洛芬无效，疼痛明显，行走困难，遂来医院就诊。刻下症见左足大趾红肿灼热，不敢活动，伴口干、纳呆，小便黄赤，舌苔黄、根部腻，脉滑数。

既往史：平素体健，否认其他内科疾病史。

查体：T 37.6℃，P 92次/分，R 24次/分，BP 135/80mmHg。神清，精神欠振。心肺听诊（–），腹部平软，无明显压痛，肝脾肋下未触及。左足拇趾及第1跖趾关节红肿，皮温升高，有触痛。四肢肌力、肌张力正常，病理反射未引出。

辅助检查：血尿酸982μmol/L，血沉32mm/h。

（一）案例分析

（1）患者以夜间左足拇趾及第1跖趾关节疼痛，局部灼热红肿为典型症状。

（2）患者因饮酒后诱发足部关节红肿热痛，伴明显触痛，起病急骤，夜间发病，血尿酸、血沉升高，符合急性痛风性关节炎的诊断。

（3）主症分析：本案患者以左足大趾及关节红肿灼热疼痛为主症，当辨为痹证之风湿热痹。该患者虽有肢体不能行动、难以行走的表现，但不同于痿证。患者出现的行走困难多由于关节肿胀疼痛、不敢行动所导致，其显著特点为局部关节病变部位因湿热痹阻，气血不畅而产生关节肌肉疼痛、屈伸不利等症。痿证一般无肢体关节疼痛，以肢体痿软无力或伴肌肉萎缩为主要表现，病变部位可见于一侧或两侧，或上肢或下肢，或四肢同时发病。两者在病机和治疗方面均不相同，故本案诊断当属痹证。

（4）证型分析：患者1天前曾饮酒过量，此为诱因。饮食不节，损伤脾胃，导致脾运失健，湿热内生，留于肢体、经脉、筋骨之间，气血痹阻不通，致足部关节灼热红肿疼痛，甚则功能受限；湿热内生，气不化津，或热甚津伤，则口渴而干、舌红；湿热中阻，脾为邪困，则纳呆；苔黄腻、脉滑数为湿热内盛之象。

（5）立法处方：本案患者当属风湿热痹，治宜清热利湿，通络止痛，方予白虎加桂枝汤加减。

处方： 石膏20g，知母10g，桂枝6g，黄柏10g，苍术12g，萆薢12g，羌活12g，银花藤30g，生薏苡仁30g，土茯苓20g，威灵仙20g，甘草4g。

方解： 方中用石膏清肺胃之热；知母清热除烦，养胃生津；桂枝和营卫，通经络；黄柏、苍术燥湿健脾，清下焦湿热；银花藤清热解毒通络。

（二）疾病分析

1.病因病机

痛风之名，始于金元，朱丹溪提出"痛风"病名。《格致余论·痛风论》指出："痛风者，四肢百节走痛，方书谓之白虎历节风证是也。"现代中医著作，多将其纳入痹证中论述。痛风发病，主要由于人体正气不足，阴阳失调，湿、热、痰、瘀等病理产物聚于体内，留滞经络；复因饮食劳倦、房事不节、感受外邪，使气血凝滞不通，发为本病。感受外邪常见的有风、寒、湿、热之邪，如居处潮湿，或水中作业，或冒雨涉水，或阴雨、暑湿天气缠绵，或汗出当风，外邪入侵经脉，流于肢体、筋骨、关节之间，气血痹阻不通均可致病。本案患者因饮食不节，损伤脾胃，痰浊内生，湿热内聚，气血凝滞不通，发为痛风。因此湿热是导致本病的重要原因，而饮酒为主要的诱发因素。其他如复感、外伤、手术或关节损伤，亦可加重经脉痹阻，气血运行不畅而诱发本病。

2.疾病症状

本案患者处于急性关节炎期，其典型症状为起病急骤，首次发作常始于凌晨。关节局部疼痛、皮色潮红，甚至发亮，活动受限，常伴有全身不适，恶寒战栗，体温升高。炎症消退后，局部皮肤暗红，伴脱屑和轻度瘙痒。单侧第1跖趾关节最常见，其余为趾、踝、膝、腕、指、肘关节等。

3.辅助检查

（1）血尿酸：本病急性发作期绝大多数患者血清尿酸含量升高。一般认为采用尿酸酶测定法，男性＞416μmol/L（7mg/dl），女性＞357μmol/L（6mg/dl）具有诊断价值。但有2%~3%患者呈典型痛风发作而血清尿酸含量小于上述水平。

（2）血沉：血沉增快，通常小于60mm/h。

（3）关节腔积液：以注射针抽取积液检查，具有重要诊断意义。约95%以上急性痛风性关节炎积液中可发现尿酸盐结晶。

4.转归

本病早期正气未衰，阳气尚旺，急性发作多表现为关节肿痛、身热、口渴的风湿热痹证，若患者经积极治疗，湿热得化，痹痛得减，注意调摄，可使发作次数减少，甚至完全治愈；若治疗不当，或频繁发作，气血运行不畅日甚，湿热、痰、瘀有形之邪交结，可耗伤气血，出现关节周围皮色僵硬或畸形，关节屈伸不利，病损处皮色不红或呈紫暗色，病情加重，多由热转寒，由急性期转成慢性期。

案例二 刘某，男，52岁，教师，2010年5月就诊。

主诉：双足第1跖趾关节及踝关节肿胀疼痛反复发作10年。

现病史：患者10年前因进食海鲜后双足第1跖趾关节及踝关节肿胀疼痛，局部灼热红肿，行走困难，至当地医院就诊，查血尿酸增高，诊断为痛风，予以药物治疗后缓解。此后疼痛时有发作，时轻时重。刻下症见双足第1跖趾关节及踝关节疼痛、肿胀、僵硬、酸楚重着，伴胸闷、痰多，头昏胀重，腹胀便溏，舌质淡紫，苔白厚腻，脉沉滑或濡缓。

既往史：痛风病史10年，否认其他内科疾病史。

查体：T 36.5℃，P 82次/分，R 21次/分，BP 130/85mmHg。神清，精神萎靡，面色少华。左耳郭见淡黄色赘生物3枚，绿豆大小。心肺听诊（－），腹部平软，无明显压痛，肝脾肋下未触及。双足第1跖趾关节及踝关节肿胀，活动受限，皮色不红，有触痛。四肢肌力、肌张力正常，病理反射未引出。

辅助检查：血尿酸452μmol/L。双足X线检查：两侧第1跖趾关节不规则穿凿样透亮缺损。

（一）案例分析

（1）患者以"关节肿胀疼痛反复发作10年"为主诉。

（2）患者有痛风病史，数年来病情反复发作，伴肿胀僵硬、皮色不红，左耳郭见痛风石，血尿酸偏高，符合痛风性关节炎慢性期的诊断。

（3）主症分析：本案患者以关节肿胀疼痛反复发作为主症，肿胀僵硬，酸楚重着，当辨为痹证之着痹。着痹症状主要有肢体关节肌肉酸楚、重着、疼痛，关节活动不利，肌肤麻木不仁，舌苔白腻，脉濡缓，与湿邪关系密切；而行痹主要可见肢体关节、肌肉疼痛酸楚，屈伸不利，疼痛呈游走性，初起可见恶风、发热，舌苔薄白，脉浮或浮缓。两者在症状、病机和治疗方面均不相同，不难鉴别。

（4）证型分析：痹证迁延不愈，正虚邪恋，瘀阻于络，津凝成痰，痰瘀痹阻，出现疼痛时轻时重，肿胀僵硬，屈伸不利；湿痰中阻，则胸闷痰多；上蒙清窍，则头昏胀重；脾被湿困，失于健运，则腹胀便溏；舌紫苔白厚腻、脉沉滑或濡缓为痰瘀痹阻之象。

（5）立法处方：本案患者当属痰浊瘀阻，治宜健脾燥湿，化痰行瘀，方予朱氏痛风经验方加减。

处方：苍术12g，白术12g，茯苓15g，薏苡仁30g，土茯苓30g，萆薢15g，威灵仙15g，当归12g，桃仁12g，泽兰12g，泽泻12g，虎杖15g。

方解：本方为名老中医朱良春先生的经验用方，他认为湿浊瘀滞内阻是痛风的主要病机，坚守泄化浊瘀法则，审证加减，浊瘀可逐渐泄化，机体分清泌浊功能恢复，脏腑得以协调而能趋于康复。方中苍术、白术健脾燥湿，茯苓、薏苡仁健脾渗湿，泽泻利水渗湿，数药合用可除湿、祛痰浊；土茯苓、虎杖除湿解毒；萆薢利湿浊，祛风湿；威灵仙清湿热，通经络，消骨肿；当归、桃仁、泽兰活血化瘀而定痛。全方共奏健脾燥湿、泄浊化瘀之功。

（二）疾病分析

1.病因病机

本案患者初次发作因饮食不节、饮酒过量，损伤脾胃，痰浊内生，气血凝滞，发为痛风。后因调摄不当，痰浊一旦为外邪触动，气血愈加凝滞不通，故疼痛反复发作。由于风、寒、湿、热之邪痹阻经络关节，邪未尽而正气已伤，体虚邪实呈虚实夹杂之候；或风、寒、湿、热之邪阻痹经络关节，影响气血津液运行，或因肝肾阴阳气血不足，气血津液运行无力，导致痰、瘀形成。痰瘀互结，痰浊瘀血闭阻经络，表现为关节肿大、畸形、僵硬、功能障碍，关节周围瘀斑、结节，甚至内损脏腑，使病情复杂而严重。

2.疾病症状

本案患者处于慢性期，由于尿酸盐在关节及其周围组织中沉积引起慢性炎症反应，受累关节呈非对称性不规则肿胀和进行性强直、僵硬，以致受累关节持续性疼痛，广泛破坏并有较大皮下结节形成，终致病变关节畸形而丧失功能。其体表可见隆起的黄白色赘生物，痛风石可造成关节骨质破坏、关节周围组织纤维化、继发退行性改变。

3.辅助检查

X线检查：可见关节面或骨端皮质有透光性缺损阴影，呈穿凿样、虫蚀样、蜂窝状或囊状，病变周边骨质密度正常或增生，界限清晰，有利于与其他关节病变鉴别。

4.转归

本病若治疗及时，痰瘀得祛，痹痛得减，注意调摄，可使发作次数减少；若不知调摄，病久顽痹不除，后期可内损脏腑，并发脏腑病症，肾元受损，气化失司，则湿浊内停，郁而化热，湿热煎熬，可成石淋。

案例三 **任某，男，67岁，农民，2012年11月就诊。**

主诉：全身关节疼痛反复发作10余年，加重1个月。

现病史：患者有痛风病史10余年，未规则治疗，关节疼痛反复发作，1个月前因气温骤降而疼痛加剧。刻下症见疼痛时轻时重，痛处游走不定，肢体关节肿胀僵硬、屈伸不利，伴头晕，腰膝酸软，足跟疼痛，神疲乏力，心悸气短，面色少华，形寒怕冷，夜尿增多，肢体浮肿，舌淡苔白，脉沉细弦无力。

既往史：痛风病史10余年，否认其他内科疾病史。

查体：T 36.8℃，P 78次/分，R 20次/分，BP 120/70mmHg。神清，精神萎靡，面色无华。心肺听诊（-），腹部平软，无明显压痛，肝脾肋下未触及。双足跖趾、足踝、指关节肿胀变形，耳郭、跖趾、指间多处见痛风石，活动受限，皮色不红，有触痛。四肢肌力、肌张力正常，病理反射未引出，双下肢未见凹陷性水肿。

辅助检查：血尿酸 430μmol/L。双足、双手 X 线检查：多关节面透光性缺损阴影，呈虫蚀样，病变周边骨质密度正常。尿常规：蛋白（＋），隐血（＋），白细胞（－）。

（一）案例分析

（1）患者以"关节肿胀疼痛反复发作 10 余年，加重 1 个月"为主诉。

（2）患者有痛风病史，病情反复发作，伴关节肿胀僵硬、屈伸不利，全身多处有痛风石，血尿酸偏高，符合痛风性关节炎慢性期的诊断。

（3）主症分析：本案患者疼痛游走不定，关节变形僵硬，辨之属历节病范畴。行痹与历节病均可出现关节疼痛，游走不定，但历节病发病遍历关节，疼痛剧烈，日轻夜重，可出现关节僵硬变形；行痹主要表现为肌肉关节游走性疼痛，痛势较轻，不出现关节僵硬变形。两者在症状上有所不同，不难鉴别。

（4）证型分析：痹证迁延，正虚邪恋，疼痛时轻时重；寒为阴邪，受寒冷之诱因后，关节经络气血痹阻，疼痛加剧。疾病后期病邪由经络内舍脏腑，肝肾不足，腰为肾府，肾主骨，故腰膝酸软、足跟疼痛；肾元不固，气化失司，则湿浊内停，可见关节肿胀变形；病久耗伤气血阴阳，可见气血不足、阳虚寒凝之征象。

（5）立法处方：本案患者证属肝肾亏虚，治宜温散寒湿，滋补肝肾，方以独活寄生汤加减。

处方：独活 12g，防风 10g，桑寄生 15g，秦艽 12g，熟地黄 12g，细辛 3g，桂枝 9g，补骨脂 12g，薏苡仁 30g，炮穿山甲 12g，姜黄 9g，牛膝 15g。

方解：方中独活为君，善祛下焦与筋骨间的风寒湿痹，配合防风、秦艽祛风除湿；细辛发散阴经风寒，搜剔筋骨间风湿而止痛；桑寄生、牛膝祛风湿兼补肝肾；桂枝温通血脉；熟地黄养血补精益髓，配合炮穿山甲、姜黄活血通络；补骨脂补肾固精。全方共奏祛风湿、止痹痛、益肝肾、补气血之功。

（二）疾病分析

1.病因病机

本案患者有痛风病史，病情迁延反复，受寒冷之诱因后疼痛加剧。因调摄不当，久病不愈，气血受损，故正气渐虚，此时病入脏腑，转为气血不足、肝肾亏虚之证，病变由表入里，由浅入深，由实转虚。若失治误治，可并发脏腑的其他病证。

2.疾病症状

该患者尿酸偏高，体表多处见痛风石，X 线检查示关节面破坏，骨质缺损，属于痛风性关节炎慢性期。痛风患者后期常伴肾脏病变，以尿酸性尿路结石和尿酸性肾病多见。其中尿酸性肾病最初表现为夜尿增多、尿比重下降，累及肾小球者可见蛋白尿、镜下血尿及白细胞增多，若不予治疗，10~20 年后可出现氮质血症。另外，本案患者夜尿增多，尿常规异常，应进一步检查排除尿酸性肾病。

3.转归

本病病位初期在肢体、关节之经脉，继则侵蚀筋骨，疾病后期内损脏腑，尤以肾气受损为多见。肾气受损，气化失司，日久则水湿内停，外溢肌肤，而成水肿。若肾气衰竭，水毒潴留，可发为肾劳。

其他疗法

（一）中成药

（1）痛风定胶囊：清热祛风除湿，活血通络止痛。口服，每次4粒，每日3次。主治湿热痹阻所致的痛风。

（2）痛风舒胶囊：清热利湿解毒。口服，每次2~4粒，每日3次。主治湿热瘀阻所致的痛风。

（3）益肾蠲痹丸：每次8g（重症者可加至12g），每日3次，食后服用。主治痛风病久之肾虚顽痹证。

（二）外治法

生大黄粉、生黄柏粉各等份，研细芒硝（占大黄、黄柏粉之2/3），乳没粉适量，与适量薄荷、冰片、凡士林调匀，外敷患处。

（三）针灸疗法

一般寒湿证宜针灸并用，湿热证则宜针不宜灸，病久阳虚者以灸为宜。肩痛常取肩髃、肩贞及压痛点；腕痛常取阳池、外关、合谷；肘痛常取合谷、手三里、曲池；膝痛常取膝眼、阳陵泉；踝痛常取中封、昆仑、解溪、丘墟等。

1.体针

以局部取穴为主，常选用足三里、阳陵泉、解溪、八风、大都、太白、太冲、丘墟、曲池、外关、八邪等穴。每次选用2~3穴，急性期取提插捻转泻法，慢性期多取平补平泻法。每日或隔日1次，亦可采用温针灸法。

2.点刺放血

下肢关节病变选同侧井穴，如大敦、足窍阴、至阴、隐白、厉兑穴；上肢关节病变选同侧井穴，如少商、商阳、少泽、中冲穴。在选取针刺部位上下推按，使瘀血积聚一处，以三棱针迅速刺入0.1~0.2cm，立即出针，挤出3~5滴血。每次治疗选用两穴，可交替轮换选用。

（四）西医治疗

（1）痛风性关节炎急性期：卧床休息，抬高患肢，避免负重。暂缓使用降尿酸药物，以免引起血尿酸波动，延长发作时间或引起转移性痛风。可用秋水仙碱、非甾体抗炎药、糖皮质激素等药物治疗。

（2）间歇期和慢性期：促尿酸排泄药能抑制近端肾小管对尿酸的重吸收，以利于尿酸排泄，如丙磺舒、磺吡酮、苯溴马隆等。还可选用抑制尿酸生成药治疗，如别嘌醇。

（3）无症状高尿酸血症：血尿酸水平在535μmol/L（9.0mg/dl）以下，无痛风家族史者一般无须用药治疗，应控制饮食，避免诱因，并密切随访。

（五）食疗

薏苡仁粥：取适量薏米和大米（比例为3∶1），薏米清水浸泡数小时，两者混合加水熬煮成粥，每日早晚食用。

预防调护

（一）预防

（1）避免肥胖、高嘌呤及高热量饮食、酗酒、过度劳累、创伤、湿冷及精神紧张等诱发因素。

（2）存在下列情况考虑应用降尿酸药物：有痛风临床症状；有明显痛风、尿路结石家族史；24小时尿酸排泄量超过1100mg；经过食物控制或停用影响尿酸代谢的药物，而血尿酸值持续6个月大于9mg/dl。

（3）有高血压、冠状动脉粥样硬化性心脏病、肥胖、尿路感染、肾功能衰竭等并发症者，需行对症及病因治疗。

（二）护理

（1）控制饮食，进食总热量宜较正常人低10%~15%，避免进食高嘌呤食物，每日嘌呤摄取量应在100~150mg以下，动物内脏、鱼子、鱼（尤其是沙丁鱼）、海米、蟹黄、肉类、花生、扁豆、豌豆、菠菜、芹菜、菜花等食物含嘌呤及（或）嘌呤前体较多，应加以控制。严格戒酒，多饮水，使每天尿量在2000ml以上，宜食碱性食物。

（2）急性发作期宜卧床休息，抬高患肢，病情改善后可适当活动，切忌过度剧烈运动。

（3）保持精神愉快，穿舒适的鞋袜，勿使关节损伤。

（4）避免受凉受湿，保持大便通畅，注意慎用抑制尿酸排泄的药物，如利尿剂等。

要点概括

（一）病因病机

形成原发性痛风的主要原因是脾肾功能失调。脾之运化功能缺陷，则痰浊内生，肾司二便功能失调，则湿浊排泄缓慢量少，痰浊内聚。若感受风、寒、湿、热之邪，劳倦过度，七情所伤，或酗酒伤食、关节外伤等，则会加重并促使痰浊流注关节、肌肉、骨骼，气血运行不畅而形成痹痛，即痛风性关节炎。

（二）辨证要点

1.辨虚实

痛风为本虚标实之证，临床表现可分为发作期与间歇期，发作期多表现以邪实为主，临床常见湿热阻滞、寒湿凝滞、痰瘀互结等；间歇期以正虚为主，多为肝、脾、肾亏或气血不足。

2.辨寒热

痰湿痹阻证有寒湿与湿热之不同，湿热多表现为关节红肿，伴恶寒、发热，寒湿多表现为关节重着肿胀、屈伸不利。

（三）证型分类

本病常见证型有风寒湿痹证、风湿热痹证、痰浊瘀阻证、肝肾亏虚证。风寒湿痹证、风湿热痹证常见于急性发作期，痰浊瘀阻证、肝肾亏虚证多见于慢性期及间歇期。

（四）治疗要点

本病急性期以祛邪为主，分别予清热化湿、散寒除湿、活血化痰等；慢性期及间歇期以扶正为主，分别予滋补肝肾、温补脾肾、补益气血等；正虚邪恋者，当扶正祛邪。

临证备要

（一）辨证和辨病结合治疗

临床上治疗本病应辨证和辨病结合，方可取得较好效果。本病急性期辨证多为湿热蕴毒证，治疗应加强清热解毒、通络止痛，可用虎杖、白花蛇舌草、山慈菇等；慢性期由于湿热阻络，气血运行不畅，痰瘀互结，多有关节僵硬畸形，治疗应加强化痰祛瘀，可用制南星、白芥子、僵蚕等。本病治疗以辨证用药为主，配合现代药理研究证实的具有促进尿酸排泄的药物，如生牡蛎、茯苓、泽泻、车前子、地龙、秦艽、山慈菇、玉米须、汉防己等药，临床疗效显著。

（二）中西医结合治疗

西药对痛风急性期的症状控制有特效，但常规用药不良反应较大，尤其是胃肠道反应明显。中医对痛风的防治有独特的优势，其认为本病与脾肾两脏清浊代谢紊乱关系尤为密切，辨证治疗时将泄浊化瘀、调益脾肾贯彻始终，通过泄降浊毒、宣通气化来排泄尿酸，调益脾肾、泄浊扬清以抑制和减少尿酸生成。痛风急性期以秋水仙碱配合中药治疗，慢性期根据肾功能情况在选用丙磺舒或别嘌醇的同时，结合辨证选方遣药，既可减少西药的用量，还能减少副作用。

💡 **思考题**

（1）痛风性关节炎急性期有哪些临床表现？

（2）临床上痛风应注意与哪些疾病进行鉴别，如何鉴别？

（3）痛风如何辨证论治？

第二十一章 骨质疏松症

骨质疏松症是指由多种因素所致的全身骨量减少，骨组织微结构破坏，骨骼脆性增加和易发生骨折为主要特征的一种代谢性骨骼疾病，临床以腰背部疼痛、身长缩短、驼背及骨折为主要表现。骨质疏松症可分为原发性和继发性两大类。原发性骨质疏松症与激素调控、营养状态、物理因素、免疫状况及遗传等因素相关，主要包括绝经后骨质疏松症、老年性或退行性骨质疏松症和特发性骨质疏松症。继发性骨质疏松症包括各种慢性病（如肾衰竭、钙吸收不良综合征等）和药物（如长期高盐饮食，长期应用抗癫痫药、含铝抗酸剂、糖皮质激素等）所致的骨质疏松。根据其病因病机和临床表现，骨质疏松症属中医"骨痿""骨枯""骨痹"和"骨蚀"等范畴。

案　例

案例一　孙某，女，62岁，退休，2012年3月就诊。

主诉：腰背部疼痛4年余，加重2个月。

现病史：患者4年前无明显诱因出现活动时腰背部疼痛，至当地医院行腰椎X线检查未见明显异常，予针灸推拿等治疗，症状稍有缓解。2012年1月起患者出现腰背部持续性疼痛，久坐、久立后疼痛加剧，日轻夜重，遂来医院就诊。刻下症见腰背部冷痛，腰及双下肢酸软，难以久立，活动受限，乏力气短，畏寒喜暖，舌淡苔白，脉弦细。

既往史：平素体健，否认其他内科疾病或外伤史。

查体：T 37.4℃，P 96次/分，R 18次/分，BP 135/80mmHg。神清，精神可。心肺听诊（－），腹部平软，无明显压痛，肝脾肋下未触及。脊柱活动度正常，无明显压痛。四肢肌力、肌张力正常，病理反射未引出。

辅助检查：血沉、免疫八项、抗环瓜氨酸抗体及抗角蛋白抗体均阴性；血钙2.80mmol/L；骨密度：脊柱T值–2.7~–3.0SD，髋关节T值–2.6~–2.8SD。

（一）案例分析

（1）患者以腰背部冷痛，腰及双下肢酸软为典型症状。

（2）主症分析：本案患者以腰背部冷痛为主症，当辨为骨痿之肾虚寒凝证。该患者虽有肢体疼痛、影响活动的表现，但不同于痹证。痹证也可出现腰背痛，但主要表现为四肢关节痛，或关节有明显的红肿热痛。

（3）证型分析：腰为肾之府，肾阳不足，寒邪凝滞而失其温煦，导致经脉痹阻，则腰背冷痛，腰及双下肢酸软，难以久立，畏寒喜暖；肾主骨，藏精而生髓，肾虚日久，骨髓失养，则活动受限，乏力气短；舌淡、苔白、脉弦为肾虚寒凝之象。

（4）立法处方：本案患者当属骨痿之肾虚寒凝证，治宜补肾温阳，散寒通络，方予右归丸合阳和汤加减。

处方：熟地黄30g，山茱萸15g，山药10g，菟丝子15g，枸杞子15g，鹿角胶10g，制附子10g，肉桂10g，杜仲10g，当归10g，白芥子10g，干姜10g，甘草3g。

方解：方中肉桂、制附子、鹿角胶温补肾阳，填精益髓；熟地黄、山药、山茱萸、枸杞子、杜仲、菟丝子滋补肾阴，阴中求阳；当归养血；干姜、白芥子温散寒凝之痰；甘草调和诸药。

（二）疾病分析

1.病因病机

中医学中虽无"骨质疏松症"之名，但类似本病的症状早在《黄帝内经》中就有记载。《素问·痿论》曰："肾气热，则腰脊不举，骨枯而髓减，发为骨痿。"其又曰："肾者水藏也，今水不胜火，则骨枯而髓虚，故足不任身，发为骨痿。"文中提出了"骨痿"之名。肾虚是骨质疏松症的根本原因。肾为先天之本、性命之根，肾藏精，主骨生髓。肾虚肾精不足、骨髓失养可致骨骼脆弱无力，临床可出现腰背酸痛、腰膝酸软等症状。

2.疾病症状

本案患者为绝经后女性，症见腰背冷痛，骨密度示骨质疏松。骨质疏松症患者常易发生骨折，其特点为：①在扭转身体、持物、开窗等日常活动中，即使没有明显较大的外力作用，便可发生骨折；②骨折发生的部位较固定，多发于胸、腰椎椎体，桡骨远端及股骨颈部，肱骨外科颈，其中脊椎压缩性骨折发生率较高；③各种骨折的发生分别与年龄、绝经（女性）有一定联系。

3.辅助检查

（1）血清钙、磷、碱性磷酸酶：骨质疏松症患者血清钙、磷、碱性磷酸酶一般均正常，合并骨软化症时血钙偏低，疾病进展时血钙增高。当骨质疏松症进展时或发生骨折时碱性磷酸酶升高。

（2）尿羟脯氨酸：骨质疏松症患者往往增高。

（3）尿钙和尿磷：骨质疏松症患者大致正常或偏低。尿钙特别低时应考虑合并骨软化症，如过多时可认为骨质疏松正在进行。

（4）骨密度检测：是骨折的预测指标。测量某一部位的骨密度可以用来评估总体的骨折发生危险度，测量特定部位的骨密度可以预测局部的骨折发生危险性。

4.转归

骨质疏松症虽不能完全预防，但给予一定的预防措施，如摄入足够的钙、维生素D、锻炼等，能在很大程度减轻骨质疏松症，防止严重并发症出现。

案例二 李某，女，66岁，退休，2010年5月就诊。

主诉：腰部酸痛5年，双下肢无力1年余。

现病史：患者5年前无明显诱因出现腰部酸痛，当地医院诊断为"骨质疏松症"，一直予口服药物治疗，腰部酸痛症状反复发作，近一年出现双下肢行走无力，时有双小腿肌肉痉挛，遂来医院就诊。刻下症见患者腰部酸痛，腿膝痿弱不能久立，时有头晕目眩，手足心热，口干，夜间盗汗明显，睡眠较差，食纳可，二便调，舌红，脉细数。

既往史：患者有高血压病史，否认其他内科疾病史。

查体：T 36.8℃，P 82次/分，R 20次/分，BP 145/95mmHg。神清，精神可，面色红。心肺听诊（－），腹部平软，无明显压痛，肝脾肋下未触及。脊柱活动度正常，无明显压痛。四肢肌力、肌张力正常，病理反射未引出。

辅助检查：骨密度：脊柱T值-3.1~-3.9SD，髋关节T值-2.8~-3.3SD。腰椎X线检查：骨皮质变薄，骨小梁细少，分布不均，可见区域性骨小梁缺少，符合骨质疏松症的改变。

（一）案例分析

（1）患者以"腰部酸痛5年，双下肢无力1年余"为主诉。

（2）患者有骨质疏松症病史，数年来腰部酸痛症状反复发作，近一年出现双下肢行走无力，骨密度及X线检查示骨质疏松症改变。

（3）主症分析：本案患者以腰部酸痛反复发作为主症，当辨为骨痿，应与痉病相鉴别。痉病也可出现下肢抽搐，但其以项背强急，四肢抽搐，甚至口噤，角弓反张为主要表现，部分危重患者可有神昏谵语等意识障碍。两者在症状、病机和治疗方面均不相同，不难鉴别。

（4）证型分析：肾藏精，腰为肾之府，肾阴亏耗，精髓空虚，则见腰脊酸痛；肾主骨，肝主筋，肝肾阴虚则筋骨失于濡养，故肢体痿弱无力；肝肾阴虚，肝阳上亢，则见头晕目眩；手足心热、口干、盗汗、舌红、脉细数均为阴虚内热之象。

（5）立法处方：本案患者当属骨痿之肝肾阴虚证，治宜滋补肝肾，养阴清热，方予虎潜丸加减。

处方：黄柏10g，龟板30g，知母20g，生地黄30g，当归10g，白芍20g，锁阳10g，猪脊髓15g，牛膝15g。

方解：方中黄柏、龟板、知母、生地黄滋阴清热；当归、白芍缓急止痛，补血；锁阳、猪脊髓、牛膝补肾壮骨。

（二）疾病分析

1.病因病机

本案患者年老体衰，肾为先天之本，肾藏精，主骨生髓，肾虚为骨痿发生的基本原因。肝肾之间关系密切，素有"肝肾同源"之说。肝藏血、肾藏精，而精血之间存在相互滋生和相互转化的关系，肾中精气充盛，有赖于血液的滋养，若是肝血不足，可导致肾精亏损，肝阴不足。且肝为将军之官，主疏泄和藏血，在体合筋，有贮藏血液和调节血量的功能。肝脏的疏泄功能正常，血和津液才能够正常运行和输布代谢，脾胃功能方得以正常运化和腐熟水谷精微；若肝气郁结，肝失疏泄，就会严重影响血和津液的生成和运行，进一步影响对筋骨的营养。

2.疾病症状

本病患者以腰部酸痛为主症，受累关节酸痛反复发作，局部X线检查示骨皮质变薄，骨小梁细少，分布不均，可见区域性骨小梁缺少。患者腰部酸痛活动受限，可继发退行性改变，出现双下肢无力。

3.辅助检查

X线检查：可以发现骨折以及其他病变，如骨关节炎、椎间盘疾病以及脊椎前移。骨质减少（低骨密度）者X线检查可见骨透亮度增加，骨小梁减少及其间隙增宽，横行骨小梁消失，骨结构模糊，但通常需在骨量下降30%以上才能观察到；大体上可见椎体双凹变形，椎体前缘塌陷呈楔形变，亦称压缩性骨折，常见于第11、12胸椎和第1、2腰椎。

4.转归

本病若治疗及时，注意调摄，可使发作次数减少；若不知调摄，病久骨痿不除，后期可内损脏腑，并发脏腑病症，筋骨失于濡养，出现驼背、身高变矮等症状。

案例三 刘某，男，78岁，退休，2012年4月就诊。

主诉： 腰背酸疼8年，驼背3年余。

现病史： 患者8年前无明显诱因出现腰背酸疼，未予重视，近3年逐渐出现腰背不能伸直，身高变矮。刻下症见患者驼背，腰背稍有酸疼，久坐或久立后加重，平素食少纳差，面白无华，乏力气短，大便稀溏，舌淡苔薄，脉细弱。

既往史： 高血压病史10年余，慢性萎缩性胃炎病史10年余，否认其他内科疾病史。

查体： T 36.6℃，P 88次/分，R 21次/分，BP 140/85mmHg。神清，精神萎靡，面色无华。心肺听诊（-），腹部平软，无明显压痛，肝脾肋下未触及。脊柱后凸，活动度受限，无明显压痛及叩击痛。四肢肌力、肌张力正常，病理反射未引出，双下肢无凹陷性水肿。

辅助检查： 骨密度：脊柱T值-3.3~-4.2SD，髋关节T值-2.9~-3.6SD。腰椎X线检查：L₂/L₃、L₃/L₄、L₄/L₅椎体呈楔形，前缘骨皮质嵌压，椎体前方有分离的骨碎片，椎间隙正常，符合腰椎压缩性骨折的改变。

（一）案例分析

（1）患者以"腰背酸疼8年，驼背3年余"为主诉。

（2）患者腰背部酸疼多年，逐渐出现脊柱后凸，气短乏力，骨密度减少，腰椎压缩性骨折，符合骨质疏松症的诊断。

（3）主症分析：本案患者腰背部酸疼、驼背，辨证当属骨痿。而痿证表现为肢体痿软不用、肌肉萎缩，无骨骼改变的症状和体征，不难鉴别。

（4）证型分析：患者后天调养不足，脾运失司，化源匮乏，脊柱四肢无以濡养，故腰背酸痛；脾气虚弱，运化无权则食少便溏；脾运失健，气血生化无权，故见面白无华、气短；舌淡、苔薄、脉细弱均为脾胃气虚之象。

（5）立法处方：本案患者证属脾胃气虚，治宜健脾益气，方以补中益气汤加减。

处方： 黄芪30g，白术15g，陈皮10g，升麻10g，柴胡10g，人参10g，甘草6g，当归10g。

方解： 方中黄芪、甘草、人参、白术健脾益气；升麻、柴胡升举脾胃清阳，当归养血，使气有所依附；陈皮理气，可防补益之滋腻。

（二）疾病分析

1.病因病机

本病患者素体脾胃亏虚，加之后天调摄不当，久病不愈，脾运无权，则气血亏虚，筋骨失养。脾胃亏虚是骨质疏松症发病的重要病机。《素问·痿论》曰："治痿者独取阳明。"这说明脾胃为后天之本，气血生化之源，受纳、运化水谷，化生气、血、津、精，且通过脾升胃降功能，调畅气机，输布四肢，以后天之精充养先天之精。若脾胃功能衰弱，受纳、运化水谷失司，枢机不利，气血生化乏源，血不足以化精，则精亏不能灌溉，血虚不能营养，气虚不能充达，无以生髓养骨，而致骨质疏松症。

2.疾病症状

该患者骨密度减少，X线检查示腰椎压缩性骨折。骨质疏松症患者常易发生骨折，多发于胸、腰椎椎体，桡骨远端及股骨颈部，肱骨外科颈，其中脊椎压缩性骨折发生率较高。

3.转归

本病起病缓慢，多为虚证。虚证初期即可见脾胃亏虚，气血无以生化，肢体乏力，日久肌肉萎缩，则可致痿证；若外感风、寒、湿、热之邪，痹阻筋脉关节，则可发为痹证。

案例四　**高某，73岁，女，农民，2013年6月就诊。**

主诉： 腰部酸痛5年，双下肢麻木3年。

现病史： 患者5年前因摔倒导致腰椎骨折，经手术治疗后出现腰部疼痛，活动或久坐后明显加重，患者未重视，未予诊治。3年前患者逐渐出现双下肢麻木、无力，影响行走。刻下症见腰部酸痛隐隐，双下肢麻木不仁、痿软，青筋凸显，时有下肢抽筋，头晕乏力，唇色暗，舌暗有瘀点，苔薄，脉细涩。

既往史： 平素体健，否认内科疾病史。

查体： T 36.6℃，P 87次/分，R 19次/分，BP 137/94mmHg。神清，精神可，面色少华。心肺听诊（-），腹部平软，无明显压痛，肝脾肋下未触及。脊柱活动度正常，第3、4腰椎有压痛、叩击痛，余椎体无明显压痛及叩击痛。四肢肌力、肌张力正常，病理反射未引出。

辅助检查： 血钙2.05mmol/L；骨密度：脊柱T值-3.3~-4.1SD，髋关节T值-3.6~-3.9SD。

（一）案例分析

（1）患者以"腰部酸痛5年，双下肢麻木3年"为主诉。

（2）患者有腰部外伤史，手术治疗后出现腰部酸痛，伴双下肢麻木、乏力，血钙偏低，骨密度降低，符合骨质疏松症的诊断。

（3）主症分析：本案患者以腰部酸痛、双下肢麻木为主症，腰酸隐隐，双下肢麻木不仁、痿软，青筋凸显，当辨为骨痿。转筋是筋脉牵掣引起的手足拘急，不得屈伸，甚则牵引腹部拘挛疼痛的一种病症，由气血衰少，风冷外袭或血分有热所致。两者在症状及病因病机上有所不同，不难鉴别。

（4）证型分析：患者气虚无力推动血循，瘀血不去，阻滞脉络，则见腰背酸痛、四肢痿软、麻木不仁；四肢青筋暴露、有压痛点、唇色暗、脉细涩均为瘀血内停之征，舌暗有瘀点为气虚血瘀之象。

（5）立法处方：本案患者证属气虚血瘀，治宜益气活血，养血通络，方以圣愈汤加减。

处方：人参15g，黄芪30g，熟地黄30g，白芍15g，当归20g，川芎15g，桃仁10g，红花10g，川牛膝10g。

方解：方中人参、黄芪补益元气，熟地黄、白芍、当归、川芎活血养血，桃仁、红花、牛膝活血行瘀。

（二）疾病分析

1.病因病机

血瘀是骨质疏松症的病理产物和促进因素。肾阳、脾阳不足，不能温养血脉，常使血寒而凝；肾阴、肝阴不足，虚火炼液，可致血稠而停；脾具有统摄血液在脉中运行而不致溢出脉外的功能，若脾虚则不能统摄血液，而致血溢脉外，留于体内而成瘀血；肝郁则气滞，气滞则血瘀。瘀血一旦留于体内，又进一步损伤正气，影响脏腑的气化功能，从而出现脏器愈衰、瘀血愈积的恶性循环状态。机体骨骼的生长发育离不开气血的滋润与濡养，气血瘀滞，骨髓失养，渐发本病。

2.疾病症状

本案患者有腰椎骨折病史，若压迫相应的脊神经可产生四肢放射痛、双下肢感觉运动障碍、肋间神经痛、胸骨后疼痛类似心绞痛。若压迫脊髓、马尾神经，还可影响膀胱、直肠功能。

3.辅助检查

（1）血清钙、磷、碱性磷酸酶：骨质疏松症患者血清钙、磷、碱性磷酸酶一般均正常；合并骨软化症时血钙偏低，疾病进展时血钙增高。当骨质疏松症进展时或发生骨折时碱性磷酸酶升高。

（2）骨密度检测：是骨折的预测指标，可以用来评估总体的骨折发生危险度；测量特定部位的骨密度可以预测局部的骨折发生危险性。

4.转归

本病若治疗及时，瘀血得祛，骨痛得减，注意调摄，可使症状缓解；若不知调摄，病久顽病不除，可进一步损伤肾阴、肾阳及脾气，加重骨质疏松症。

其他疗法

（一）中成药

（1）仙灵骨葆胶囊：滋补肝肾，接骨续筋，强身健骨。口服，每次1.5g，每日2次。主治骨质疏松症，骨折，骨关节炎，骨无菌性坏死等。

（2）强骨胶囊：补肾壮骨，强筋止痛。口服，每次0.25g，每日3次。主治原发性骨质疏松症、骨量减少之肾阳虚证。

（3）补肾健骨胶囊：滋补肝肾，强筋健骨。口服，每次2g，每日3次。主治原发性骨质疏松症之肝肾不足证。

（4）骨松康合剂：补益肝肾，壮骨止痛。口服，每次30ml，每日3次。主治肝肾不足所致的骨质疏松症。

（5）骨松宝胶囊：补肾活血，强筋壮骨。口服，每次2粒，每日3次。主治骨痿引起的骨折、骨痛，预防更年期骨质疏松症。

（6）六味壮骨颗粒：养肝补肾，强筋壮骨。口服，每日20g，分3次服。主治骨质疏松症肝肾不足者，症见腰脊酸痛、足膝酸软、乏力。高血压、心脏病、肝病、肾病等慢性病严重者应在医师指导下服用。

（7）骨疏康颗粒：补肾益气，活血壮骨。口服，每次10g，每日2次。主治肾虚、气血不足所致的中老年骨质疏松症，伴有腰脊酸痛、足膝酸软、神疲乏力。

（二）外治法

中药外敷、功能锻炼、日光浴、泉水浴等均可配合治疗。

（三）针灸疗法

腰背痛症状明显的原发性骨质疏松症患者可加用针刺治疗。

1.体针

取足三里、肾俞、脾俞、关元、太溪、三阴交、大椎、太白、阿是穴。根据病证虚实采用强弱不同的刺激手法，每日针刺1次，留针20分钟，10日为1个疗程。

2.灸法

取大椎、大杼、肝俞、中脘、膻中、足三里、脾俞、肾俞、命门、神阙、关元。采用补肾填精、温阳壮骨、疏通经络等中药，如补骨脂、当归、熟地黄、仙茅、淫羊藿、丁香、肉桂等，压制成药饼，用直接灸或隔药灸法。每日灸1组穴，每穴灸5壮，15日为1个疗程。

（四）西医治疗

有效的药物治疗能阻止和治疗骨质疏松症，如雌激素代替疗法、降钙素、选择性雌激素受体调节剂以及二磷酸盐等，这些药物可以阻止骨吸收，但对骨形成的作用特别小。用于治疗和阻止骨质疏松症发展的药物分为两大类，第一类为抑制骨吸收药，如钙剂、维生素D及活性维生素D、降钙素、二磷酸盐、雌激素以及异黄酮等；第二类为促进骨性成药，如氟化物、合成类固醇、甲状旁腺激素以及异黄酮等。

（五）食疗

补肾食疗方：取粳米4.5g、黄豆粉9g、胡桃肉6g、山药9g、黄芪9g、黑芝麻6g、红枣5枚，熬煮成粥，每日早晚食用。

预防调护

（一）预防

骨质疏松症给患者生活带来了极大的不便和痛苦，其治疗收效较慢，一旦骨折还可危及生命，因此，要特别强调落实三级预防。

1.一级预防

应从儿童、青少年做起，注意合理膳食营养，多食用含钙、磷高的食物，如鱼、虾、牛奶、乳制品、骨头汤、鸡蛋、豆类、杂粮、绿叶蔬菜等；坚持科学的生活方式，如坚持体育锻炼，多接受日光浴，不吸烟，不饮酒，少喝咖啡、浓茶及含碳酸饮料，少吃糖、食盐、动物蛋白，女性哺乳期不宜过长，尽可能保存体内钙质，丰富钙库，将骨峰值提高到最大值是预防骨质疏松症的最佳措施。对有遗传基因的高危人群应重点随访，早期防治。

2.二级预防

人到中年，尤其妇女绝经后，骨丢失量加速进行。此时期应每年进行一次骨密度检查，对快速骨量减少的人群应及早采取防治对策。近年来，欧美各国多数学者主张在妇女绝经后3年内即开始长期雌激素替代治疗，同时坚持长期预防性补钙，以安全、有效地预防骨质疏松症。

3.三级预防

退行性骨质疏松症患者应积极进行抑制骨吸收（雌激素、钙）、促进骨形成（活性维生素D）的药物治疗，还应加强防摔、防跌倒等措施。中老年骨折患者应积极手术，早期活动，给予体疗、理疗，结合营养、补钙、光照，遏制骨丢失，提高免疫功能及整体素质等综合治疗。

（二）护理

骨质疏松症患者由于腰背痛等原因导致生活质量降低，应给予患者积极的止痛护理。一般疼痛护理可予中药离子导入、中药烫疗、穴位注射中药等治疗。

要点概括

（一）病因病机

本病多因先天禀赋不足，后天调养失宜，久病失治，年老衰变，用药失当引起，基本病机为肾精亏虚，髓少骨枯骨痿。肾藏精，主骨生髓，肾精充足，则骨髓生化有源，骨骼才能得到充分滋养而坚固有力；若肾精虚少，骨髓生化无源，不能濡养骨骼，便会出现骨骼脆弱乏力，引发骨质疏松症。脾虚、气滞血瘀进一步加重了骨痿的形成。

（二）辨证要点

本病病位在肾、肝、脾，病性属虚证，临床注意辨脏腑。若以食少便溏、肌肉萎缩为主，则为脾胃虚弱证；若腰背酸痛，伴五心烦热、口干舌燥、头晕，则为肝肾阴虚证；若腰背冷痛，身寒乏力，肢体痿软，则为肾虚寒凝证。

（三）证型分类

本病常见证型有肾虚寒凝证、肝肾阴虚证、脾胃虚弱证及气滞血瘀证。

（四）治疗要点

病变以肝肾、脾胃虚弱为主者，施以滋养肝肾，益气健脾。肾虚者，当辨阴阳而治。本病日久不愈，气血筋脉痹阻，可适当加入活血通络之品。

临证备要

（一）根据病情程度选择不同治疗方法

原发性骨质疏松症的预防要整体调节，在中药、针灸等预防治疗之外，还要重视一般性预防措施的应用，包括饮食、运动、生活起居等方面。要做到生活有规律，注意劳逸适度，坚持适量适度的体育锻炼，不吸烟，少饮酒，合理饮食。

骨量减少者可采用运动与药膳相结合的治疗方法，原发性骨质疏松症者可采取中医辨证论治的方法，疼痛严重者建议加用针灸治疗，并发骨折病情较重者应根据具体情况选用中医辨证论治或手术治疗。

（二）中西医结合治疗

西药对骨质疏松症控制有一定疗效。中医对骨痿的防治有独特的优势，其认为本病与肝、脾、肾三脏亏虚尤为密切，辨证治疗将滋补肝肾、益气健脾兼以活血祛瘀的方法贯彻始终，通过辨脏腑，补益脾肾、滋补肝肾以化生气血，濡养骨髓。本病临证在使用骨吸收抑制剂和骨形成促进剂的基础上，结合辨证选方遣药，既可减少西药的用量，还能减少副作用。

思考题

（1）骨质疏松症有哪些临床表现？

（2）临床上骨质疏松症应注意与哪些疾病进行鉴别，如何鉴别？

（3）骨质疏松症如何辨证论治？

第二十二章 肋软骨炎

肋软骨炎又称非化脓性肋软骨炎、蒂策病，是临床上较多见且易复发的疾病。其病因尚不明确，可能与感染、劳损及自身免疫有关，以青壮年女性多见，男女发病比例为1：9。本病的主要表现为胸痛，病程进展数日后可出现受累部位肿胀隆起，多发生于单侧第2~4肋软骨，以第2肋软骨最常见，偶尔也可发生于肋弓，双侧同时受累少见。本病以胁肋部疼痛为主要表现，当属中医之"胁痛"范畴，亦有医家将本病归为"流痰""胁肋疽"等范畴进行辨证论治。

案 例

案例一 **上官某某，女，26岁，公务员，2010年7月就诊。**

主诉：心前区疼痛5天，加重3天。

现病史：患者近1年来情绪低落，脾气急躁，5天前和父母争执后自觉心前区胀痛，2天后患处肿起，疼痛加剧，自服布洛芬无效，遂至医院就诊。刻下症见左侧胁肋部疼痛，痛处肿大，深呼吸、咳嗽时加剧，双目干涩，大便不畅，舌边红，苔薄白，脉弦。

既往史：平素体健，否认其他传染病及内科疾病史，无手术外伤史，有青霉素过敏史，预防接种按计划进行。

查体：T 36.3 ℃，P 70次/分，R 20次/分，BP 105/75mmHg。神清，精神萎靡。心肺听诊（－），无发热、咳嗽、心慌、胸闷，腹平软，无明显压痛，肝脾肋下未触及。前胸壁左侧第4肋近胸肋关节处可扪及3cm×5cm大小硬质隆起，压痛明显，边界尚清。四肢无畸形，肌力、肌张力正常，生理反射存在，病理反射未引出。

辅助检查：胸部X线检查：左侧第4肋软骨梭形肿胀。

（一）案例分析

（1）患者以"心前区疼痛5天，加重3天"为主诉。

（2）患者虽以心前区疼痛为主症，但查体示前胸壁左侧第4肋软骨压痛、肿大为实际病变所在，且胸部X线检查亦提示左侧第4肋软骨梭形肿胀，均符合肋软骨炎的诊断。

（3）主症分析：本案患者的实际病变部位在胁肋，当辨为胁痛之肝气郁结证，表现为胁肋痛，胸闷太息，嗳气不舒，情志不遂时加重。而胸痹亦可见前胸疼痛，但其表现为胸部闷痛，甚则胸痛彻背，喘息不得卧，常伴有心悸气短、自汗肢冷、面色苍白、唇甲青紫等症状。两者病因病机及治法均不相同，不难鉴别。

（4）证型分析：《金匮翼》曰："肝郁胁痛者，悲哀恼怒，郁伤肝气。"患者近1年来因情志不遂，而令肝气不舒，近期又有和父母争执的诱因，使得气郁更甚，发为胁肋部疼痛；肝郁血滞，经气不利，则见患处肿胀；舌边红、苔薄白、脉弦均符合肝郁气滞证的表现。

（5）立法处方：本案患者当属肝气郁结证，治宜疏肝理气，散结止痛，方予柴胡疏肝散加减。

处方： 柴胡6g，陈皮6g，枳壳9g，香附6g，川芎6g，生甘草6g，郁金10g，白芍15g，八月札9g。

方解： 本方源自明代叶文龄的《医学统旨》。方中柴胡条达肝气而疏郁结；香附疏肝理气并兼止痛；川芎疏肝开郁，行气活血，止胁痛；陈皮理气行滞和胃；白芍、甘草养血柔肝，缓急止痛；郁金、八月札行气散瘀止痛。诸药相合，共奏疏肝理气、散结止痛之功。

（二）疾病分析

1. 病因病机

肋软骨炎属中医"胁痛"范畴。多数医家认为本病由于正气虚弱，肝气郁滞或外伤、感受外邪，使得经脉阻隔，痰湿、瘀血壅塞于肝、胆二经，流注于胁肋间，邪毒结滞不散，气血凝滞，最终发为胁痛。本案患者近年因为情志不遂，久郁不解，而使肝失条达，气血瘀滞，又因为5天前和家人争执而症状加重，最终发为胁肋部疼痛。故肝郁气滞是本病的重要原因，而近期和家人的争执则为主要的诱发因素。

2. 疾病症状

本案患者处于肋软骨炎急性期，发病时可有胸胁部胀痛、跳痛或酸痛的表现，患处一般位于第2~4肋软骨，单侧多见，深呼吸、咳嗽、挺胸与疲劳后症状加重，受累软骨局部可肿大隆起，并伴有钝痛或锐痛。

3. 转归

本案患者属于发病初期，若经积极治疗，使肝气条达，气血通畅，则疼痛可解，肿块可消；但若治疗不当，或调摄不周，未改善肝郁气滞的状况，则气郁日久可化火，或可痹阻胁络，致使瘀血阻滞。

案例二 **汪某，女，22岁，学生，2013年3月就诊。**

主诉： 右侧乳房疼痛反复发作2年。

现病史： 患者自述右侧乳房隐隐疼痛反复发作2年，因学业繁忙且自身未重视，未系统治疗，近期洗澡时在右乳上部扪及一包块，遂至医院就诊。刻下症见右侧乳房偏上部疼痛，痛处固定，痛势不剧，偶有心悸，平素自觉体倦乏力，面色少华，纳差，便溏，舌质暗，苔薄白，脉细弱。

既往史： 平素多发感冒，否认其他内科疾病及传染病史，无手术外伤史，无过敏史，预防接种按计划进行。

查体：T 36.2℃，P 65次/分，R 22次/分，BP 110/70mmHg。神清，精神不振。心肺听诊（−），无发热、咳嗽、心慌、胸闷，腹平软，无明显压痛，肝脾肋下未触及。乳房未触及明显异常，前胸壁右侧第3肋软骨处可扪及2cm×3cm大小隆起，有压痛，边界清晰。四肢无畸形，肌力、肌张力正常，生理反射存在，病理反射未引出。

辅助检查：胸部X线检查：右侧第3肋软骨增宽。

（一）案例分析

（1）患者以"右侧乳房疼痛反复发作2年"为主诉。

（2）患者的主诉虽然是乳房疼痛，但查体和辅助检查均提示右侧第3肋软骨处病变，且由于患处正位于右乳内上方，乳房可有牵扯性疼痛，故应诊断为肋软骨炎。

（3）主症分析：本案患者以右侧第3肋软骨疼痛、肿胀反复发作为主症，当辨为胁痛之气虚血瘀证，表现为胁肋部隐痛阵阵，或有刺痛感，心悸乏力，少气懒言，面色无华，舌暗脉弱；而乳癖亦可出现乳房胀痛、刺痛的症状和肿块的产生，但病灶多见于双侧乳房内，并非其上方胁肋部，且往往伴随月经失调、流产史等妇科病史。两者在症状、病机与治疗上均有明显不同，不难鉴别。

（4）证型分析：患者久病或素体元气亏虚，导致运行无力，气血凝滞，瘀阻脉络，不通则痛；心气虚，心血不足，则出现心悸、体倦乏力；脾气虚，则可见面色少华、纳差便溏；瘀血壅塞脉络，则见痛处固定、刺痛隐隐。舌暗、苔薄白、脉细弱均符合气虚血瘀之象。

（5）立法处方：本案患者当属胁痛之气虚血瘀证，治宜益气活血，消肿止痛，方予补阳还五汤加减。

处方：黄芪20g，当归9g，党参9g，赤芍9g，川芎9g，红花6g，桃仁6g，地龙6g，白术6g。

方解：本方出自清代王清任的《医林改错》。方中重用黄芪大补元气；当归活血和血，化瘀不伤血；川芎、赤芍、桃仁、红花活血祛瘀；地龙通经活络；白术、党参益气健脾。诸药共奏补气活血通络之功。

（二）疾病分析

1.病因病机

本案患者由于学业繁忙，无暇顾及而导致右侧第3肋软骨处的慢性炎症迁延2年未愈，加上平时感冒多发，提示患者素体亏虚，正气受损，继而导致气血运行无力，瘀阻于脉络，影响气血津液运行，不通则痛。故本案患者证属以虚为主、虚实夹杂证。

2.疾病症状

临床上，常有女性患者患肋软骨炎后，因患处接近乳房，同侧乳房受牵扯引起疼痛而误以为是乳房疼痛的情况，疼痛剧烈时还可向后背肩胛部或侧肩、上臂、腋窝处放射。但经查体和实验室检查即可找到原发病灶，并对症治疗。

3.辅助检查

胸部X线检查：可见右侧第3肋肋软骨增宽，肋骨和软骨交界处隆起，有利于与其他胸部疾患的鉴别。

4.转归

本案患者素体亏虚，历时2年迁延未愈，又使得正气受损，若治疗及时有效，大振元气，鼓动气血，疏通脉络，祛瘀消肿，可使疼痛缓解，肿块消除，亦如常人；但如若治疗不当，或调摄不周，气血瘀滞益甚，可使筋骨失养，继而转为痿证。

案例三　朱某，男，32岁，警察，2011年8月就诊。

主诉： 右锁骨下肿胀疼痛3天。

现病史： 患者1年前曾因右侧胁肋部疼痛、肿胀入院就诊，诊断为肋软骨炎，经治疗后症状缓解。3天前因勤务需要，在高温下连续加班后出现右侧锁骨下疼痛剧烈，患处肿大，遂至医院就诊。刻下症见右侧锁骨下第2肋软骨处疼痛，并肿大隆起，痛势剧烈，按之灼手，身热，咽干，渴喜冷饮，大便两日未下，小便黄，舌质红，苔薄黄，脉细数。

既往史： 有肋软骨炎病史，否认其他内科疾病及传染病史，无手术外伤史，无过敏史。

查体： T 38.5℃，P 83次/分，R 23次/分，BP 110/75mmHg。神清，精神萎靡。心肺听诊（－），腹部平软，无明显压痛，肝脾肋下未触及。右侧第2肋骨、肋软骨交界处呈弓壮隆起，病灶处肤色变红，且肤温高于周围皮肤。四肢肌力、肌张力正常，生理反射存在，病理反射未引出。

辅助检查： 胸部X线检查：右侧第2肋骨、肋软骨交界处肿大。

（一）案例分析

（1）患者以"右锁骨下肿胀疼痛3天"为主诉。

（2）患者有肋软骨炎病史，经治疗后缓解，近期在同一位置复发，患处红肿热痛，且痛势剧烈，X线检查亦提示右侧第2肋骨、肋软骨交界处肿大，符合肋软骨炎急性期的诊断。

（3）主症分析：本案以胁肋部疼痛为主症，当辨为胁痛之热毒蕴结证，表现为胁肋灼热，剧烈疼痛，局部肿块，按之灼手，身热咽干，口渴心烦。而悬饮亦可见胁肋疼痛，兼见发热，但其表现为饮留胁下，常喜病侧睡卧，患侧肋间饱满，叩诊呈浊音。两者病因病机及治法均不相同，不难鉴别。

（4）证型分析：患者外感热毒之邪气，自身正气不足，使邪入于内，热毒结于胸肋，肺失宣肃，气随热结，血随气滞，气血瘀滞，不通则痛；热毒结胸，气血瘀滞，则见胁肋红、肿、热、痛；肺失宣肃，气随热结，则身热、咽干、口渴心烦、便秘、尿黄、舌红、脉数。

（5）立法处方：本案患者当属胁痛之热毒蕴结证，治宜清热解毒，散结止痛，方予五味消毒饮加减。

处方： 金银花30g，野菊花12g，蒲公英12g，紫花地丁12g，天葵子12g，天花粉12g，当归6g，赤芍9g，牡丹皮9g。

方解： 本方出自清代吴谦的《医宗金鉴》。方中重用金银花，既可清气血之热毒，又能清宣透邪；蒲公英清热解毒，消痈散结；紫花地丁凉血散痈；野菊、天葵子解毒消痈；天花粉清热生津；当归补血活血；赤芍、牡丹皮活血凉血。全方诸药共奏清热解毒、凉血活血、散结定痛之功。

（二）疾病分析

1. 病因病机

本案患者本有肋软骨炎病史，近期在室外高温的情况下连续加班，造成身体疲劳，正气不足，卫表不固，外加感受热毒之邪，邪气郁结于胸肋部，气血凝滞于络脉，造成患处红肿热痛。故外感热毒为此次发病的重要诱因。

2. 疾病症状

本案患者有肋软骨炎病史，本次劳累后复发，属肋软骨炎的常见表现。肋软骨炎的常见受累部位为单侧第2~4肋软骨，而又以第2肋软骨最为常见，患者胸部X线检查结果亦支持诊断。本病病因不明，病理检查发现患处肋软骨本身的结构并无明显改变，仅可见骨膜纤维化或软组织增生。

3. 转归

本案患者有肋软骨炎病史，近期身体疲劳，外加感受热毒之邪，使得病情复发，若治疗及时有效，使热毒得解，可使疼痛缓解，肿块消除，亦如常人；但若治疗不当，或调摄不周，邪气入里益甚，可损伤脏腑，加重病情，或经常复发。

其他疗法

（一）中成药

（1）肝气郁结证：逍遥丸，口服，每次6g，每日2次；柴胡舒肝丸，口服，每次8g，每日2次；延胡索止痛颗粒，口服，每次5g，每日3次。

（2）瘀血阻滞证：复方丹参片，口服，每次4片，每日2~3次；复方血栓通胶囊，口服，每次3粒，每日3次。

（3）痰湿凝结证：二陈丸，口服，每次6g，每日3次。

（4）热毒蕴结证：三黄片，口服，每次6g，每日3次。

（5）气虚血瘀证：归脾丸，口服，每次6g，每日2次。

（二）外治法

（1）三棱、莪术、乳香、没药各30g，生大黄、白芷各60g，共研细末，用时取药粉30g，以大葱100g煎汁调为糊状外敷患处，纱布覆盖，胶布固定。每日换药1次，10天为1个疗程。

（2）蒙药消肿橡胶膏，1次1块，贴敷于肋软骨压痛部位，24小时换药1次。

（三）针灸疗法

针灸治疗肋软骨炎主要采用毫针浅刺、浮刺，耳针，皮肤针及针刀等法。毫针刺法一般选取阿是穴即压痛点进针，以15°~25°小角度刺入皮肤，可浅刺1.5cm，亦可在破皮后向病所方向浮刺；远端取穴根据证型的不同，可选取肝俞、膻中、血海、合谷、太冲、阳陵泉、尺泽、手三里等穴。耳穴的常用穴有胸、神门、肾上腺、肝等。

（四）西医治疗

（1）对症治疗：主要是避免过劳、理疗、热敷、舒筋活血、镇静止痛等。常用药物主要有非甾体抗炎药，维生素B_1、B_6、B_{12}，复合维生素B等。

（2）封闭疗法：醋酸泼尼松25mg加2%普鲁卡因4ml局部封闭（上、中、下三面浸润）；或以氢化可的松加利多卡因局部封闭，局部或全身使用肾上腺糖皮质激素治疗。

（3）外科手术治疗：极少数本病顽固患者可行肋软骨切除术。

（五）食疗

（1）茯苓红枣粥：取茯苓粉30克，红枣15枚，粳米150克。将红枣洗净，加水煮烂；粳米煮粥，待粥将成时倒入红枣及汤，加入茯苓粉，再文火煮20分钟，加少许红糖，趁热服用。此粥具有活血消肿的疗效，适用于肋软骨炎增生期。

（2）佛手香薷饮：取佛手50克，香薷50克，白糖3匙。将佛手、香薷分别洗净、切片，置锅中，加清水500毫升，急火煮沸3分钟，加白糖，分次饮服。此饮有行气止痛之功，适用于肋软骨炎活动期。

预防调护

（一）预防

（1）避免过度劳累、精神紧张、受寒、受潮等诱发因素。

（2）加强身体锻炼，注意劳逸结合，保持心情舒畅，戒烟限酒。

（3）尽量争取早诊断、早治疗。

（二）护理

（1）饮食调摄：可进食解郁之品，如百合、郁金等。

（2）心理干预：关心患者疾苦，做好患者的思想工作，充分调动患者的积极性，使其正确面对客观事物，解除思想顾虑，否则郁结不解、徒恃药石。

（3）日常起居：起居有常，劳逸适度，节制房事，防寒保暖。

（4）适量运动：病情较重者，尽量减少上肢和胸部的负重活动。

要点概括

（一）病因病机

现今多数医家认为，肋软骨炎的发生与正气虚弱、肝气郁结或外伤、感受外邪有关，造成经脉阻隔，痰湿、瘀血壅塞于肝、胆二经，流注于胁肋之间，邪毒结滞不散，气血凝滞，不通则痛。而胁肋部为足厥阴肝经循行流注之处，故其发病与肝脏关系最为密切。

（二）辨证要点

1.辨虚实

本病有虚有实，以实证多见。虚证以阴血亏虚，肝失所养为主；实证以风、寒、湿、热、气滞、痰浊、瘀血为主。虚实间可互相转化，故临床常见为虚实夹杂之证。

2.辨寒热

本病热毒蕴结证多发病突然，表现为患处灼热疼痛，肿块按之灼手，身热，咽干，口渴，心烦，便秘，尿黄，舌红，苔黄，脉数，均为热象；寒瘀凝滞证则多于气候寒冷时发病，表现为患处肤温不高，喜温恶寒，舌淡，苔薄，脉紧，皆为寒象。

（三）证型分类

本病常见证型主要有肝气郁结证、瘀血阻滞证、痰湿凝结证、热毒蕴结证、寒瘀凝滞证及气虚血瘀证。

（四）治疗要点

本病多因情志不舒，久病入络及外伤所致，病机属肝气郁结，瘀阻经络，不通则痛。患者过度劳累则耗伤正气，气虚则行血无力，或因肝气郁结、气机不畅导致瘀血加重而疼痛剧烈，肝土克木，脾虚生痰，痰湿内阻，郁久化热，故本病治疗当以理气散结、健脾祛湿化痰、活血化瘀、通络止痛、清热解毒为治法。

临证备要

（一）辨证和辨病结合

临床上治疗肋软骨炎采用辨病、辨证相结合的方法，可取得较好的效果。如在治疗气虚血瘀证时，可采用补阳还五汤作为主方进行加减，炎症活动期者可加延胡索、白芷、木香、柴胡等具有止痛功效的药物，缓解局部或全身症状；而增生期者，可加郁金、鳖甲等理气散结之品；硬化期者则因骨性隆起部分消退，症状缓解而无须治疗。

（二）中西医结合治疗

由于肋软骨炎至今病因未明，单一治疗的效果往往不尽如人意。西医主要推荐局部或全身用肾上腺糖皮质激素治疗，其存在副作用较大、复发率高的问题；而中医药治疗本病的优势主要体现在治法的多样化（内服、外用、针灸等），通过辨证和辨病相结合，整体调和人体阴阳，改善局部及全身症状，尤其在缓解肋软骨炎症状方面效果明显。中西药合用治疗肋软骨炎可巩固疗效，并减少药物的毒副作用，降低复发率，提高患者的生活质量，具有广阔的前景。

 思考题

（1）肋软骨炎的病因病机有哪些？

（2）肋软骨炎应如何辨证论治？

（3）肋软骨炎的病理变化是怎样的？

第二十三章　雷诺综合征

雷诺综合征是肢端小动脉痉挛引起手或足部一系列皮肤颜色改变的综合征，又称肢端动脉痉挛症，常由情绪激动或受寒等因素诱发。其临床表现为手指或足趾等肢端皮肤呈现对称性"苍白−青紫−潮红−正常"的周期性变化，伴随疼痛和紧绷感，甚则出现指端皮肤浅表性溃疡或局限性坏疽。本病可分为原发性和继发性两大类。原发性雷诺综合征单纯由血管痉挛引起，无潜在疾病，病情轻而稳定；继发性雷诺综合征多伴随其他系统疾病，病情较严重，可出现手指坏疽。本病属中医学"痹证""四肢厥冷"等范畴。

案　例

案例一　**何某，女，64岁，2011年1月初诊。**

主诉：手指皮肤间歇性发作苍白、发紫、怕冷5年。

现病史：患者手指间歇发作苍白、发紫、寒冷、针刺样疼痛、麻木僵硬5年，并逐渐发展至整个手掌，冬天尤甚，下冷水则更加严重。曾在他院诊断为"雷诺综合征"，用酚妥拉明、硝苯地平、双氢麦角碱等西药治疗，未见明显改善。入夏稍减，起初发作时间较短，浸泡温水、揉擦或加快上肢运动十几分钟后可以缓解，后逐渐加重，以至于整天均无缓解之时。自觉手指皮肤变硬如蜡样，常感头晕、头痛、心烦、周身疲倦、面色苍白，睡眠极差，近来双足底亦发麻发冷，舌淡紫，苔白，脉细。

既往史：平素体健，否认其他内科疾病史。

查体：T 36.5℃，P 70次/分，R 15次/分，BP 122/80mmHg。神清，精神萎靡。心肺听诊（−），腹部平软，无明显压痛，肝脾肋下未触及。双手肌力5级，肌肉无萎缩，握拳试验、冷水试验均为阳性。

（一）案例分析

（1）患者以手指皮肤间歇性发作苍白、发紫、寒冷、针刺样疼痛为典型症状。

（2）患者手指皮肤苍白、发紫、疼痛的症状在冬季寒冷时节易发，下冷水则更加严重，符合雷诺综合征的临床表现。

（3）主症分析：本案患者以手指皮肤苍白、发紫、疼痛为主症，当辨为痹证（脉痹）之血虚寒凝证，这也是本病最常见的证型。脉痹以血脉瘀阻为基本病理特征，常伴有局部肢体肿胀、疼痛，皮色暗或苍白，皮肤温度降低，脉搏微弱等特点。

（4）证型分析：患者女性，年已六旬，阴分不足，阴血亏耗，不能荣养四肢，而见手指皮肤间歇发作苍白、发紫、寒冷，伴麻木感，双足底寒冷、麻木；寒邪乘虚侵袭肢体、经络、关节，痹阻气血运行，寒凝血瘀，故见皮肤发紫，伴针刺样疼痛；舌淡紫、苔白、脉细为血虚寒凝之象。

（5）立法处方：本案患者为血虚寒凝所致之痹证，治当温阳散寒，养血通脉，方用当归四逆汤加减。

处方：当归12g，桂枝、芍药、附子、水蛭各9g，鸡血藤15g，黄芪30g，细辛、通草各3g，丹参12g，甘草6g，大枣8枚，黄芪30g。

方解：患者阳虚血少，易受寒邪侵袭，故一遇寒凉则手指冰冷、苍白、麻木、疼痛等，所以选用《伤寒论》的当归四逆汤加味治疗，以温阳益气祛寒，养血通脉行痹。另加附子以温阳散寒，温通十二经；水蛭、丹参活血祛瘀；鸡血藤养血活血，以改善末梢循环；甘草、大枣缓和药性。诸药合用，有刚柔并济之妙，故疗效满意。

（二）疾病分析

1.病因病机

雷诺综合征属于中医学的"痹证""血痹""脉痹""四肢厥冷"，晚期属于"脱疽"等范畴。从《黄帝内经》开始就有对痹证的描述，《内经博义》将痹证描述为："痹……痛者寒气多也，其不痛不仁者，痛久入深，营卫行涩，经络时疏，则血气衰少，而滞逆亦少，故不痛，不荣，血气不至，故不仁。"《金匮要略》记载："血痹阴阳俱微，寸口关上微，尺中小紧，外证身体不仁，如风痹状。"巢元方在《诸病源候论》中曰："体虚邪入阴经，故也，血为阴，邪入血而痹，故为血痹。"本病发病多由素体脾肾阳虚，阴寒内生；或由于寒湿之邪外袭，寒凝血脉，阳气不能通达四肢；或由于血虚，不能荣养四肢；或由于情志不畅，肝失疏泄，致使气机失常，气血不调，营卫不和。其临床又常兼夹复合为患，而见气滞、血瘀、寒凝、阳虚、血虚等多种病机。本案患者素体阳气不足，血气衰少，复又感受寒邪，故其病机为阳虚血少，阴寒凝滞。

2.疾病症状

本病多因情绪激动或寒冷刺激而发作，发作时手指皮色出现"发白-青紫-潮红-正常"的周期性变化，同时可伴有手指发凉、疼痛、麻木、感觉异常等症状及体征，遇冷加重，遇暖缓解，常对称性发病，继发性疾病诊断明确，指（趾）端无破馈、坏死。

3.辅助检查

（1）冷水激发试验：将双手浸泡在4℃左右的冷水中1分钟，若出现典型的指（趾）端"苍白-青紫-潮红-正常"的颜色变化，则为冷水激发试验阳性，此试验的诱发率为75%左右。

（2）握拳试验：两手紧握拳1分钟后，在弯曲状态下松开手指，若出现典型的指端"苍白—青紫—潮红—正常"的颜色变化，则为阳性。

4.转归

本病起病缓慢，随病程延长病情逐渐加重，常从指尖开始，以后波及整个手指，甚至手掌。个别严重者，发作可呈持续状态，间歇期几乎消失，局部组织营养性变化，如皮肤萎缩或增厚、指甲呈纵向弯曲畸形、指垫消瘦、指尖溃疡等。本案患者病程已5年，受寒冷刺激后发作，出现手指苍白、发紫、寒冷、针刺样疼痛、麻木僵硬，已发展至整个手掌，冬天尤甚，下冷水则更加严重。其出现的手指皮肤变硬如蜡样为局部组织营养缺乏所致。

案例二　王某，女，56岁，2015年12月5日就诊。

主诉：左手中、示指遇寒发作性苍白、青紫、疼痛1年。

现病史：患者1年前无明显诱因出现左手中、示两指发凉，遇寒皮色变苍白，继而青紫，伴疼痛，得暖后缓解，冬季发作频繁，天气转暖后症状自然缓解。因未影响日常家务活动，故未进行正规治疗，疼痛剧烈时自行口服消炎止痛片止痛。今年入冬以来，自觉病情较前加重，左手中、示指疼痛难忍，入夜尤甚，患指变白、变紫时间延长，次数频繁，需终日佩戴棉手套，症状亦不能完全缓解，口服止痛片效果不佳，且指尖部出现溃疡，伴头晕、乏力、纳差，舌暗红，苔白腻，脉沉细，严重影响家务劳动，遂来医院就诊。

既往史：平素体健，否认其他内科疾病史。

查体：T 36.4℃，P 78次/分，R 16次/分，BP 108/72mmHg。神志清，面色萎黄，表情痛苦。心肺听诊（-），腹部平软，无明显压痛，肝脾肋下未触及。双手肌力5级。左手中、示指明显紫暗肿胀，指腹顶端有直径约0.3cm的溃疡面。患指肤温低、有压痛，手指温度恢复时间测定示患指2~3分钟复温。

辅助检查：血沉、抗"O"试验及类风湿因子均正常。

（一）案例分析

（1）患者以"左手中、示指遇寒发作性苍白、青紫、疼痛1年"为主诉。

（2）患者病程1年，病情以冬季为甚，以手指皮肤发作性苍白、青紫、疼痛为特征，否认其他免疫病史，符合原发性雷诺综合征的诊断。

（3）主症分析：本案患者以手指皮肤苍白、青紫、疼痛为主症，以冬季为甚，现疼痛明显，夜间为甚，指尖部出现溃疡，当辨为痹证（脉痹）之气血亏虚、寒凝血瘀证。脉痹需与皮痹鉴别。皮痹可见皮色淡紫，甚至指端逆冷、发绀等症，与脉痹有相同之处，但皮痹起病即有皮肤不仁、板硬等皮肤受病的症状，进一步发展可出现皮肤硬化、脏腑受累等症状，与脉痹有所不同。

（4）证型分析：患者年过五旬，肝肾不足，气血亏虚，故见面色萎黄、头晕乏力；四肢为诸阳之末，易受寒气所袭，气血不足，表阳不固，寒邪痹阻，阳气不能通达四肢，故出现患指发冷、变白、变紫；寒凝血瘀，不通则痛，故见患指疼痛；气血亏虚不能润养四肢，则出现患指尖部溃疡；舌暗红、苔白腻、脉沉细为寒凝血瘀之象。

（5）立法处方：本案患者当属气血亏虚，寒凝血瘀，治宜益气养血，温阳散寒，活血通络，方予黄芪桂枝五物汤加味。

处方: 黄芪30g, 桂枝10g, 当归10g, 赤芍10g, 白芍10g, 生姜6g, 大枣4枚, 乳香10g, 没药10g, 红花6g, 钩藤(后下)30g。

方解: 黄芪甘温益气, 补在表之卫气。桂枝散风寒而温经通痹, 与黄芪配伍, 益气温阳, 和血通经。桂枝得黄芪益气而振奋卫阳, 黄芪得桂枝, 固表而不致留邪。赤、白芍同用, 白芍养血和营而通血痹, 与桂枝合用, 调营卫而和表里, 赤芍凉血散瘀。生姜辛温, 疏散风邪, 以助桂枝之力; 大枣甘温, 养血益气, 以资黄芪、芍药之功, 与生姜为伍, 又能和营卫, 调诸药。当归养血活血, 配伍乳香、没药破血除痹, 少佐红花, 取其活血生血、祛瘀生新之意。钩藤平肝息风定惊, 根据现代药理研究, 钩藤有镇静、抗惊厥的作用, 还可抗血小板聚集、抗血栓形成, 从而减轻血管痉挛, 改善血管炎。

(二)疾病分析

1.病因病机

本案患者年过半百, 平素由于饮食不节、劳倦或思虑过度, 损伤脾胃, 脾失健运, 则气血生化乏源, 气血不足, 卫外不固, 寒邪乘虚侵袭肢体经络, 寒性收引而凝滞, 痹阻经脉, 气血运行不畅而为瘀。正如《素问·举痛论》所言: "寒气入经而稽迟, 泣而不行。"清代王清任的《血证论》曰: "元气既虚, 必不能达于血管, 血管无气, 必停留而瘀。"同时, "气为血之帅, 血为气之母", 瘀血阻滞脉中, 血行不畅, 可进一步引起气机阻滞, 不通则痛。

2.疾病症状

患者以左手中、示两指发凉, 遇寒皮色变苍白, 继而青紫, 伴疼痛, 得暖后缓解为特征, 单侧发病, 临床较为少见; 伴有指尖部溃疡, 提示病情较重。出现指尖溃疡者多由于局部组织缺血、缺氧长期存在所引起, 多伴有局部手指皮肤萎缩或增厚、指垫消失等。

3.辅助检查

手指温度恢复时间测定: 患者坐在室温(24±2)℃的房间内20~30分钟, 用热敏电阻探头测定手指温度后, 将手浸入冰块和水的混合液中20秒, 予以擦干, 然后再每分钟测量手指温度一次, 直至温度恢复到原来水平, 正常人手指温度恢复时间在15分钟内, 而大多数雷诺综合征患者超过20分钟。本试验对轻症患者可有正常的恢复时间。本方法是用来评估手指血流情况的简易方法, 也是评估治疗效果和确立诊断的客观依据。

4.转归

患者气血不足, 寒凝血瘀, 反复发作或持续发作, 日久病情逐渐加重, 肢体失于阳气温煦, 或失于气血濡养, 患处局部组织发生营养障碍, 可出现皮肤干燥脱屑、指甲畸形、四肢厥冷等, 并伴有严重疼痛, 影响日常生活。

> **案例三** 范某, 女, 62岁, 2015年3月初诊。

主诉: 双手指端疼痛、麻木伴苍白、发紫2年。

现病史: 患者2年前无明显诱因出现双手指疼痛、麻木, 继而出现指端冰凉、屈伸不利, 因寒冷刺激及情绪影响时加重。在当地医院诊断为雷诺综合征, 间断经中西医治疗，效果不佳。刻下症见双上肢疼痛麻木，伴手指指端冰凉，手指皮肤苍白、指尖发紫，情绪激动，精神紧张，烦躁失眠，口干口苦，口渴不欲饮水，纳差，胸闷，入睡难，大便干结，小便黄，舌红，苔黄厚腻，脉沉数。

既往史：平素体健，否认其他内科疾病史。

查体：T 36.8℃，P 68次/分，R 15次/分，BP 128/76mmHg。神志清，面色红。心肺听诊（−），双手肌力5级。双侧示指、中指、无名指、小指均活动轻微受限。患指肤温低，有压痛，冷水激发试验（+）。

辅助检查：血尿常规、CRP、RF、ENA均未见异常，ANA（+），ESR 15mm/h，肝肾功能、电解质均正常。

（一）案例分析

（1）患者以"双手指端疼痛、麻木伴苍白、发紫2年"为主诉。

（2）患者平素情绪易于焦虑紧张，常有失眠，属于中医学情志失调范畴。情志与本病的发生有密切联系，外界各种情志刺激均可诱发或加重本病，而以郁怒最为多见。

（3）患者为典型的对称性双侧手指受累，结合实验室检查，可排除其他风湿病的分类标准，符合雷诺综合征的临床诊断。

（4）主症分析：患者双手指疼痛、麻木，伴手指指端冰凉，手指皮肤苍白、指尖发紫，当属中医学"脉痹"范畴。脉痹需与寒湿痹相鉴别，两者均有四肢不温，伴有疼痛、遇寒痛增、得热痛减的表现，但寒湿痹以肢体关节疼痛为主症，痛势较剧，病机属寒湿痹阻经脉，不通则痛；而脉痹以手指皮肤苍白、发紫、麻木为主症，病机为寒邪痹阻血脉，血脉不利。

（5）证型分析：患者双手指端疼痛、麻木，伴苍白、发紫，遇寒冷刺激、精神紧张、情绪激动时加重，与情绪关系密切，病机属肝失疏泄，肝阳失展，气血不能外达四肢，四肢失于濡养，血脉不利，瘀血阻络。患者伴有胸闷、纳差、口干不欲饮水，为痰湿阻于中焦，中焦气机不利，痰浊阻滞；痰浊内阻日久，蕴而化热，上扰心神，故见烦躁失眠，苔黄厚腻。

（6）立法处方：本案患者证属肝失疏泄，阳气不达，痰瘀内结，痰热扰心，方以柴芩温胆汤加减。

处方：柴胡10g，黄芩10g，法半夏10g，茯苓30g，陈皮6g，枳实15g，竹茹10g，鸡血藤30g，夜交藤30g，酸枣仁30g，桃仁10g，红花10g，土鳖虫10g，瓜蒌皮15g，瓜蒌仁15g。

方解：柴芩温胆汤为温胆汤加柴胡、黄芩而成，方中柴胡与黄芩配伍，疏肝解郁，升发肝之阳气，清化痰热；半夏燥湿化痰，降逆和胃，配伍竹茹清化热痰，除烦止呕；治痰当理气，气顺则痰消，枳实苦辛微寒，破气消痰，使痰随气下，以通痞塞；枳实与半夏相配，则气顺痰消，气滞得畅，胆胃得和；陈皮辛苦而温，燥湿化痰；茯苓健脾渗湿，以调生痰之源，且有宁心安神之效；鸡血藤、桃仁、红花、土鳖虫活血通络；夜交藤、酸枣仁宁心安神；瓜蒌皮、瓜蒌仁宽胸理气，清热涤痰，润肠通便。

（二）疾病分析

1.病因病机

本病病机较为复杂，患者情志失调，肝失疏泄，肝阳失展，阳气不达，四肢失于温煦；气血不能外达四肢，四肢失于濡养；肝失疏泄，血脉不利，瘀血阻络；木郁不达，横犯脾土，脾运失健，则痰湿内生；痰浊阻于胸中，久蕴化热，可上扰心神。日久痰瘀互结，交结难化，痹阻气血经脉，病症可进一步加重。

2.疾病症状

本案患者症状常因寒冷刺激及情绪影响加重，平素情绪易于激动，精神紧张，烦躁失眠，提示情志刺激是本病发生的重要病因之一。本病女性多见，男女比例为1∶10，其发病可能与中枢神经功能失调、神经内分泌等因素相关。本病典型临床症状有发作由寒冷或情绪刺激所诱发，两侧对称性发作，无坏死或只有很小的指（趾）端皮肤坏死。

3.转归

本病延至后期，瘀久酿热成毒，渐至指、趾端发热、发红、肿胀疼痛，局部指（趾）端皮肤坏死，甚至坏疽等热毒血瘀证，热毒上攻于心脑，出现高热、昏迷等严重情况，病情深重。

其他疗法

（一）中成药

（1）复方丹参片：活血化瘀，理气止痛。口服，每次3片（1片相当于饮片0.6g），每日3次。主治气滞血瘀所致本病。

（2）人参鹿茸丸：温肾阳，益精血，益气补血。口服，每次1丸，每日1~2次。主治肾精不足、气血两亏所致本病。

（3）寒湿痹冲剂：祛寒除湿，温经通络。开水冲服，每次5g，每日3次。主治阳虚寒凝、寒湿痹阻所致本病。

（4）血塞通胶囊：活血祛瘀，通脉活络。口服，每次2粒（每粒50mg），每日3次。主治血脉瘀阻所致本病。

（二）外治法

（1）本病无溃疡和坏疽者，可用中药熏洗患肢，主要是借助水的温热及药物本身的功效，作用于患肢，改善血液循环，加速肌肤代谢，消除或减轻局部症状。其常用药物有透骨草、川楝子、姜黄、红花、花椒壳、艾叶等，水煎取药液外熏洗患肢，具有活血止痛、散寒通络的作用。

（2）本病已有溃疡和坏疽者，则需注意清创换药，1~2天换药1次。还可用生肌玉红膏（久不收口者）、养阴生肌散、如意金黄散等配合外用。

（三）针灸疗法

1.针刺疗法

取穴：①合谷、八邪、手三里、外关、八风、三阴交、足三里、绝骨；②中脘、关元、脾俞、肾俞。两组穴位轮换，温针治疗。隔日1次，30次为1个疗程。

2.灸法

取穴：①大椎、至阳、命门、上脘、中脘；②足三里、膈俞、脾俞、胃俞、肾俞。每次①组穴位选灸2穴，②组穴位选灸1穴。隔日1次，每次灸7~9壮。

3.药物穴位注射疗法

上肢取曲池、尺泽、外关、内关，下肢取足三里、三阴交、绝骨、血海。药物选用丹参注射液2ml。治疗时取患肢2个穴位，轮流注射，每日1次，30次为1个疗程。

（四）西医治疗

1.一般治疗

大多数原发性雷诺综合征仅有轻度发作，一般不予特殊治疗。劝慰患者使之消除顾虑，避免精神刺激，注意全身保暖，特别是手足不要受冻。吸烟者应戒烟。对精神过分紧张和有失眠等神经衰弱的患者，可予地西泮、谷维素和脑灵素等调整中枢神经功能的药物治疗。

2.药物治疗

目的是解除动脉痉挛，缓解症状。

（1）抗交感神经药：利血平0.02mg/（kg·d），每日3次；呱乙啶，开始0.2mg/（kg·d），分1~2次，以后每周递增，控制症状后以该剂量维持，极量为1.6mg/（kg·d）；甲基多巴10mg/（kg·d），每日2~3次，以后根据病情每两日调整一次剂量，极量为65mg/（kg·d）。

（2）β受体阻滞剂：哌唑嗪，开始每次0.01mg/kg，每日3~4次，逐渐增至0.02~0.04mg/kg，每日3~4次；酚妥拉明0.2~0.3mg/（kg·d），静脉滴注，每日1次；妥拉苏明0.1~0.3mg/（kg·d），口服，每日3~4次，亦可肌内注射或皮下注射。

（3）钙通道阻滞剂：硝苯地平，每次0.1~0.2mg/kg，口服，每日3次。

（4）血管紧张素转化酶抑制剂：卡托普利，开始每次0.25mg/kg，口服，可逐步增至1mg/kg，每日3次；依那普利0.05~0.2mg/（kg·d）。

（5）前列腺素：前列腺素E_1 0.02~0.04μg/（kg·min），静脉滴注，每日1次；伊洛前列素1~2ng/（kg·min），静脉滴注，每日1次。

（五）食疗

附片羊肉汤：取羊肉500 g，附片15 g，生姜、葱、化猪油、黄酒和精盐各适量。羊肉刮洗干净，整块随冷水下锅，煮至半熟，捞出、切成小块。附片、生姜等上述调料同放入砂锅中，加水600ml，煮沸后撇去浮沫，小火炖至羊肉酥烂。去附片、姜、葱，调入胡椒粉和味精。趁热分1~2次食肉喝汤。适用于阳虚寒凝证者。

预防调护

（一）预防

（1）日常生活中可饮少量酒，具有通经活络的功效。

（2）吸烟者应戒烟，避免吸烟，以免尼古丁对血管收缩的刺激作用。

（3）有系统性红斑狼疮、皮肌炎、混合性结缔组织病等自身免疫病患者，尤应注意全身及四肢局部保暖、稳定情绪，同时注意控制原发病，以免调摄不当，继发本病。

（二）护理

（1）注意保暖：雷诺综合征与寒冷刺激相关，故应注意保持全身及四肢局部温暖，保持病室温度在22~23℃之间；尽量避免暴露于寒气中、接触冷水；冬季外出应佩戴手套，少食冰冷食物。

（2）稳定情绪：雷诺综合征是血管对情绪压力等刺激出现的过度反应，与精神情志因素相关，因此要调节好工作与休息，不要过度疲劳，训练自身心理素质，避免情绪激动，移情易性，避免情绪刺激和其他精神因素的干扰。

（3）注意手足部保护，避免外伤，因轻微损伤容易引起指尖溃疡或其他营养性病变。

（4）观察患者指（趾）端皮肤血液循环状况，当出现颜色苍白、疼痛及麻木等症状时，可予温水浸泡，加强按摩。

（5）患者局部发生溃疡或坏疽时，注意皮肤的清洁，必要时配合药物熏洗和外敷。避免患肢下垂及活动过久。若兼见发热、恶寒、身痛等全身症状时，应立即送往医院就诊。

要点概括

（一）病因病机

本病多因感受寒邪，阳气被遏，不达四肢，日久血脉瘀阻，气血不畅，甚则经气不通；或因情志不遂，肝郁气滞，经脉瘀阻；或因禀赋不足，素体阳虚，无以温养四肢所致。其病理性质有虚实之分，实者主要责之于气滞、寒凝、血瘀，虚者主要责之于气虚、阳虚。后期邪气久郁化热，可见到瘀血热毒并见之象。

（二）辨证要点

1.辨虚实

本病早期多以邪实为主，临床常见气滞、寒凝、血瘀为患；日久以虚为主，多为气虚、血虚、阳虚。

2.辨寒热

本病以寒者为多，但又有实寒、虚寒之异；后期可见热毒，多为气滞血瘀日久酿生之热毒。

（三）证型分类

本病常见证型有血虚寒凝证，阳虚寒凝证，气虚血瘀证，气血亏虚、四肢不荣证，瘀血毒热证。血虚寒凝证、阳虚寒凝证常见于疾病早期；气虚血瘀证常见于疾病中期；气血亏虚、四末不荣证，瘀血毒热证常见于疾病后期。

（四）治疗要点

综观本病的发生发展过程及临床表现，本病初期以寒为主，当以温经散寒为先；中期以瘀为主，当以血通络为要；后期以虚为主，当益气养血，温补脾肾；兼夹热毒、血瘀者，又当清热凉血，化瘀通络。本病病程较长，特别是中后期表现为虚实夹杂之证，应分清主次，标本缓急，辨证施治，各个阶段都应重视血脉瘀阻，重视活血化瘀的应用。

临证备要

（一）酌情选用虫类药物

虫类药物具有活血破血、逐瘀攻坚、消肿散结、搜风通络之功效，在治疗本病过程中，若运用得当，常可取得很好的疗效，非植物类药所能及，如地龙、蜈蚣、全蝎、水蛭、壁虎、乌梢蛇等。但因虫类药大多具有一定毒性，其性猛悍，临证时不能盲目使用，必须严格掌握其用量，遵法炮制，最大限度减少副作用。同时，在应用虫类药过程中，要注意顾护胃气，以防攻伐太过，损伤正气。

（二）治疗中应注意温通法与其他治法的配伍运用

"血得温则行，得寒则凝"，本病血脉滞涩，多与阳虚或寒凝有关。在本病治疗过程中，温通法应贯穿始终，常选用制附子、制川乌、制草乌、炙桂枝等，临证可与其他药物配伍使用。

（1）配伍补气药：气为血帅，气行则血行，配伍黄芪、人参等药物，温阳与补气相得益彰，可以起到温阳益气之功。

（2）配伍温补脾肾药：肾阳为一身阳气之根本，阳虚则生内寒，同气相求，易感寒邪；寒为阴邪，易伤阳气，而致脾肾阳虚更甚。故温通的同时配伍温补脾肾药物，从本而治显得尤为重要，可选用菟丝子、鹿角胶、巴戟天、淫羊藿、杜仲等。

（3）配伍活血化瘀药：温通之法仅可开动血行，然脉内痼结之瘀血需要活血药物方能使血行不滞，故无论寒证、热证，均可配伍活血药物。若寒凝血瘀，则选用红花、姜黄、鸡血藤等；若瘀郁化热，热毒偏盛，可选用丹参、赤芍、凌霄花等。

思考题

（1）雷诺综合征属于脉痹范畴，脉痹与皮痹临床表现有何不同？

（2）雷诺综合征的病因病机主要包括哪些内容？

（3）临床治疗雷诺综合征为何要重视虫类药物的应用？

第二十四章　纤维肌痛综合征

纤维肌痛综合征以全身广泛性肌肉疼痛和触痛、睡眠障碍、晨僵以及疲劳为特征。其发病可能与神经代谢、内分泌异常及免疫紊乱等原因有关，主要影响30~60岁人群，其中80%~90%为女性患者。本病的慢性疼痛和疲劳感，可严重影响患者的生活质量和身心健康，导致劳动能力下降。根据其周身酸痛、夜寐不安、醒后疲乏、情志抑郁的表现，中医多归于"痹证""郁证""失眠"等范畴。

案　例

案例一　王某，女，38岁，工人，2008年9月就诊。

主诉：周身疼痛伴失眠1年余。

现病史：患者1年多前无明显诱因出现周身疼痛伴失眠，曾在当地医院诊断为纤维肌痛综合征，服用阿米替林、泼尼松、布洛芬等西药治疗，初期症状好转，继服疼痛又较明显。刻下症见周身疼痛，以肩臂、胸、腿部为著，有多个固定压痛点，疼痛影响生活，头昏，失眠，烦躁焦虑，记忆力减退，纳谷乏味，大便每日1~3次，或干或稀，苔薄微黄，舌有小紫点，脉细。

既往史：平素体健，否认其他内科疾病史。

查体：T 37.3℃，P 82次/分，R 24次/分，BP 135/80mmHg。神清，精神欠振。心肺听诊（-），腹部平软，无明显压痛，肝脾肋下未触及。周身疼痛，以肩臂、胸、腿部明显，有多个固定压痛点。四肢肌力、肌张力正常，病理反射未引出。

辅助检查：血沉22mm/h，免疫八项正常，抗核抗体谱均阴性。

（一）案例分析

（1）患者以周身疼痛伴失眠为典型症状。

（2）患者周身疼痛，以肩臂、胸、腿部为著，有多个固定压痛点，疼痛影响生活，头昏，失眠，烦躁焦虑，记忆力减退，符合纤维肌痛综合征的诊断。

（3）主症分析：本案患者以周身疼痛伴失眠为主症，当辨为痹证之气血郁滞、风湿痹阻证。该患者虽有肢体疼痛、活动不利的表现，但不同于痿证，其活动不利是由于全身疼痛，不敢行动所致的，以局部关节病变部位因风湿痹阻，气血不畅而产生关节肌肉疼痛、屈伸不利等症为特点。而痿证一般无肢体关节疼痛，以肢体痿软无力或伴肌肉萎缩为主要表现，病变部位可见于一侧或两侧，或上肢或下肢，或四肢同时发病。两者在病机和治疗方面均不相同，故本案患者诊断当属痹证。

（4）证型分析：患者临床表现为肌肉、关节、骨骼多处疼痛僵硬，广泛压痛，睡眠障碍，疲劳压抑等，较严重影响患者身心健康。本病多与情志因素有关，气机郁滞，气滞血瘀，气血运行不畅，不通则痛；风湿之邪痹阻日久，留于肢体、经脉、筋骨之间，致周身疼痛，气血郁滞，心神失养，故头昏、失眠、烦躁焦虑、记忆力减退；肝气乘脾，脾胃运化失司，故纳谷乏味、大便每日1~3次，或干或稀；苔薄微黄、舌有小紫点、脉细亦为气血郁滞、风湿痹阻之象。

（5）立法处方：本案患者当属痹证之气血郁滞、风湿痹阻证，治拟疏调气血，祛风散湿，宁心安神，和络止痛，方予消纤痛方加减。

处方：炒酸枣仁30g，延胡索20g，徐长卿30g，汉防己15g，白芍30g，甘草6g。

方解：消纤痛方为全国名老中医金实教授的经验方，本方以酸枣仁养阴宁心安神，为君；防己祛风除湿、利水止痛，徐长卿祛风活血止痛，为臣；佐以延胡索活血行气止痛，白芍柔肝缓急止痛。全方共奏祛风通络、宁心安神、宣痹止痛之功。

（二）疾病分析

1.病因病机

纤维肌痛综合征多由情志内伤，神明受扰，气血失调，营卫失和所致，是其内因，而外邪侵袭为发病的重要条件。内外合邪致气血郁滞，邪壅经络，痛久入络，瘀血痹阻。金实教授认为纤维肌痛综合征的病因为内伤七情，外感风、寒、湿邪；内邪伤于心神，外邪阻于经络是其病机关键；心神不宁、络脉痹阻为其主要表现。

2.疾病症状

本案患者多与情志因素有关，气机郁滞，气血运行不畅，不通则痛；风湿之邪痹阻日久，留于肢体、经脉、筋骨之间，致周身疼痛，气血郁滞，心神失养，故见头昏、失眠、烦躁焦虑、记忆力减退；肝气乘脾，脾胃运化失司，故见纳谷乏味，大便每日1~3次，或干或稀。

3.转归

本病发病与神经、内分泌、免疫系统紊乱相关，病程迁延反复，治疗必须耐心持久，收效后还要巩固半年以上，不可骤然停药。

案例二 梁某，女，38岁，教师，2010年5月就诊。

主诉：周身疼痛6月余。

现病史：患者半年前因周身疼痛在南京、上海多所医院求治，诊断为"纤维肌痛综合征"，服用阿米替林、布洛芬、泼尼松及中药治疗，症状略有好转，但停药后疼痛如前。查血常规、肝功能、肾功能、类风湿因子、C反应蛋白及多项自身免疫抗体检测均无明显异常，血沉26mm/h。刻下症见周身肌肉酸痛，天气变化及情绪波动时加重，痛处以腰背肩部为主，触按痛甚，夜寐不安，常因翻身疼痛而难以安眠，时有抑郁焦虑，易疲劳，食纳欠香，舌苔薄白，舌有红点，脉细小数。

既往史：否认其他内科疾病史。

查体：T 36.5℃，P 80次/分，R 21次/分，BP 130/80mmHg。神清，精神萎靡，面色少华。心肺听诊（－），腹部平软，无明显压痛，肝脾肋下未触及。四肢肌肉固定点压痛，活动尚可。四肢肌力、肌张力正常，病理反射未引出。

辅助检查：血沉26mm/h，血常规、肝功能、肾功能、类风湿因子、C反应蛋白及多项自身免疫抗体检测均未见明显异常。

（一）案例分析

（1）患者以"周身疼痛6月余"为主诉。

（2）患者周身肌肉酸痛半年余，天气变化及情绪波动时加重，痛处以腰背肩部为主，触按痛甚，夜寐不安，常因翻身疼痛而难以安眠，时有抑郁焦虑，符合纤维肌痛综合征的诊断。

（3）主症分析：本案患者周身疼痛主症，肌肉酸痛、酸楚重着，当辨为痹证之肝郁络痹、阴血不足证。患者情志抑郁，心肝失养，故情绪波动时加重，时有抑郁焦虑；络脉痹阻，故周身肌肉酸痛。

（4）证型分析：患者情志怫郁，心肝不宁，外邪乘袭，络脉痹阻，病久阴血受损，心肝失养，情志抑郁，故情绪波动时加重，时有抑郁焦虑；络脉痹阻，故周身肌肉酸痛，痛处以腰背肩部为主，触按痛甚，夜寐不安，常因翻身疼痛而难以安眠，心肝失养，气血不足，故易于疲劳、食纳欠香；舌苔薄白、有红点、脉细小数均为肝郁络痹、阴血不足之象。

（5）立法处方：本案患者当属肝郁络痹、阴血不足之证，治宜养心柔肝，祛邪通络，方予消纤痛方加减。

处方：炒酸枣仁30g，延胡索20g，徐长卿20g，防己15g，白芍30g，甘草10g。

方解：本方为全国名老中医金实教授的经验用方，方中以酸枣仁养阴宁心安神，为君；配防己祛风除湿、利水止痛，徐长卿祛风活血止痛，为臣；佐以延胡索活血行气止痛，白芍柔肝缓急止痛。全方共奏祛风通络、宁心安神、宣痹止痛之功。

（二）疾病分析

1.病因病机

本病病因为情志内伤，风、寒、湿邪乘袭，主要病机为心神不宁，经络气血郁滞。情志内伤，神明受扰，气血失调，营卫失和，是其内因，而外邪侵袭为其发病的重要条件。内外合邪致气血郁滞，邪壅经络，痛久入络，瘀血痹阻。金实教授认为纤维肌痛综合征的病因为内伤七情，外感风、寒、湿邪；内邪伤于心神，外邪阻于经络是其病机关键；心神不宁、络脉痹阻为其主要表现。

2.疾病症状

本案患者周身疼痛，肌肉酸痛，酸楚重着，为络脉痹阻之证。情志怫郁，心肝不宁，故情绪波动时加重，时有抑郁焦虑；肝郁气滞，络脉痹阻，故周身肌肉酸痛，痛处以腰背肩部为主，触按痛甚，夜寐不安，常因翻身疼痛而难以安眠；心肝失养，气血不足，故易于疲劳，食纳欠香。

3.转归

纤维肌痛综合征若治疗及时，痛痹得消，预后良好。本病由于内外之郁，导致气血郁结，脉络痹阻，由郁致痹，痹痛苦楚，使情绪抑郁、愁郁留连，痹久郁深，乃互为因果。郁久痹深，瘀结经脉，致使痛点固定，触按痛甚，病情迁延难愈。

案例三 **任某，女，47岁，工人，2012年10月就诊。**

主诉：全身疼痛伴不寐1年。

现病史：患者近1年来全身疼痛伴不寐，周身疼痛，以肩臂、腰、腿部为著，有多个固定压痛点，压之痛甚，周身疼痛影响生活，失眠，烦躁焦虑，记忆力减退，纳谷不香，大便或干或稀，苔薄微黄，舌紫暗，脉细数。

既往史：否认其他内科疾病史。

查体：T 36.5℃，P 78次/分，R 20次/分，BP 120/70mmHg。神清，精神萎靡，面色无华。心肺听诊（−），腹部平软，无明显压痛，肝脾肋下未触及。全身多个固定压痛点，压之痛甚，四肢肌力、肌张力正常，病理反射未引出，双下肢未见凹陷性水肿。

辅助检查：血沉20mm/h，血常规、肝肾功能、类风湿因子、C反应蛋白及多项自身免疫抗体检测均阴性。

（一）案例分析

（1）患者以"全身疼痛伴不寐1年"为主诉。

（2）患者全身疼痛伴不寐，周身疼痛，以肩臂、腰、腿部为著，有多个固定压痛点，压之痛甚，周身疼痛影响生活，失眠，烦躁焦虑，符合纤维肌痛综合征的诊断。

（3）主症分析：纤维肌痛综合征之临床表现及病理机制以七情内伤为主。因情志不遂，忧郁伤神，神明受扰，复加外感风寒湿邪或扭挫劳损，痹阻经络，致气血郁滞，不通则痛，故发周身疼痛不适，辨证时切不可被繁杂的症状干扰而失去中心，必须重点把握郁、痹的主症特点。

（4）证型分析：患者情志怫郁，心肝失养，外邪乘袭，络脉痹阻，病久阴血受损，阳不入阴，阴阳不交，故失眠、烦躁焦虑、记忆力减退。络脉痹阻，故周身肌肉酸痛，以肩臂、腰、腿部为著，有多个固定压痛点，压之痛甚，周身疼痛影响生活，失眠，烦躁焦虑；心肝失养，气血不足，故易于疲劳，食纳欠香；苔薄微黄、舌紫暗、脉细数均为肝郁络痹、阴阳不调之象。

（5）立法处方：本案患者属肝郁络痹、阴阳不调之证，治宜疏肝解郁，通络止痛，调和阴阳，方以消纤痛方加减。

处方：炒酸枣仁30g，延胡索20g，徐长卿20g，防己15g，白芍30g，全蝎6g，甘草10g。

方解：本方以酸枣仁养阴宁心安神，为君；配防己祛风除湿、利水止痛，徐长卿祛风活血止痛，为臣；佐以延胡索活血行气止痛，白芍柔肝缓急止痛，全蝎通络止痛；全方共奏祛风通络、宁心安神、宣痹止痛之功。

（二）疾病分析

1.病因病机

本病病因为情志内伤，风、寒、湿邪乘袭。患者多因所欲不遂或生活劳倦、旧疾苦楚迁延难去等，愁苦忧思，伤于七情。情志不遂，忧郁伤神，心失所养，神失所藏，故见少寐多梦、焦虑不宁、抑郁寡言；情志失调，肝气郁结，气机不畅，血行受阻，不能周流灌注全身，故见周身多处酸痛、触痛，肢乏倦怠。此外，情志内伤，气血失和，致营阴不能正常入于脉内，以调和五脏六腑，卫气不能与之相谐，以致营卫失和，腠理不密，为外邪入侵创造了条件。本病的主要病机为心神不宁，经络气血郁滞。患者内伤于七情，导致气机郁结，血行涩滞；或外感六淫，痹阻经络，致气血郁滞不畅。

2.疾病症状

本案患者周身疼痛，肌肉酸痛，酸楚重着，为络脉痹阻之证。情志怫郁，心肝不宁，故情绪波动时加重，时有抑郁焦虑；肝郁气滞，络脉痹阻，故周身肌肉酸痛，痛处以腰背肩部为主，触按痛甚，夜寐不安，常因翻身疼痛而难以安眠；心肝失养，气血不足，故易于疲劳，食纳欠香。

3.转归

本病由于内外之郁，导致气血郁结，脉络痹阻，由郁致痹，痹痛苦楚，使情绪抑郁，愁郁留连，痹久郁深，乃互为因果。郁久痹深，瘀结经脉，致使痛点固定，触按痛甚，病情迁延难愈。

其他疗法

（一）中成药

（1）正清风痛宁：祛风除湿，活血通络，消肿止痛。每次2~3片，每日3次。孕妇或哺乳期妇女、既往有药物过敏史者慎用。适用于纤维肌痛综合征。

（2）白芍总甙胶囊：养血敛阴，柔肝止痛。每次2~3粒，每日3次。副作用可见轻度的消化道症状，停药后可消除。主治纤维肌痛综合征。

（3）通痹片：调补气血，祛风胜湿，活血通络，消肿止痛。每次2~3片，每日3次。孕妇忌服，肝肾功能损害者、严重高血压患者慎服。主治纤维肌痛综合征。

（二）外治法

（1）经电致孔法：透皮给正清风痛宁2ml，隔日1次，10次1个疗程。

（2）中药熏蒸：药方为《医宗金鉴》中的海桐皮汤加减。

（三）针灸疗法

一般寒湿证宜针灸并用，湿热证则宜针不宜灸，病久阳虚者以灸为宜。肩痛取肩髃、肩贞及压痛点；腕痛取阳池、外关、合谷；肘痛取合谷、手三里、曲池；膝痛取膝眼、阳陵泉；踝痛取中封、昆仑、解溪、丘墟等。

（四）西医治疗

（1）一般治疗：较重要的一点是给患者以安慰和解释。告诉患者本病不是一种危及生命的疾病，也不会造成终生残疾，以解除患者的焦虑和抑郁。

（2）药物治疗：有研究表明，三环类抗抑郁药阿米替林和胺苯环庚烯是目前治疗本病的理想药物。它们通过抗抑郁，增加非快动眼睡眠、减少快眼动睡眠，增加血清素含量，解除肌痉挛等作用达到改善睡眠、减少僵硬和疼痛的效果。阿米替林10mg，根据情况可缓慢增至20~30mg，或胺苯环庚烯10~40mg，均为睡前服用1次。其副作用为口干、咽痛、便秘，由于剂量较小，患者大都可以耐受。

（3）其他治疗：如局部交感神经阻断、痛点封闭、经皮神经刺激、干扰电刺激等治疗。

（五）食疗

（1）乌蛇汤：乌梢蛇1条，切片煮汤，加猪油、盐、姜少许调味，饮汤吃肉。有祛风除湿解毒作用，适用于肢体关节疼痛较甚者。

（2）川乌粥：取生川乌头3~5g、粳米30g、姜汁约10滴、蜂蜜适量。先将生乌头研粉，将粳米煮粥，待粥煮沸，加入川乌粉，并改文火缓慢煎熬半小时，粥熟加入生姜汁，调入蜂蜜，早晚温服。有温经散寒、除湿定痛之功，适用于寒湿痹阻证，热证及孕妇忌服。

（3）红花酒：取红花100g、白酒500g。将红花浸泡酒中封闭，7日后可供服用。有祛瘀通络止痛作用，适用于痰瘀痹阻证。

预防调护

（一）预防

（1）改善睡眠状态，减低痛觉敏感性，改善肌肉血流，避免精神紧张等诱发因素。

（2）告诉患者本病不是危及生命的疾病，也不会造成终生残疾，以解除其焦虑和抑郁。

（二）护理

（1）劳逸适度，促进康复，可适量活动，但要注意不可过于疲劳。

（2）急性疼痛期宜卧床休息，抬高患肢，病情改善后可适当活动，忌过度剧烈运动。

（3）保持精神愉快，穿舒适的鞋袜，勿使关节损伤。

要点概括

（一）病因病机

纤维肌痛综合征多由情志内伤，神明受扰，气血失调，营卫失和所致，此为其内因，而外邪侵袭为其发病的重要条件。内外合邪致气血郁滞，邪壅经络，痛久入络，瘀血痹阻。金实教授认为，本病病因为内伤七情，外感风、寒、湿邪；内邪伤于心神，外邪阻于经络是其病机关键；心神不宁、络脉痹阻为其主要表现。

（二）辨证要点

"治病必求于本"，纤维肌痛综合征必须围绕郁、痹的主症特点来辨证。胸闷胁胀、抑郁不舒为肝气郁；心悸不安、夜寐不宁为心气郁。全身广泛疼痛是本病患者均具有的普遍症状，疼痛遍布各处，尤以中轴骨骼（颈，胸、腰椎，下背部）及肩胛线、骨盆带为常见。若肌痛伴灼热感，则为热；疼痛游走不定，则为风；疼痛剧烈、畏寒喜热，则为寒；肢酸肿胀、麻木不仁，则为湿；痛点固定局限、刺痛钝痛，则为瘀。

（三）证型分类

本病常见证型有肝郁气滞证、寒湿阻络证、气血亏虚证、气滞血瘀证等。

（四）治疗要点

纤维肌痛综合征病变以郁、痹为主，治疗以宁心安神、祛风止痛为大法。

临证备要

（一）辨证和辨病结合治疗

纤维肌痛综合征临床表现为肌肉、关节、骨骼多处疼痛僵硬，广泛压痛，睡眠障碍，疲劳压抑等，较严重影响患者身心健康。其发病与神经、内分泌、免疫系统紊乱相关，病程迁延反复，治疗必须耐心持久，收效后还要巩固半年以上，不可骤然停药。

（二）重在宁心安神，祛风止痛

养阴宁心安神多用酸枣仁；祛风止痛、除风湿多用防己、徐长卿；柔肝缓急止痛多用白芍、延胡索。不寐梦多者，可加煅龙骨、煅牡蛎、灵磁石等镇惊安神；如疼痛剧烈者，可加用蜈蚣、全蝎、制川乌、制草乌等。本病有严重的睡眠障碍，睡眠质量改善后，各种症状可减轻或消失，故临证时不要忘记加入养心安神、重镇安神之品，以加强疗效。

思考题

（1）纤维肌痛综合征有哪些临床表现？

（2）临床上纤维肌痛综合征应注意与哪些疾病进行鉴别，如何鉴别？

（3）纤维肌痛综合征如何辨证论治？

第二十五章　风湿性多肌痛

风湿性多肌痛（PMR）以近端肌群（肩胛带肌、骨盆带肌）和颈肌疼痛、僵硬为主要特征，伴血沉显著增快和非特异性全身症状。本病病因尚不明确，一般为良性过程，且与年龄密切相关，随年龄增长发病渐增多，多发生于老年人，50岁之前患本病者甚少，女性较男性多2~3倍，有家族聚集发病现象。本病可与巨细胞动脉炎（GCA）见于同一患者，故两者关系密切，但二者之间的确切关系尚不清楚。本病根据临床表现以肌肉疼痛僵硬为主，当属中医"肌痹""痛痹""历节风"等范畴。

案　例

案例一　**丁某，女，73岁，2015年04月就诊。**

主诉：颈肩肌肉疼痛1个月。

现病史：患者1个月前出现颈肩、骨盆、大腿肌肉疼痛，伴有乏力、僵硬感，下蹲受限，无发热、口眼干、关节疼痛。自服止痛药无效，疼痛明显，遂来医院就诊。刻下症见双侧肩胛部、颈部肌肉疼痛，伴有乏力、僵硬感，夜寐欠安，二便调，舌红，苔薄白，脉细数。

既往史：平素体健，否认其他内科疾病史。

查体：T 36.5℃，P 96次/分，R 20次/分，BP 100/80mmHg。神清，精神可。心肺听诊（－），腹部平软，无明显压痛，肝脾肋下未触及。颈肩肌肉疼痛，下蹲困难，四肢关节无压痛，四肢肌力、肌张力正常，病理反射未引出。

辅助检查：血沉111mm/h，C反应蛋白85.3mg/L，补体C_3 1.63g/L，IgA 5.53g/L，IgG 20.1g/L，血清心肌酶谱、抗核抗体谱及抗双链DNA抗体未见异常。

（一）案例分析

（1）患者以"颈肩肌肉疼痛1个月"为主诉。

（2）主症分析：患者为老年女性，颈肩及骨盆出现肌肉酸痛，下蹲困难，无关节痛、发热，肌力正常。辅助检查示血沉111mm/h，C反应蛋白85.3mg/L，补体C_3 1.63g/L，IgA 5.53g/L，IgG 20.1g/L，肌酶、ANA抗体谱及抗双链DNA抗体未见异常。治疗上对非甾体抗炎药效果差，对小剂量糖皮质激素敏感，符合风湿性多肌痛的诊断。

（3）证型分析：患者年过七旬，肝肾不足，因感受寒湿外邪，痹阻经络，气血运行不畅，不通则痛，故关节肌肉局部疼痛。舌红、苔薄白、脉细数均为寒湿痹阻之象。

（4）立法处方：以祛风散寒，除湿通络为法，方予薏苡汤加减。

处方：薏苡仁30g，苍术15g，防风10g，徐长卿20g，防己10g，桂枝10g，黄芪20g，当归10g，土茯苓30g，白芍30g，川芎10g，蜈蚣3条，酸枣仁15g，雷公藤（先煎）10g，甘草5g。

方解：薏苡仁汤出自《类证治裁》。方中重用薏苡仁、苍术健脾祛湿，为君药；防风、防己、徐长卿、土茯苓、雷公藤、蜈蚣加强祛风除湿之效，为臣药；黄芪、桂枝、白芍、酸枣仁补气血，调营卫，辅其主药，当归、川芎活血化瘀，气行则血行，血行风自灭，为佐药；甘草调和诸药，为使药。全方共奏祛风除湿、散寒通络之效。

（二）疾病分析

1.病因病机

风湿性多肌痛多因素体虚弱复感外邪所致。正如《金匮要略》云："寸口脉沉而弱，弱即主筋，沉即为肾，弱即为肝。汗出入水中……故曰历节。"其指出肌肉关节疼痛是肝肾亏虚，卫阳不固，腠理不密，风邪乘虚而入，侵犯脏腑，郁于筋脉，留着关节而成。久病损及肝肾，正气不足，腠理不密，卫外不固，外邪易扰，筋脉不通则痛。

2.疾病症状

本案患者老年女性，出现颈肩肌肉疼痛，应与肩周炎鉴别。肩周炎又称肩关节周围炎，是以肩关节疼痛和活动不利为主要症状的常见病症，其实质为肩关节囊及其周围韧带、肌腱和滑囊的慢性特异性炎症。该病的好发年龄在50岁左右，女性发病率略高于男性，多见于体力劳动者。肩关节可有广泛压痛，关节超声有助诊断，X线检查可见肩部岗上肌腱、肩峰下滑囊钙化征，一般无血沉、C反应蛋白等炎性指标的明显增高。

3.辅助检查

（1）炎性指标：血沉显著增快，C反应蛋白增高，部分患者有轻至中度正细胞正色素性贫血；血清横纹肌酶谱多在正常值内；抗核抗体和其他自身抗体、类风湿因子通常均为阴性。

（2）MRI：在T2W及脂肪抑制序列表现为高信号，关节滑膜炎、二头肌的腱鞘炎少见，可有少量滑膜腔积液，关节周围结构为非特异性炎症。

（3）肌电图和肌活检：无炎性肌病的依据。

4.转归

本病经过适当的治疗，病情可迅速控制、缓解或痊愈；亦可迁延不愈或反复发作；疾病后期也可出现肌肉废用性萎缩或肩囊挛缩等严重情况。

案例二 **沈某，男，71岁，2012年10月就诊。**

主诉：四肢近端肌肉疼痛2年。

现病史：患者2年前出现颈肩、双上肢近端、双下肢近端肌肉疼痛，活动受限，晨僵1小时以上，活动后可缓解。予塞来昔布、泼尼松、甲氨蝶呤治疗后症状好转。刻下症见双侧肩胛部肌肉、双下肢近端肌肉疼痛，伴有乏力、僵硬感，下蹲困难，头痛，夜寐欠安，二便调，舌红，苔黄腻，脉细弦。

既往史：既往有多发性腔隙性脑梗死、慢性结肠炎、湿疹病史，否认其他内科疾病史。

查体：T 36.8℃，P 78次/分，R 20次/分，BP 142/80mmHg。神清，精神可。心肺听诊（－），腹部平软，无明显压痛，肝脾肋下未触及。颈肩肌肉疼痛，下蹲困难，四肢关节无压痛，四肢肌力、肌张力正常，病理反射未引出。

辅助检查：血沉120mm/H，C反应蛋白42.0mg/L，肌酸激酶120U/L，白细胞计数7.92×10⁹/L，中性粒细胞百分比75.3%，ANA抗体谱阳性。

（一）案例分析

（1）患者出现肌肉酸痛2年，颈肩、双上肢近端、双下肢近端肌肉疼痛，活动受限，下蹲困难，服用塞来昔布、泼尼松、甲氨蝶呤后疼痛好转，病程中未有发热。

（2）主症分析：患者老年男性，正气渐亏，脉络不和，复感寒湿之邪，凝于肌肉之间，日久化热，湿热之邪阻滞，不通则痛，故见酸胀疼痛不适。本病病机为正气亏虚，湿热痹阻，病性为本虚标实。舌红、苔黄腻、脉细弦均为湿热痹阻之象。

（3）立法处方：本案患者治拟清热通络，祛风除湿，方拟白虎桂枝汤和宣痹汤加减。

处方：生石膏15g，桂枝10g，苍术10g，茯苓皮10g，防己10g，土茯苓30g，生薏苡仁30g，川牛膝10g，杜仲15g，半夏10g，甘草3g。

方解：白虎桂枝汤出自《金匮要略》。方中生石膏清热，桂枝温运血脉活络，为君药；苍术、茯苓皮、防己、土茯苓、生薏苡仁除湿通络，为臣药；川牛膝活血通络止痛，杜仲补肝肾、强筋骨，半夏燥湿化痰，为佐药；甘草调和诸药，为使药。全方共奏清热通络止痛之效。

（二）疾病分析

1.病因病机

患者年老，素体肝肾不足，卫外不固，邪气乘虚侵袭人体，留滞皮肤、经络、关节，气血被阻，运行不畅。风、寒、湿邪虽各有偏盛，但就本案患者而言，以湿邪为主，可见肌肉酸痛，重者乏力，且舌红、苔黄腻、脉细弦为湿热痹阻之象。

2.鉴别诊断

患者老年男性，四肢近端肌肉疼痛，伴头痛，无发热，需与巨细胞动脉炎鉴别。GCA平均发病年龄为70岁（50~90岁之间），女性多见。其发病可能是突发性的，但多数患者确定诊断之前已有数月病程和临床症状，如发热（低热或高热）、乏力及体重减轻。50岁以上老年人出现不明原因的发热、倦怠、消瘦、贫血，血沉>50mm/h；新近发生的头痛、视力障碍（黑蒙、视力模糊、复视、失明）；或其他颅动脉供血不足表现，如咀嚼肌间歇性动脉障碍、耳鸣、眩晕等，通过颞动脉造影、颞动脉活检可明确诊断。

3.辅助检查

（1）炎性指标：血沉显著增快，C反应蛋白增高，部分患者有轻至中度正细胞正色素性贫血；血清横纹肌酶谱多在正常值内；抗核抗体和其他自身抗体、类风湿因子通常均为阴性。

（2）MRI：在T2W及脂肪抑制序列表现为高信号，关节滑膜炎、二头肌的腱鞘炎少见，可有少量滑膜腔积液，关节周围结构为非特异性炎症。

（3）肌电图和肌活检：无炎性肌病的依据。

4.转归

风湿性多肌痛若治疗及时，注意调摄，可使发作次数减少；若不知调摄，病久顽痹不除，后期可内损脏腑，并发脏腑病症。

案例三　**金某，女，51岁，2012年8月就诊。**

主诉：四肢关节肌肉疼痛近1年。

现病史：患者1年前出现下腰部、膝部肌肉疼痛不适，下腰部肌肉疼痛明显，上下楼困难，活动受限，晨僵1小时以上，活动后可缓解。予美洛昔康、氨基葡萄糖治疗后症状有所好转。刻下症见全身肌肉疼痛，以肩部、髋部、腰部肌肉为甚，活动受限，口苦，口干，时有泛酸，纳可，寐欠佳，舌紫，有瘀点，苔腻，脉弦涩。

既往史：既往有腰椎间盘突出症病史，否认其他内科疾病史。

查体：T 37.0℃，P 72次/分，R 20次/分，BP 96/65mmHg。神清，精神可。心肺听诊（－），腹部平软，无明显压痛，肝脾肋下未触及。颈肩肌肉疼痛，下蹲困难，四肢关节无压痛，四肢肌力、肌张力正常，病理反射未引出。

辅助检查：血沉83mm/h，C反应蛋白54.2mg/L，肌酸激酶115U/L，类风湿因子、ASO未见异常。

（一）案例分析

（1）患者以"四肢关节肌肉疼痛近1年"为主诉。

（2）患者全身关节疼痛，以肩关节、髋部、双膝关节为甚，右膝关节局部肿胀，活动受限，服用非甾体类抗炎药后症状有好转。

（3）主症分析：患者中老年女性，肝肾亏虚，病程日久，气血运行不畅，五脏气机紊乱，升降无序，导致脏腑经络功能失调，可造成痰浊、瘀血闭阻肌肉筋骨，引起或加重本病。舌紫、有瘀点、苔腻、脉弦涩为痰瘀痹阻之候。

（4）立法处方：本案患者证属痰瘀痹阻证，治宜化痰行瘀，蠲痹通络，方以双合汤加减。

处方：桃仁9g，红花9g，当归9g，川芎6g，赤芍15g，茯苓15g，法半夏9g，陈皮6g，白芥子9g，独活12g，防风10g，桑寄生15g，秦艽12g，补骨脂12g，薏苡仁30g，姜黄9g，牛膝15g。

方解：双合汤取桃红四物汤与二陈汤合方之意，主治痰瘀互结之痹证。方中桃仁、红花活血化瘀，为君药；当归、川芎、赤芍、茯苓、半夏、陈皮、白芥子、薏苡仁活血化瘀，燥湿化痰，为臣药；片姜黄通络止痛，独活、防风、秦艽祛风除湿，桑寄生、补骨脂补肝肾，为佐药；牛膝加强活血通络止痛之效，为使药。诸药合用，痰瘀渐消，疼痛渐减。

（二）疾病分析

1.病因病机

患者久病后，肝肾亏虚，卫阳不固，风邪水湿乘虚而入，侵犯脏腑，湿邪侵袭，则肌肉酸痛，重着乏力，患者有腰椎间盘突出症病史，病情迁延反复，受寒冷之诱因后疼痛加剧。又因调摄不当，久病不愈，气血受损，故正气渐虚，此时病入脏腑，痰热郁结，致全身乏力，活动受限。

2.鉴别诊断

本案患者全身多处肌肉疼痛，当与纤维肌痛综合征鉴别。纤维肌痛综合征有固定的9对压痛点，包括双侧颈肌枕部附着点、斜方肌上缘中部、冈上肌起始部、肩胛棘上方近内侧缘、第2肋骨与软骨交界处外侧上缘、肱骨外上髁下2mm处、臀部外上象限臀肌皱褶处、大转子后2mm处、膝关节内侧鹅状滑囊区，至少有11个压痛点阳性，常伴有睡眠障碍，晨起乏力，紧张性头痛，肠激惹综合征或激惹性膀胱炎，一般血沉正常，类风湿因子阴性，对糖皮质激素治疗反应欠佳。

3.转归

本病若治疗及时，痰瘀得祛，疼痛得减，注意调摄，可使发作次数减少；若不知调摄，病久顽痹不除，后期可内损脏腑，并发脏腑病症。

其他疗法

（一）一般治疗

进行适当的肢体运动，防止肌肉萎缩。

（二）西药治疗

（1）非甾类抗炎药：对初发或较轻患者可用非甾体抗炎药，如吲哚美辛、双氯芬酸等。10%~20%风湿性多肌痛患者单用非甾体抗炎药可以控制症状，但难以防止并发症发生。

（2）糖皮质激素：小剂量运用即可取得较好疗效。

（3）免疫抑制剂：对使用糖皮质激素有禁忌证，或治疗效果不佳、减量困难、不良反应严重者，可联合使用免疫抑制剂，如甲氨蝶呤、硫唑嘌呤、环磷酰胺等。

（三）中成药

（1）白芍总甙：常用剂量为600mg，每日2~3次。其毒副作用小，常见不良反应有大便次数增多、轻度腹痛、纳差等。

（3）正清风痛宁片：口服，每次60mg，每日2~3次，饭前服，1个月为1个疗程，可连服2~3个疗程。其副作用有皮肤瘙痒、白细胞减少等，停药后可恢复。有过敏史者、孕妇或哺乳期妇女慎用。注意定期查血常规。

（3）雷公藤多贰片：口服，每次20mg，每日2~3次，饭后服用。用药期间应注意定期随诊并检查血常规、尿常规、心电图、肝肾功能，必要时停药并给予相应处理。

（四）针灸治疗

取合谷、太冲、曲池、太阳、上星、百会、风门、肾俞、风池、大椎、环跳、肩中俞、肩外俞，可加阿是穴。每次取5~6穴，采用温针灸法，留针20~30分钟。温针灸是针刺加艾灸相结合使用的一种治疗方法，适用于既需要留针而又必须施灸的疾病，风湿性多肌痛按中医辨证属于痹证中的痛痹，乃风寒之邪闭塞肢体、经络，导致气血不通所致，寒邪为本病发病的外在因素，而正气有亏或先天不足是其发病不可缺少的内在因素，因此治疗本病以温经散寒为大法，寒散血活则滞通。肾俞为补肾壮阳之要穴，大椎可振奋阳气而祛寒，两穴配伍可温经散寒，理气止痛；环跳系少阳、太阳二脉之会穴，与大椎同用可疏风祛湿，通络止痛；风门功专散风。针刺以上穴位，复加灸法温之，则寒散而痛止。

（五）中西医结合治疗

（1）对疼痛较甚者可选择非甾类抗炎药加雷公藤多贰片或昆明山海棠片等中成药常规服用；或肾上腺糖皮质激素加雷公藤多贰片。在急性活动期，血沉、CRP定量均较高时，可用激素加雷公藤多贰片治疗，以常用量服用，待控制症状后，逐步递减激素，减轻依赖，以便单用中药。

（2）对病程较长者，可加用制半夏、制南星、莪术、炮穿山甲、地鳖虫等化痰祛瘀的药物。需注意掌握肾上腺糖皮质激素、雷公藤多贰等适应证，定期观察药物副作用。

要点概括

（一）病因病机

风湿性多肌痛多因素体虚弱复感外邪所致。《金匮要略》指出，肌肉关节疼痛是肝肾亏虚，卫阳不固，腠理不密，风邪水湿乘虚而入，侵犯脏腑，郁于筋脉，留着关节而成。久病损及肝肾，正气不足，腠理不密，卫外不固，外邪易扰，筋脉不通则痛。

（二）辨证要点

1.辨虚实

风湿性多肌痛初起多见于中老年妇女，多以肝血亏虚，肾气不足为本，风、寒、湿之邪乘虚入侵人体，阻闭经络气血，属本虚标实证。病程短者，以肢体、关节、肌肉疼痛为主，属风寒湿邪偏盛；病情反复发作，或渐进发展者，经络长期为邪气壅阻，营卫不利，湿聚为痰，络脉瘀阻，痰瘀互结，多为正虚邪实；病久入深者，气血亏耗，肝脾肾虚损，肌肉筋骨脉络失养，遂为正虚邪恋之证，以正虚为主。

2.辨体质

阳虚体质者，多呈虚胖体型，表现为面白，畏寒肢冷，多汗恶风，神疲乏力，倦怠嗜睡，尿清便溏，舌淡胖，脉细弱，多属风寒湿痹证。风湿性多肌痛多见于更年期妇女，往往有阴虚阳亢于上的面部烘热、心烦易怒、汗出较多、口干口苦之表现，又可见腿足恶风怕冷等肾气不足、寒甚于下的症状。

3.辨病邪特点

（1）风邪：患者疼痛游走不定，痛无定处，遇风疼痛加重，或恶风，苔薄白，脉浮。

（2）寒邪：患者疼痛较重，痛有定处，遇寒加剧，得温则减，畏寒喜暖，苔白，脉紧。

（3）湿邪：患者肌肉酸痛重着，或肢体麻木沉重，阴雨天加重，苔白腻，脉濡。

4.辨病变部位

风湿性多肌痛临床表现为上肢、肩胛带、骨盆带、下肢带疼痛，但部分患者仅见1~2个部位疼痛，临床应在辨证施治的基础上结合病变部位选用相应的祛风湿药，也可加入引经药，使药力直达病所，发挥较好的作用。

（三）证型分类

（1）寒湿痹阻证：患者表现为肢体肌肉疼痛剧烈，重着麻木，痛如刀割，得热痛缓，痛处固定，日轻夜重，形寒肢冷，舌淡，苔白腻，脉弦紧。

（2）湿热痹阻证：患者表现为肢体肌肉疼痛游走不定，痛处灼热红肿，痛不可触，得冷稍舒，常见有发热、恶风、汗出、口渴、烦躁不安，舌质红，苔黄或黄腻，脉滑数或浮数。

（3）痰瘀痹阻证：患者表现为肢体肌肉疼痛如刺，固定不移，或疼痛部位紫暗，肌肤顽麻或重着，或肌肉处有硬结，面色暗黑，眼睑浮肿，或胸闷多痰，舌质紫暗或有瘀斑、瘀点，苔白腻，脉弦涩。

（四）加减治疗

（1）寒凝湿阻、痰瘀互结者，选用制川乌、桂枝、秦艽、防己、牛膝、制乳香、制没药、川芎、地龙、附片、白芍、白芥子、皂角刺、木瓜、三军丸（蜈蚣、全蝎、延胡索等分为丸）。

（2）肾精亏虚、肝失濡养者，可选用狗脊、生地黄、川续断、骨碎补、蜂房、鹿衔草、乌梢蛇、水蛭、皂角刺。

（3）寒热错杂者，可选桂枝芍药知母汤加减，药用桂枝、芍药、知母、附子、防风、麻黄、白术、麦冬、石莲子、秦艽、牛膝、大黄、地鳖虫、大枣、生姜等随症加减。

（4）风湿性多肌痛临床表现有较明确的疼痛部位，临床可根据病变部位选用药物。如酸痛以肩肘等上肢关节为主者，可选加羌活、白芷、威灵仙；酸痛以膝踝等下肢关节为主者，选加独活、牛膝、木瓜通经活络，祛湿止痛；酸痛以腰背关节为主者，多与肾气不足有关，酌加杜仲、桑寄生、巴戟天、续断等温补肾气。

临证备要

中西医结合治疗

（1）风湿性多肌痛多发生在中老年患者，妇女多见，其往往已处于绝经期，常伴有更年期症状，疼痛及糖皮质激素会加重烦热、出汗、失眠等表现，补益肝肾、调补阴阳、养心安神等辨证用药可以缓解症状，并减轻糖皮质激素的副作用。

（2）中老年患者骨钙的丢失增加，是骨质疏松症的高发年龄，疼痛制动及糖皮质激素的应用均可加重骨质疏松症，补肾强骨中药可预防骨质疏松症，在治疗时可酌情加用。

（3）肾上腺糖皮质激素加雷公藤多甙片，或根据病情再加用甲氨蝶呤在急性活动期不失为一种较好的治疗方法。

思考题

（1）风湿性多肌痛有哪些临床表现？
（2）临床上风湿性多肌痛应注意与哪些疾病进行鉴别，如何鉴别？
（3）风湿性多肌痛如何辨证论治？

第二十六章　反应性关节炎

反应性关节炎（ReA）系一组继身体其他部位感染后在多处关节出现的无菌性关节炎。本病与感染有关，感染因子通过各种复杂的免疫机制间接造成损害，大多数反应性关节炎患者为HLA–B27或与其有交叉反应的其他HLA阳性，因此推测本病是由外界因子和遗传因子相互作用所致。反应性关节炎的典型临床表现多于前驱感染（如咽部、胃肠道及泌尿生殖系感染）后2～4周发生，为非对称性关节炎，全身大小关节均可受累，主要以双手指、腕、肩、膝、踝和跖趾关节最为多见，胸锁、髋关节病变不多见。关节周围皮肤肿胀、苍白、温度升高，关节触痛及运动时疼痛，骶髂关节或其他脊柱关节受累也是本病的一个特点。除关节炎外，本病还可表现为肌腱末端炎，多见跟腱炎、足底筋膜炎及足跟痛。其他关节外表现可见男性尿道炎、女性宫颈炎、结膜炎、虹膜炎、漩涡状龟头炎、溢脓性皮肤角化病及口腔溃疡等。本病急性期临床检查可见白细胞计数增高、血沉增快、C反应蛋白上升，血清类风湿因子和抗核抗体阴性，有些患者咽拭子培养常可见链球菌生长。反应性关节炎患者大多可呈自限经过，关节炎一般在3～5个月内消退，个别患者长达1年，甚至10年反复发作，多数患者不遗留关节畸形。

反应性关节炎是西医学病名，据其临床证候，多属中医"痹证"范畴。《素问·痹论》曰："所谓痹者，各以其时重感于风寒湿之气也……风寒湿三气杂至，合而为痹也。其风气胜者为行痹，寒气胜者为痛痹，湿气胜者为著痹也。"其明确提出了外感邪气致痹之说，这与反应性关节炎由感染而发病基本相符。

案　例

案例一　杨某，男，42岁，工人，2012年11月就诊。

主诉：咽痛、四肢关节疼痛2个月。

现病史：患者2个月前因感冒咽痛出现四肢关节疼痛，主要以近端指间、腕、膝关节疼痛为主，伴有肩臂部酸痛不适，周身乏力，咽痛，纳差，大便溏，小便黄，舌红苔黄腻，脉弦滑数。

既往史：平素体健，否认其他内科疾病史。

查体：T 37.2℃，P 82次/分，R 24次/分，BP 135/80mmHg。神清，精神欠振。心肺听诊（–），腹部平软，无明显压痛，肝脾肋下未触及。疼痛关节未见明显肿胀，皮色不

211

红，皮温稍高，有压痛，屈伸尚可。咽部充血，扁桃体Ⅱ度肿大。四肢肌力、肌张力正常，病理反射未引出。

辅助检查：ESR 40mm/h，CRP 26mg/L，ASO 280U/L，抗核抗体谱阴性。双手X线检查未见明显异常。

（一）案例分析

（1）患者以咽痛四肢关节疼痛为典型症状。

（2）患者因感冒咽痛出现四肢关节疼痛，主要以近端指间、腕、膝关节疼痛为主，伴有肩臂部酸痛不适，血沉升高，符合反应性关节炎的诊断。

（3）主症分析：本案患者以咽痛、四肢关节疼痛为主症，当辨为痹证之风湿热痹。该患者虽有肢体疼痛、行动不便，但不同于痿证，其行走活动不利是由于关节肿胀疼痛、不敢行动所导致的，以局部关节病变部位因湿热痹阻，气血不畅而产生关节疼痛、屈伸不利等症为特点。而痿证一般无肢体关节疼痛，以肢体痿软无力或伴肌肉萎缩为主要表现，病变部位可见于一侧或两侧，或上肢或下肢，或四肢同时发病。两者在病机和治疗方面均不相同，不难鉴别。

（4）证型分析：患者2个月前因感冒咽痛风热外侵，日久湿热内生，留于肢体、经脉、筋骨之间，气血痹阻不通，致四肢关节灼热红肿疼痛，甚则功能受限；湿热内生，脾胃运化失司，则纳差、大便溏、小便黄；舌红、苔黄腻、脉弦滑数为湿热内盛之象。

（5）立法处方：本案患者当属风湿热痹，治宜清热利湿，通络止痛，方予二妙汤合白虎加桂枝汤加减。

处方：黄柏20g，苍术20g，牛膝20g，蒲公英30g，忍冬藤30g，金银花20g，连翘25g，海风藤30g，络石藤20g，威灵仙20g，桑枝20g，路路通20g，露蜂房20g，土茯苓30g，红花15g，赤芍15g，马勃15g，乌梢蛇20g，甘草10g。

方解：方中黄柏、苍术清热燥湿健脾，清下焦湿热；蒲公英、连翘清热除烦，养胃生津；海风藤、络石藤、桑枝和营卫，通经络；配合露蜂房、乌梢蛇加强通络止痛。

（二）疾病分析

1.病因病机

反应性关节炎是由于正气不足，气血阴阳失调，风、寒、湿、热之邪乘虚侵袭，闭阻于肌肉、经络、筋膜、关节所致。其病理性质为本虚标实，以气血阴阳亏虚为本，风、寒、湿、热等邪气为标。本病起因多为先天体质虚弱，或身体过劳，或病后，或妇女产后，或年老体弱，机体气血阴阳不足，腠理空疏，营卫失和，风、寒、湿、热之邪易于入侵，既病之后，又无力驱邪外出，病邪得以深入，留于筋骨血脉，而为痹证。体虚不仅是本病发病的内在因素，而且在整个痹证病情的演变和转归中起重要作用。反应性关节炎活动期以湿热痹较为多见，多为湿热内侵或感受寒湿之邪，素体阳气偏盛，内有蕴热，从阳化热，或因正虚邪恋，邪气经久不去，郁而化热而成，本案患者多属此期。

2.疾病症状

本案患者处于急性关节炎期，其典型症状为开始感染为诱因，如出现感冒咽痛，继则关节肌肉疼痛，甚则局部红肿灼热，可表现为四肢多关节肿痛、活动不利，关节局部皮色潮红、灼热感，可伴有全身不适、恶寒、体温升高。病情严重者可出现内脏受累，如风湿性心脏病变等。

3.辅助检查

（1）血沉：血沉增快，通常大于20mm/h。

（2）抗"O"：ASO增高，通常大于200U/L。

（3）关节腔积液：以注射针抽取滑液检查，排除感染性关节炎。

4.转归

本病早期正气未衰，阳气尚旺，外邪乘袭，多表现为关节肿痛、身热的风湿热痹证，若患者经积极治疗，湿热得化，痹痛得减，注意调摄，可使发作次数减少，病情控制良好；若治疗不当，或频繁发作，气血运行不畅日甚，湿、热、痰、瘀有形之邪交结，可耗伤气血，出现关节僵硬、肿胀、畸形，关节屈伸不利，病情加重，缠绵不愈。

案例二　王某，女，32岁，工人，2011年11月就诊。

主诉：发热、皮肤红斑、四肢关节疼痛3个月。

现病史：患者3个月前因发热四肢关节疼痛、肿胀、下肢皮肤红斑至医院就诊，查血沉增快，曾有腹泻病史，诊断为"反应性关节炎"，予甲氨蝶呤7.5mg，每周1次；泼尼松25mg，每日1次治疗。刻下症见低热，体温37.5℃，四肢关节疼痛、沉重、腹胀，便秘，舌胖暗、尖红，脉弦滑。

既往史：平素体健，有腹泻病史，否认其他内科疾病史。

查体：T 37.5℃，P 92次/分，R 24次/分，BP 125/80mmHg。神清，精神欠振。心肺听诊（−），腹部平软，无明显压痛，肝脾肋下未触及。疼痛关节明显肿胀，皮色不红，皮温稍高，有压痛，屈伸尚可，下肢皮肤红斑。四肢肌力、肌张力正常，病理反射未引出。

辅助检查：ESR 40mm/h，CRP 26mg/L，ASO 280U/L，抗核抗体谱阴性。双膝X线检查未见明显异常。双膝MRI：双膝关节腔积液。

（一）案例分析

（1）患者以因腹泻出现低热、皮肤红斑、四肢关节肿痛为典型症状。

（2）患者因腹泻出现四肢关节肿痛，主要以腕关节、膝、踝关节肿痛为主，伴有皮肤红斑、低热，血沉升高，符合反应性关节炎的诊断。

（3）主症分析：本案患者以低热、皮肤红斑、四肢关节肿痛为主症，当辨为痹证之气虚血瘀、湿热内阻证。该患者虽有肢体疼痛、行动不便，但不同于痿证。气虚瘀血内阻，可见皮肤红斑，低热；湿热痹阻四肢关节，气血运行不畅，不通则痛，则见关节肿痛、屈伸不利等症，故本案患者诊断当属痹证。

（4）证型分析：患者3个月前因腹泻后出现脾胃运化失司，气虚血行瘀滞，故常有低热、皮肤红斑；日久湿热内生，留于肢体、经脉、筋骨之间，气血痹阻不通，致四肢关节灼热红肿疼痛，甚则功能受限；湿热内生，脾胃运化失司，则见腹胀、便秘；舌胖暗尖红、脉弦滑均为气虚血瘀、湿热内阻之象。

（5）立法处方：本案患者证属气虚血瘀，湿热内阻，治以益气活血，疏风清热，利湿解毒。

处方：生黄芪18g，赤芍10g，防风10g，薏苡仁15g，木瓜10g，虎杖15g，全蝎4g，牛蒡子8g，薄荷6g，连翘12g，土茯苓15g，苍术8g，白术8g，金银花20g，玄参18g，当归12g，甘草12g，白蒺藜9g，肉苁蓉15g。

方解：方中用生黄芪、赤芍、当归益气活血，凉血消瘀；薏苡仁、木瓜、苍术、白术清热燥湿健脾；牛蒡子、薄荷、连翘、金银花、防风疏风清热，利湿解毒；配合全蝎加强通络止痛之效。

（二）疾病分析

1.病因病机

本案患者因腹泻后出现低热、皮肤红斑、关节肿痛，由于正气不足，气虚血瘀，湿热之邪乘虚侵袭，闭阻于肌肉、经络、筋膜、关节所致。其病理性质为本虚标实，以气血阴阳亏虚为本，风、寒、湿、热等邪气为标。本病起因多为先天体质虚弱，腠理空疏，营卫失和，风、寒、湿、热之邪易于入侵，既病之后，又无力驱邪外出，病邪得以深入，留于筋骨血脉，而为痹证。体虚不仅是本病发病的内在因素，而且在整个痹证病情的演变和转归中起重要作用。气血运行无力，导致痰、瘀的形成。痰瘀互结，痰浊瘀血闭阻经络，表现为关节肿大、畸形、僵硬、功能障碍，关节周围皮肤瘀斑、结节，甚至内损脏腑，使病情复杂而严重。

2.疾病症状

本案患者处于急性关节炎期，其典型症状为开始腹泻为诱因，继则关节肌肉疼痛，甚则局部红肿灼热，可表现为四肢多关节肿痛、活动不利，关节局部皮色潮红、灼热感，可伴有全身不适、恶寒、体温升高、皮肤红斑，病情严重者可出现关节肿胀畸形、活动不利、功能障碍。

3.辅助检查

（1）血沉：血沉增快，通常大于20mm/h。

（2）关节腔积液：以注射针抽取滑液检查，排除感染性关节炎。

（3）抗核抗体谱、抗核抗体定量、HLA-B27等排除其他免疫系统疾病，T-SPOT排除结核感染等。

（4）关节MRI检查：可见关节骨质水肿、关节腔积液、滑膜炎症等。

4.转归

本病早期外邪乘袭，正气未衰，多表现为关节肿痛、身热，若患者积极治疗，湿热得化，痹痛得减，红斑消退，注意调摄，可使发作次数减少，病情控制良好；若治疗不当，或频繁发作，湿、热、痰、瘀有形之邪交结，可耗伤气血，虚实夹杂，出现关节僵硬、肿胀、畸形，关节屈伸不利，病情加重，缠绵不愈。

案例三 张某，女，32岁，工人，2012年10月就诊。

主诉：四肢关节肿痛1个月。

现病史：患者1个月前出现四肢关节疼痛，局部灼热红肿，遇热加重，痛不可触，以双膝关节肿痛为主，伴有口渴心烦，小便黄赤，大便秘结，舌质红，苔黄腻，脉滑数。

既往史：平素体健，2个月前有尿道感染病史，经半月治疗后好转。否认其他内科疾病史。

查体：T 37.5℃，P 82次/分，R 23次/分，BP 130/80mmHg。神清，精神欠振。心肺听诊（-），腹部平软，无明显压痛，肝脾肋下未触及。疼痛关节明显肿胀，局部灼热红肿，皮色红，皮温稍高，有压痛，屈伸不利。四肢肌力、肌张力正常，病理反射未引出。

辅助检查：ERS 80mm/h，CRP 46mg/L，ASO 180U/L，抗核抗体谱、CCP、AKA、HLA-B27均为阴性。双膝X线检查未见明显异常。双膝MRI：双膝关节腔积液，软骨损伤。

（一）案例分析

（1）患者以因尿道感染出现四肢关节肿痛为典型症状。

（2）患者因尿道感染出现四肢关节肿痛，主要以双膝关节肿痛为主，局部灼热红肿，遇热加重，痛不可触，血沉升高，符合反应性关节炎的诊断。

（3）主症分析：本案患者以尿道感染出现四肢关节肿痛为主症，当辨为痹证之湿热痹阻证。该患者虽有肢体疼痛、行动不便，但不同于痿证。痿证一般无肢体关节疼痛，以肢体痿软无力或伴肌肉萎缩为主要表现，病变部位可见于一侧或两侧，或上肢或下肢，或四肢同时发病。两者在病机和治疗方面均不相同，不难鉴别。

（4）证型分析：患者2个月前有尿道感染病史，经半个月治疗后虽好转，继则湿热留滞于肢体、经脉、筋骨之间，气血痹阻不通，致四肢关节灼热红肿疼痛，湿热下趋，表现以双膝关节肿痛为主，甚则功能受限；湿热内生，脾胃运化失司，损津耗液，则口渴心烦，大便秘结；湿热下注则小便黄赤；舌质红、苔黄腻、脉滑数为湿热痹阻之象。

（5）立法处方：本案患者当属痹证之湿热痹阻证，治宜清热利湿，通络止痛，方予白虎加桂枝汤加减。

处方：生石膏25g，知母10g，黄柏10g，连翘10g，桂枝10g，防己10g，薏苡仁30g，滑石10g，蜈蚣3条，白芍30g，生甘草6g。

方解：方中用生石膏、知母、黄柏清热燥湿健脾，清下焦湿热；连翘、薏苡仁清热除烦，养胃生津；桂枝、防己、白芍调和营卫，通经络；配合蜈蚣，加强通络止痛之效。

（二）疾病分析

1.病因病机

本案患者是由于尿道感染诱发，正气不足，湿热之邪乘虚侵袭，闭阻于肌肉、经络、筋膜、关节所致，湿热留于筋骨血脉，而为痹证。湿热阻滞脾胃，故可见四肢倦怠沉重、关节灼热疼痛、乏力、纳差、舌红苔黄腻、脉弦滑数等症。若痹证日久入络传于营血分，导致瘀血内生，则可见关节疼痛固定不移、夜间尤甚，口渴不多饮，舌质紫暗，苔黄腻，脉沉涩。反应性关节炎活动期以湿热痹阻证较为多见，多为湿热内侵或感受寒湿之邪，素体阳气偏盛，内有蕴热，从阳化热，或因正虚邪恋，邪气经久不去，郁而化热而成。

2. 疾病症状

本案患者处于急性关节炎期，其典型症状为开始尿道感染为诱因，继则四肢多关节肿痛，局部灼热红肿，遇热加重，痛不可触，以双膝关节肿痛为主，活动不利，伴有口渴心烦，小便黄赤，大便秘结，属痹证之湿热痹阻证。

3. 辅助检查

（1）血沉：血沉增快，通常大于20mm/h。

（2）关节腔积液：以注射针抽取滑液检查，排除感染性关节炎。

（3）抗核抗体谱、抗核抗体定量、CCP、AKA、HLA-B27等排除其他免疫系统疾病。

（4）双膝关节MRI：双膝关节腔积液。

4. 转归

本病早期正气未衰，阳气尚旺，外邪乘袭，多表现为关节肿痛的湿热痹阻证，若患者积极治疗，湿热得化，痹痛得减，注意调摄，可使发作次数减少，病情控制良好；若治疗不当，或频繁发作，气血运行不畅日甚，湿、热、痰、瘀有形之邪交结，可耗伤气血，出现关节僵硬、肿胀、畸形，关节屈伸不利，病情加重，缠绵不愈。

其他疗法

（一）中成药

（1）正清风痛宁：祛风除湿，活血通络，消肿止痛。口服，每次2~3片，每日3次。孕妇或哺乳期妇女、既往有药物过敏史者慎用。主治反应性关节炎之风湿痹阻证。

（2）火把花根片：祛风除湿，舒筋活络，清热解毒。口服，每次3~5片，每日3次。伴中、重度肾功能不全或拟生育的青年男女，儿童慎用。主治反应性关节炎各期。

（3）通痹片：调补气血，祛风胜湿，活血通络，消肿止痛。口服，每次2~3片，每日3次。孕妇忌服，肝肾功能损害者、严重高血压患者慎服。主治反应性关节炎之寒湿阻络、肝肾两虚证。

（4）白芍总甙胶囊：养血敛阴，柔肝止痛。口服，每次2~3粒，每日3次。其副作用可见轻度的消化道症状，停药后可消除。主治反应性关节炎各期。

（5）雷公藤多甙片：清热解毒，祛风利湿，消肿止痛，活血化瘀。口服，每次20mg，每日2~3次。其副作用有女性月经不调及停经、男性精子数量减少、皮疹、白细胞和血小板减少、腹痛腹泻等。主治反应性关节炎各期。

（二）外治法

（1）取雄黄30g、斑蝥30g、麝香10g。先将雄黄、斑蝥研成细末，用蜂蜜适量拌成糊状，再加入麝香拌均匀，装瓶盖紧备用。找好患部穴位或痛点做记号。将胶布剪成3cm×3cm的方块，正中放米粒大小药糊，对准穴位或痛点将胶布贴好。每次贴4~8个点，全身关节最多可贴20个点。贴后2~4小时有热感和刺痛感，8~12小时起水疱，不要碰破。贴后1~7天不可洗患处，防止感染。若水疱直径超过3cm，疼痛剧烈时，可挑破放液，涂甲紫（龙胆紫）即可。适用于局部肿痛明显者。

（2）取生石膏30g、知母10g、苍术10g、黄柏15g、忍冬藤30g、络石藤15g、土茯苓20g、败酱草20g、白芍30g、甘草6g、牛膝15g、地龙15g，水煎服。另以如意金黄散适量于每晚睡前外敷病变关节处，次晨除掉，共奏清热解毒、祛风除湿、活血通络之效。主治关节红肿热痛的反应性关节炎。

（三）针灸疗法

一般寒湿证宜针灸并用，湿热证则宜针不宜灸，病久阳虚者以灸为宜。肩痛常取肩髃、肩贞及压痛点；腕痛常取阳池、外关、合谷；肘痛常取合谷、手三里、曲池；膝痛常取膝眼、阳陵泉；踝痛常取中封、昆仑、解溪、丘墟等。

以关节窜痛、游走不定为主之行痹，取膈俞、血海；以关节酸痛重着为主之着痹，取足三里、商丘；以关节冷痛且剧，遇热痛减为主之痛痹，取肾俞、关元；以关节红肿且胀、热痛为主之热痹，取大椎、曲池。肩部加肩髎、肩髃等；肘部加曲池、合谷、外关、肩井、尺泽；腕部加阳池、外关、阳溪、腕骨；背部加水沟、身柱、腰阳关、夹脊；髋部加环跳、居髎、悬钟；股部加秩边、承扶、风市、阳陵泉；膝部加犊鼻、梁丘、阳陵泉、膝阳关；踝部加申脉、照海、昆仑、丘墟。行痹、热痹以泻法为主，痛痹、着痹以平补平泻为主。

（四）西医治疗

反应性关节炎的发病诱因、病情程度及复发倾向因人而异，因此治疗上应强调个体化及规范化的治疗。

1.一般治疗

反应性关节炎患者应适当休息，减少受累关节的活动，但不可完全制动，以避免发生失用性肌肉萎缩。外用消炎镇痛乳剂及溶液等对缓解关节肿痛有一定作用。

2.药物治疗

（1）非甾体抗炎药：为反应性关节炎的首选药物。根据关节炎程度不同，可选择双氯芬酸或塞来昔布、美洛昔康等，但是，用药过程中应定期复查血常规及肝功能，避免药物引起的不良反应。

（2）糖皮质激素：一般不主张全身应用糖皮质激素治疗反应性关节炎。对应用NSAIDs无明显效果，而且症状严重的患者，可给予小剂量泼尼松10~20mg/天，短期应用，症状缓解后尽快减量。在泼尼松减量过程中加用NSAIDs，有利于控制症状。关节腔穿刺抽取关节液后，腔内注射倍他米松或醋酸泼尼松，对缓解关节肿痛十分有效。合并虹膜炎或虹膜睫状体炎的反应性关节炎患者应及时口服泼尼松30~50mg/天，并给予盐酸环丙沙星滴眼液、可的松眼液滴眼，必要时球后或结膜下注射倍他米松等。同时，应进行眼科检查，以得到及时的专科治疗。

（3）免疫抑制剂：柳氮磺吡啶2~3g/天，分3次服用，对慢性关节炎或伴有肠道症状者均有较好的疗效。对于柳氮磺吡啶治疗无明显疗效及慢性期的患者，可给予甲氨蝶呤7.5~10mg，每周1次。其他免疫抑制剂如环孢素A、硫唑嘌呤、羟氯喹、沙利度胺等也可尝试使用。

（4）抗生素：对于从尿、便及生殖道分离或培养出细菌的患者，应给予对革兰氏阴性菌敏感的抗生素或根据药敏试验进行治疗。反应性关节炎使用抗生素并不能阻止关节内病理过程，其治疗目的在于控制感染，而不是治疗关节炎本身。

（五）食疗

本病病程较长，患者体质软弱，治疗药物又大多影响脾胃正常功能。因此，患者应选清淡可口、富含营养而又易消化吸收的食物，少食生冷、滋腻之品。唐代名医孙思邈说："凡欲治疗，先以食疗，既食疗不愈，后乃用药耳。"本病患者可选择食用具有祛风湿、蠲痹痛功用的食物，如蛇肉、狗肉、鳝鱼、鳗鱼、薏米、樱桃、菱角等。寒邪偏盛者，可选用羊肉、生姜、茴香、辣椒、花椒等；热邪偏盛者，可常食荸荠、芹菜、马兰头、菊花脑、梨、苹果等；湿盛脾虚者，可选薏米、扁豆、山药、赤小豆、莲子等食物。

薏苡仁粥：取薏米和大米（比例为3∶1），薏米清水浸泡数小时，两者混合加水熬煮成粥，每日早晚食用。

预防调护

（一）预防

大多数反应性关节炎患者的预后较好，病程多在数周至数月，经及时治疗，患者一般可完全恢复正常。但是，本病有复发的倾向，肠道、泌尿生殖道及呼吸道感染是其复发的直接诱因。及时治疗和控制感染是本病的主要预防措施，部分患者可在病情缓解后仍间断性腹泻或腹部不适长达数月，甚至更久。肌腱炎及肌腱端病较严重者可引起局部的骨质疏松或骨质增生。但本病很少导致破坏性关节病变。

（二）护理

（1）预防和及时控制感染。

（2）急性发作期宜卧床休息，抬高患肢，病情改善后可适当活动，忌过度剧烈运动。

（3）保持精神愉快，穿舒适的鞋袜，勿使关节损伤。

要点概括

（一）病因病机

反应性关节炎是由于正气不足，气血阴阳失调，风、寒、湿、热之邪乘虚侵袭，闭阻于肌肉、经络、筋膜、关节所致。其病理性质为本虚标实，以气血阴阳亏虚为本，风、寒、湿、热等邪气为标。风、寒、湿、热之邪乘人体正气亏虚之时由咽喉门户而入，首先侵犯肺卫，亦可侵犯脾胃或下焦，日久传于气分而见脾胃湿热之象。若痹证日久入络传于营血分，导致瘀血内生。本病活动期以湿热痹较为多见，多为湿热内侵或感受寒湿之邪，素体阳气偏盛，内有蕴热，从阳化热，或因正虚邪恋，邪气经久不去，郁而化热而成。

（二）辨证要点

1.辨虚实

反应性关节炎为本虚标实之证，发作期多以邪实为主，临床常见湿热阻滞、痰瘀互结等；缓解期以正虚为主，多为肝、脾、肾亏或气血不足。

2.辨寒热

湿热多表现为关节红肿伴恶寒、发热；寒湿多表现为关节重着肿胀、屈伸不利。

（三）证型分类

本病常见证型有风寒湿痹证、风湿热痹证、痰浊瘀阻证、肝肾阴虚证，其中以湿热痹阻证最为常见。

（四）治疗要点

本病总以关节肿痛为主症，治疗以舒筋通络止痛为基本治则，并根据邪气的偏盛，分别予以祛风、散寒、胜湿、清热、祛痰、化瘀之法。另外，本病以湿热痹阻证为主要表现，临床常以清法为主线，结合解毒、凉血、滋阴养血的方法。

临证备要

（一）辨证与辨病结合治疗

（1）反应性关节炎患者往往有四肢关节及肩背疼痛，呈游走性，影响功能活动，理当以通经活络止痛之法为主。但此类患者多数近期有感冒或慢性咽炎病史，或查体见咽部充血、红肿或扁桃体肥大，这也是此类患者为什么病情时轻时重、关节肿痛反复发作的原因。因此，临床上除用大量通经活络之品外，还应佐以清热解毒药，如金银花、连翘、蒲公英等。经临床观察，一般在咽部症状好转后，关节症状也会相应缓解。

（2）反应性关节炎患者往往伴有恶风、畏寒症状，汗出后恶风更重，给人一派寒象，若以温经散寒之法治疗后，往往会汗出、恶风更重，且伴有咽部不适或使全身症状加重，此为寒热错杂，用药不可单用辛温之品治之，而应采用辛凉之品加通经活络之品为主，佐以温经散寒药，寒热并用，标本兼治，则疗效更佳。

（二）重用虫类药和引经药

（1）历代医家在治疗痹证，尤其是顽痹、久痹时，大多推崇重用虫类药。虫类药在风湿病的治疗中确实发挥了重要的作用。但虫类药性多燥，易伤阴耗血破气，古人有"衰其大半而减"的说法。从临床就诊的患者情况来看，此类患者大多体质虚弱，不宜久用，因此在处方中巧妙地佐用虫类药可以收到很好的效果。

（2）在反应性关节炎治疗中，还应注重引经药的选用。临床上常根据疼痛部位的不同，在治疗中常加入一两味引经药，以引导药物直达病所，切中要害。如痛在上肢者，重用桑枝、姜黄；痛在下肢者，重用牛膝、木瓜；颈部疼痛者，重用葛根、白芍；腰背部疼痛者，重用狗脊、杜仲、桑寄生；小关节疼痛者，重用忍冬藤、鸡血藤。因病有所在，药有归经，故注重引经药的使用可使药物直达病所，临床疗效更显著。

思考题

（1）反应性关节炎发病诱因有哪些，有哪些临床表现？
（2）临床上反应性关节炎应注意与哪些疾病进行鉴别，如何鉴别？
（3）反应性关节炎应如何辨证论治？

第二十七章 回纹型风湿症

回纹型风湿症是一种以急性关节炎和关节周围炎为特征的不常见的反复发作病症，表现为突发1个或2个关节剧痛，常于傍晚或晚上发作，几小时内达到高峰，受累关节及周围软组织红肿热痛，1~3天疼痛消失，少数持续1周。因其常快速出现和消失，而发作间期无任何症状，故以"回纹"形容，即"反复发作"之意。本病病因尚不明确，可能与免疫复合物的沉积有关。根据本病疼痛剧烈、红肿热痛、单侧多见、速发速止、反复发作、发则症著、止则如常的特点，当属中医之"周痹"范畴。

案 例

案例一 许某，女，50岁，2015年5月就诊。

主诉：反复四肢单关节肿痛8年，右踝红肿热痛2天。

现病史：患者8年前无明显诱因出现左手第3近指关节肿痛，当时未予重视，数天后肿痛自行缓解。8年来患者反复出现四肢的单关节肿痛，发作时无明显诱因，以双手近指、掌指、腕、踝、膝等为主，常于1~2天内自行缓解，发作间隙期无任何症状，曾查血尿酸正常。2天前，患者无明显诱因又出现右踝红肿热痛，疼痛剧烈，难以行走，遂至医院就诊。刻下症见右踝外侧红肿热痛，活动后疼痛加剧，伴口干，喜冷饮，小便黄，大便偏干，舌红，苔黄，脉弦滑。

既往史：平素体健，否认其他内科疾病史。

查体：T 37.1℃，P 89次/分，R 22次/分，BP 125/75mmHg。神清，精神尚可。心肺听诊（－），腹部平软，无明显压痛，肝脾肋下未触及。右踝外侧红肿，皮温升高，有触痛。四肢肌力、肌张力正常，病理反射未引出。

辅助检查：血尿酸97μmol/L，血沉28mm/h，抗核抗体谱、类风湿因子、抗环瓜氨酸抗体、抗角蛋白抗体均为阴性。

（一）案例分析

（1）患者临床表现以反复突发四肢单关节红肿热痛，数天后缓解，发作间隙期无明显症状为特点。

（2）患者反复无明显诱因出现单关节红肿热痛，伴明显触痛，起病急骤，短期内可自行缓解，发作间隙期无症状，查血尿酸正常，每次发作均与饮食无关，可排除痛风性关节炎的可能；患者每次发作无发热、感染症状，可排除反应性关节炎的可能；其发作为非持续性，RF、抗CCP、AKA均为阴性，亦可排除类风湿关节炎的可能。故其临床表现符合回纹型风湿症的诊断。

（3）主症分析：本案患者以右踝红肿灼热疼痛为主症，当辨为周痹之风湿热痹。该患者虽有肢体行动不便，关节肿胀疼痛，不敢行动，但不同于痿证，其以局部关节病变部位因湿热痹阻、气血运行失畅而导致关节肿胀疼痛、屈伸不利为特点。而痿证一般无肢体关节疼痛，以肢体痿软无力或伴肌肉萎缩为主要表现。两者在临床表现上有明显差异，病机和治疗方面均不尽相同，不难鉴别。

（4）证型分析：患者起居不慎，外感风、湿、热邪，入侵人体，客于血脉，随血脉或上或下，而表现为疼痛剧烈、红热肿胀、速发速止、反复发作、发则症著、止则如常；湿热内生，气不化津，或热甚津伤，则口渴喜冷饮、舌红、苔黄、脉滑为内有湿邪之象。

（5）立法处方：本案患者当属风湿热痹，治宜清热祛风，除湿通络。方予白虎加术汤合二妙散加减。

处方：石膏20g，知母10g，黄柏10g，苍术10g，白术10g，萆薢10g，忍冬藤15g，青风藤15g，桑枝10g，泽兰10g，泽泻10g，穿山龙10g，生薏苡仁15g，炒薏苡仁15g，秦艽10g，豨莶草9g，甘草6g。

方解：方中石膏、知母清热养阴；黄柏、苍术燥湿健脾，清下焦湿热；白术、泽泻健脾利水；萆薢利湿去浊，祛风除痹；生熟薏苡仁、豨莶草、忍冬藤清热祛湿通络；桑枝、青风藤、穿山龙祛风湿，通经络，利关节；泽兰祛瘀通经；甘草调和诸药。诸药合用，共奏清热祛风、除湿通络之功。

（二）疾病分析

1.病因病机

中医学中并无"回纹型风湿症"之记载，观其临床表现，当属因风、湿、热邪侵袭，而致经络痹阻、气血凝滞引起的以痛为主症的"痹证"范畴，但据其发作特点又颇似《黄帝内经》所云之"周痹"。《灵枢·周痹》云："周痹者，在于血脉之中，随脉以上，随脉以下，不能左右，各当其所。"其又云："此内不在脏，而外未发于皮，独居分肉之间，真气不能周，故命曰周痹。"本病为风、寒、湿、热诸邪侵入人体，客于血脉之中，随着血脉或上或下，邪气流窜之处，即发生不通则痛并伴肿胀的病症，在内未深入到脏腑，在外未散发到皮肤，只是滞留于分肉之间，使真气不能周流全身，故称之为"周痹"。本案患者外感风、湿、热邪，入侵人体，客于血脉，随血脉或上或下，邪气所至之处，故见关节疼痛肿胀。风、湿、热邪是导致本病发生的重要原因，患者平素未谨慎起居为其主要诱发因素，其他如劳累过度、关节损伤、复感外邪，亦可加重经脉痹阻，气血运行不畅而诱发本病。

2.疾病症状

本案患者处于急性关节炎期，其典型症状为起病急骤，无明显诱因，多为单关节或小关节发作，关节局部红肿热痛，活动受限，偶有全身不适，体温升高，发作间隙期可无临床表现。膝、踝、肩、腕、手部小关节最常累及，其余髋、肘、足、脊柱等较少累及。

3.辅助检查

（1）血常规、尿常规：常无明显改变。

（2）血沉：发作期血沉常可轻度增快。

（3）类风湿因子：30%~60%患者为阳性，与疾病转归有一定相关性。

（4）抗角蛋白抗体：约36.4%患者为阳性，阳性患者较阴性患者转归为类风湿关节炎的概率更高。

（5）抗环瓜氨酸抗体：约56.3%患者阳性，阳性患者更易进展为类风湿关节炎。

（6）滑液检查：非特异性急性炎症反应，无结晶。

（7）X线检查：发作期间X线检查可见受累关节软组织肿胀影，余无特殊影像学表现。

4.转归

本病病位在血脉之中，邪气随血脉上下循行而遍及全身，所至之处发为本病，多表现为关节红肿热痛的风湿热痹证，若患者积极治疗，湿热得化，痹痛得减，注意调摄，可使发作次数减少，甚至完全治愈；而若患者体质偏虚，或反复发作耗伤气血，伤及正气，则会逐渐加重，可能发展为尪痹。

案例二　**关某，男，37岁，职员，2013年7月就诊。**

主诉： 反复单关节肿痛5年。

现病史： 患者5年前无明显诱因出现左腕肿胀疼痛，未予重视，2天后关节肿痛缓解。5年来患者四肢单关节疼痛反复发作，时有关节红肿热痛，累及双侧肩、肘、腕及双手各关节，每次发作数天即可自行缓解。后因发作逐渐频繁，常于发作时自服布洛芬，缓解后停药。曾查尿酸正常。1周前，患者无明显诱因出现左膝红肿疼痛，服用布洛芬后关节疼痛好转，红肿缓解但未完全消失，遂至医院就诊。刻下症见左膝关节疼痛，轻度肿胀，肤温偏高，肤色正常，伴时有头晕目眩，五心烦热，胁痛时作，神疲少寐，形体偏瘦，舌红少苔，脉弦细。

既往史： 平素体健，否认有其他内科疾病史。

个人史： 患者平素生活起居尚规律，无吸烟饮酒等不良嗜好。

家族史： 否认家族成员相关疾病史。

查体： T 36.9℃，P 78次/分，R 17次/分，BP 115/75mmHg。神清，精神可，面色颧红。心肺听诊（−），腹部平软，无压痛，肝脾肋下未触及。左膝关节肿胀，压痛轻微，肤温偏高，肤色正常，活动尚可，四肢肌力、肌张力正常，病理反射未引出。

辅助检查： 左膝X检查未见明显异常。血尿酸120μmol/L，血沉22mm/h，抗核抗体谱、类风湿因子、抗环瓜氨酸抗体、抗角蛋白抗体均为阴性。

（一）案例分析

（1）患者以"反复四肢单关节肿痛5年"为主诉。

（2）患者数年来病情反复发作，关节红肿热痛，起初发作时，关节肿痛于数日内自行缓解，就诊时见左膝红肿，符合回纹型风湿症的诊断。

（3）主症分析：本案患者以四肢单关节肿胀疼痛反复发作为主症，就诊时患者关节肿痛已有好转，故应为回纹型风湿症的缓解期，辨病为周痹，辨证当属肝肾阴虚证，应与行痹鉴别。行痹主要表现为肌肤、筋骨游走性疼痛，痛势较轻，不出现关节疼痛。两者在症状上有所不同，不难鉴别。

（4）证型分析：周痹迁延，耗伤气血，伤及正气，正虚则邪盛，最终入里伤及脏腑；邪多化热，耗伤阴液，加之患者可能平素工作压力大，情志不调，最终出现肝肾阴虚证，症见头晕目眩、五心烦热、胁痛时作、神疲少寐、形体偏瘦，舌红少苔、脉弦细为肝肾阴虚之象。

（5）立法处方：本案患者当属周痹之肝肾阴虚证，治宜补益肝肾，滋阴清热，方予知柏地黄丸合二至丸加减。

处方：生地黄15g，山药12g，山萸肉12g，茯苓10g，泽泻10g，牡丹皮10g，知母10g，黄柏10g，女贞子15g，墨旱莲15g。

方解：方中生地黄入肾经，可清热养阴生津；山茱萸酸温，入肝经，滋补肝肾；山药甘平，入脾经，补后天以充先天。三药共用，使滋阴益肾之力相得益彰，兼有补肝养脾之效。肾为水脏，肾虚则水浊内停，故以泽泻利湿泄浊，牡丹皮清泻相火，并制山茱萸之温，茯苓淡渗脾湿，既助泽泻以泄肾浊，又助山药健运；再加知母、黄柏，养阴清热兼顾，女贞子、墨旱莲滋补肝肾。全方共奏补益肝肾、滋阴清热之功。

（二）疾病分析

1.病因病机

本案患者平素起居饮食规律，无明显诱因出现关节红肿热痛，当为受风、寒、湿、热之邪侵袭，邪气客于血脉，随血脉或上或下，邪气所至之处，发为关节疼痛肿胀。邪气留于血脉之中，耗伤气血，伤及正气，正气已虚，邪气更盛，如此循环，发作愈加频繁，终伤及脏腑，使病情复杂。

2.疾病症状

本案患者已趋向缓解期，此期大多数患者无症状表现，实验室检查、影像学检查一般无改变。由于回纹型风湿症的发作症状和痛风极为相似，故容易误诊，但痛风性关节炎为尿酸沉积引起，而回纹型风湿症患者不会出现尿酸升高现象。

3.转归

本病少数患者可自愈，多数患者反复发作，但不会发生持续性滑膜炎或关节损害；查类风湿因子、CCP、AKA阳性患者较阴性患者易发展为类风湿关节炎，这也是回纹型风湿症最易进展的预测指标，其余如系统性红斑狼疮、其他结缔组织病相对较少见。

案例三 高某，女，55岁，2014年12月就诊。

主诉：反复四肢单关节红肿热痛7年。

现病史：患者7年前无明显诱因出现右膝关节红肿疼痛，难以行走，至当地医院就诊，查X线检查未见明显异常，2天后肿痛自行好转。其后患者每隔数月出现单关节红肿热痛，累及双手关节、双腕、双肩、双膝，1~3天可自行好转，发作间隙期无症状，至当地医院就诊，诊断为"回纹型风湿症"，发作时予双氯芬酸钠口服，发作间隙期未服药。现患者为系统诊治至医院就诊。刻下症见四肢关节无明显红肿疼痛，平素畏寒喜暖，四末欠温，纳呆少食，渴喜热饮，腹胀便溏，小便清长，舌淡胖，苔薄白，脉沉细。

既往史：高血压病史3年，平时口服降压药。否认其他内科疾病史。

查体：T 36.3℃，P 72次/分，R 23次/分，BP 135/90mmHg。神清，精神尚可，面色无华。心肺听诊（-），腹部平软，无明显压痛，肝脾肋下未触及；脊柱、四肢关节无肿胀压痛。四肢肌力、肌张力正常，病理反射未引出。

辅助检查：血常规、尿常规、肝肾功能未见异常。

（一）案例分析

（1）患者以"反复四肢单关节红肿热痛7年"为主诉，曾明确诊断为回纹型风湿症。

（2）主症分析：本案患者病程中疼痛游走不定，发作时疼痛剧烈，数日缓解，缓解时如常人，X线检查未见明显异常。现患者处于缓解期，当属周痹之脾肾阳虚证。周痹与历节病均可出现关节疼痛、游走不定，但历节发病遍历关节，疼痛剧烈，日轻夜重，可出现关节僵硬变形，而周痹止则如常人，一般不出现关节变形，两者不难鉴别。

（3）证型分析：周痹反复发作，耗伤气血，损及正气，脏腑亏虚，脾阳虚，运化失健，则纳呆少食、渴喜热饮、腹胀便溏，肾为水脏，若对体内津液的蒸腾气化功能失常，气不化水，则见小便清长；舌淡胖、苔薄白、脉沉细均脾肾阳虚的表现。

（4）立法处方：本案患者证属周痹之脾肾阳虚证，治宜补脾益气，温肾助阳，方以金匮肾气丸加减。

处方：熟地黄30g，砂仁5g，山药15g，山萸肉10g，茯苓10g，牡丹皮10g，泽兰10g，泽泻10g，肉桂6g，制附子10g，川续断10g，桑寄生10g。

方解：方中附子大辛大热，温阳补火；阴阳互生，故重用熟地黄，可补血滋阴，补精益髓；配伍山药、山萸肉补肝养脾益精；茯苓、泽泻健脾利水渗湿，能止泄泻；泽兰、牡丹皮祛瘀通经；肉桂引火归元；桑寄生祛风湿兼补肝肾；川续断补肝肾兼调血脉。全方共奏祛风湿、止痹痛、益肝肾、补气血之功。

（二）疾病分析

1.病因病机

本案患者患病多年，病程中肿痛游走不定，发作时疼痛剧烈，数日可自行缓解，缓解时如常人；X线检查未见明显异常，因调摄不当，久病不愈，伤及正气，病入脏腑，转为脾肾阳虚证，病变由表入里，由浅入深，由实转虚。若失治误治，可并发脏腑的其他病证。

2. 疾病症状

本案患者实验室及影像学检查均未见明显异常，发作间期无明显症状，符合回纹型风湿症的表现；发作时疼痛剧烈、红热肿胀、速发速止、反复发作、发则症著、止则如常，亦为周痹的表现。现患者处于缓解期，故无症状表现。

3. 转归

周痹之人，若治疗得宜，调摄得当，可以减少周痹发作甚至治愈；若听之任之，不重调摄，使气血更伤，正气更虚，则邪气入里，可伤及脏腑。

其他疗法

（一）中成药

（1）四妙丸：清热祛风，除湿通络。口服，每次1袋，每日2次。主治湿热下注，足膝红肿，筋骨疼痛。适用于回纹型风湿症急性发作期。

（2）知柏地黄丸：滋阴清热。每服8丸，每日2次。用于回纹型风湿症缓解期肝肾阴虚者。

（3）尪痹颗粒：补肝肾，强筋骨，祛风湿，通经络。冲服，每次6g（1袋），每日3次。用于回纹型风湿症缓解期本虚标实者。

（4）金匮肾气丸：温补肾阳，化气行水。口服，每次20~25粒，每日2次。用于回纹型风湿症缓解期脾肾阳虚者。

（5）中成药注射液：根据病情辨证选取具有活血化瘀作用的中药注射液，如血塞通注射液、川芎嗪注射液、复方丹参注射液、正清风痛宁注射液等静脉滴注。

（二）外治法

（1）中药药罐疗法：适用于平素怕冷、关节冷痛的患者，可配合散寒除湿、活血通络中药汤剂足疗，选用腿浴治疗器、足疗仪等。

（2）中药离子导入：适用于关节疼痛患者。关节冷痛者宜选用散寒除湿、活血通络汤剂，配合场效应治疗仪治疗。

（3）中药湿包裹：适用于关节红肿热痛患者，宜选用清热除湿、宣痹通络中药汤剂治疗。

（4）穴位贴敷：适用于关节、肌肉疼痛患者，宜选用麝香壮骨膏、狗皮膏等于疼痛局部贴敷治疗。

（三）针灸疗法

1. 体针

根据病情，辨证选取肩髃、曲池、尺泽、手三里、外关、合谷、环跳、阳陵泉、阿是穴等穴位，或根据疼痛部位采取局部取穴或循经取穴。急性期多用提插捻转泻法，慢性期多用平补平泻法，每日或隔日1次。

2. 点刺放血

依据疼痛部位局部选穴或循经取穴。在选取针刺部位上下推按，使瘀血积聚一处，以三棱针迅速刺入0.1~0.2cm，立即出针，挤出3~5滴血。每次治疗选用2穴，可交替轮换选用。

3. 其他

根据病情需要，还可选用穴位注射疗法、经皮穴位电刺激等治疗方法。

（四）西医治疗

回纹型风湿症的急性发作时间较短暂，而缓解期症状又完全消失，因此难以判断其治疗效果，至今尚缺乏大规模的临床验证经验。临床上可用非甾体抗炎药控制炎症；频繁发作者，可考虑使用二线药物，如甲氨蝶呤、羟基氯喹、柳氮磺胺吡啶、小剂量激素等治疗本病，但对远期疗效，因缺乏对照，尚不能做出评价。

预防调护

（一）情志调护

多与患者进行面对面沟通，给予患者耐心开导、热心抚慰与鼓励，帮助患者正确认识自己的病情、了解治疗的过程与方法，使患者建立战胜疾病的信心。

（二）生活调护

本病发作期属湿热痹阻证，故平素应注意保持环境干燥清洁、温度适宜，使湿热之邪无所侵袭；日常生活中，嘱患者坚持关节功能锻炼，但在发作期，因局部组织水肿，应避免锻炼，并行冷敷治疗；注意煎药、服药方法和时间，对服药后疗效及不良反应的观察；使用外用药时，注意皮肤过敏情况，熏洗时勿烫伤，抹药时勿用力过度，以免损伤皮肤。

（三）饮食调护

避免饮酒、食辛辣食物，以免化热而诱发本病；同时，人参、鹿茸等补气温阳之药也应避免使用。

要点概括

（一）病因病机

回纹型风湿症的主要发病原因是外邪阻滞经络，不通则痛。风、寒、湿、热诸邪气侵入人体，客于血脉之中，随着血脉或上或下，邪气流窜之处，则出现关节疼痛肿胀，发为本病。

（二）辨证要点

1.辨虚实

回纹型风湿症为本虚标实之证，其临床表现可分为发作期与间歇期。发作期以邪实为主，临床常见湿热阻滞等；间歇期以正虚为主，多为肝、脾、肾亏虚。

2.辨阴虚阳虚

本病间歇期以正虚为主，有阴虚、阳虚之分。肝肾阴虚者，多表现为心烦易怒，或口燥舌干，或自汗盗汗，腰膝酸软，头晕眼花，舌红少苔，脉细；脾肾阳虚者，多表现为形寒肢冷，面色㿠白，或虚劳泄泻，舌淡胖，苔白滑，脉沉细无力。

（三）证型分类

本病常见证型有风湿热痹证、肝肾阴虚证、脾肾阳虚证。风湿热痹证常见于急性发作期，肝肾阴虚证、脾肾阳虚证多见于缓解期及间歇期。

（四）治疗要点

本病急性期以祛邪为主，治疗可以清热祛风，除湿通络为主；间隙期以扶正为主，治疗可分别以补益肝肾、滋阴清热，补脾益气、温肾助阳为主。

临证备要

（一）辨证和辨病结合治疗

临床上治疗本病应辨证和辨病结合。发作期辨证多为风湿热痹，故应加强清热祛风，除湿通络，可用生熟薏仁、桑枝、青风藤等；缓解期由于素有脏腑亏虚，或邪气伤及气血，损伤正气，辨证可为肝肾阴虚证或脾肾阳虚证，多无明显关节症状。肝肾阴虚者，治疗应加强补益肝肾，滋阴清热，如生地黄、山药、女贞子、墨旱莲等；脾肾阳虚者，治疗应补脾益气，温肾助阳，如附子、山药、肉桂等。

（二）中西医结合治疗

西药治疗回纹型风湿症发作期，可以使用非甾体抗炎药改善症状，频繁发作者可考虑使用二线药物，如甲氨蝶呤、羟基氯喹、柳氮磺胺吡啶、小剂量激素等治疗本病。但回纹型风湿症的急性发作时间较短暂，而缓解期症状又完全消失，并且缺乏对照，故无法做出药物评价。中医对回纹型风湿症的防治有独特优势，其认为本病为风、寒、湿、热诸邪气侵入人体，客于血脉之中，随着血脉或上或下，邪气流窜，在反复发作的过程中，损耗气血，伤及正气，邪气入里，损伤脏腑。故治疗上，发作期以祛邪为主，缓解期以扶正为主。发作期以非甾体抗炎药配合中药治疗，慢性期根据不同辨证选方遣药，既可减少西药的用量，还能减少其副作用。

思考题

（1）回纹型风湿症有哪些临床表现？

（2）临床上回纹型风湿症应注意与哪些疾病进行鉴别，如何鉴别？

（3）周痹应如何辨证论治？

（4）回纹型风湿症的预后如何？